SHIYONG
GEKE HULI YAODIAN
YU GUANLI

实用各科护理要点与管理

主 编 卢小玲 安 茜 程艳娜 等

中国海洋大学出版社
CHINA OCEAN UNIVERSITY PRESS
·青 岛·

图书在版编目（CIP）数据

实用各科护理要点与管理 / 卢小玲等主编. — 青岛:中国海洋
大学出版社, 2018.11

ISBN 978-7-5670-1374-2

Ⅰ.①实… Ⅱ.①卢… Ⅲ.①护理学 Ⅳ.①R47

中国版本图书馆CIP数据核字(2018)第261627号

出版发行	中国海洋大学出版社
社　　址	青岛市香港东路23号　　　　　邮政编码　266071
出 版 人	杨立敏
出 版 人	http://www.ouc-press.com
电子信箱	369839221@qq.com
订购电话	0532-82032573（传真）
责任编辑	由元春　矫燕　　　　　电　　话　0532-85902349
印　　制	济南大地图文快印有限公司
版　　次	2018年11月第1版
印　　次	2018年11月第1次印刷
成品尺寸	210mm×285mm
印　　张	10.25
字　　数	348千
印　　数	1～1000
定　　价	108.00元

发现印装质量问题，请致电15020003333，由印刷厂负责调换。

前　言

近年来，护理学不论在基础理论研究方面，还是在临床实践方面，都取得了巨大的进展。随着生活水平提高，人们对护理的质量要求越来越高，护理工作者必须不断学习新知识，掌握新技术，才能提高护理质量，缓解医患矛盾，促进社会更加和谐。我们参考大量国内外文献资料，结合国内临床实际情况，编写了本书。

本书首先介绍了临床护理基本操作，如口服给药法、注射给药法、骨髓穿刺术与活检术、淋巴结穿刺与活检术、吸痰术、洗胃术等内容；其次介绍了临床各科疾病护理，如呼吸内科疾病护理、心内科疾病护理、消化内科疾病护理、神经内科疾病护理等内容。

本书的编者，从事本专业多年，具有丰富的临床经验和深厚的理论功底。希望本书能为护理工作者处理相关问题提供参考，本书也可作为医学院校学生和基层医务人员学习之用。

在编写过程中，由于编者较多，写作方式和文笔风格不一，难免存在疏漏和不足之处，恳请广大读者提出宝贵的意见。

编　者
2018 年 8 月

目　　录

第一章

临床护理基本操作

第一节　口服给药法

药物口服后、再经胃肠道吸收，可发挥局部或全身治疗的作用。

一、摆药

（一）药物准备类型

1. 中心药房摆药。目前国内不少医院均设有中心药站，一般设在医院内距离各病区适中的地方，负责全院各病区患者的日间用药。

病区护士每日上午在医生查房后把药盘、长期医嘱单送至中心药站，由药站专人处理医嘱，并进行摆药、核对。口服药摆每日3次量，注射药物按一日总量备齐。然后由病区护士当面核对无误后，取回病区，按规定时间发药。发药前须经另一人核对。

2. 病区摆药。由病区护士在病区负责准备自己病区患者的所需药品。

各病区另设一药柜，备有少量常用药、贵重药、针剂等，作为临时应急用。所备的药物须有固定基数，用后及时补充，交接班时按数点清。

（二）用物

药柜（内有各种药品）、药盘（发药车）、小药卡、药杯、量杯（10～20 mL）、滴管、药匙、纱布或小毛巾、小水壶（内盛温开水）、服药单。

（三）操作方法

1. 准备。洗净双手，戴口罩，备齐用物，依床号顺序将小药卡（床号、姓名）插于药盘上，并放好药杯。

2. 按服药单摆药。一个患者的药摆好后，再摆第2个患者的药，先摆固体药再摆水剂药。

（1）固体药（片、丸、胶囊）：左手持药瓶（标签在外），右手掌心及小指夹住瓶盖，拇指、示指和中指持药匙取药，不可用手取药。

（2）水剂：先将药水摇匀，左手持量杯，拇指指在所需刻度，使与视线处于同一水平，右手持药瓶，标签向上，然后缓缓倒出所需药液。应以药液低面的刻度为准。同时有几种水剂时，应分别倒入不同药杯内。更换药液时，应用温开水冲洗量杯。倒毕，瓶口用湿纱布或小毛巾擦净，然后放回原处。

3. 其他。

（1）药液不足1 mL须用滴管吸取计量，1 mL＝15滴。为使药量准确，应滴入已盛好少许冷开水药杯内，或直接滴于面包上或饼干上服用。

（2）患者的个人专用药，应注明床号、姓名、药名、剂量、时间，以防差错。专用药不可借给他人用。

（3）摆完药后，应根据服药单查对1次，再由第2人核对无误后，方可发药。如需磨碎的药，可用乳钵研碎。用清洁巾盖好药盘待发。清洗滴管、乳钵等，清理药柜。

二、发药

（一）用物

温开水、服药单、发药车。

（二）操作方法

1. 准备。发药前先了解患者情况，暂不能服药者，应作交班。

2. 发药查对，督促服药。按规定时间，携服药单送药到患者处，核对服药单及床头牌的床号、姓名，并询问患者姓名，回答与服药本一致后再发药，待患者服下后方可离开。

3. 根据不同药物的特性正确给药。

（1）抗生素、磺胺类药物应准时给药，以保持药物在血液中的有效浓度。

（2）健胃、助消化药物宜在饭前或饭间服。对胃黏膜有刺激的药宜在饭后服。

（3）对呼吸道黏膜有安抚作用的保护性镇咳药，服后不宜立即饮水，以免稀释药液降低药效。

（4）某些由肾排出的药物，如磺胺类，尿少时可析出结晶，引起肾小管堵塞，故应鼓励多饮水。

（5）对牙齿有腐蚀作用和使牙齿染色的药物，如铁剂，可用饮水管吸取，服后漱口。

（6）服用强心苷类药物应先测脉率、心率及节律，若脉率低于60次/分钟或节律不齐时不可服用。

（7）有配伍禁忌的药物，不宜在短时间内先后服用，如呋喃妥因与碳酸氢钠溶液等碱性药液。

（8）催眠药应就寝前服用。

发药完毕，再次与服药单核对一遍，看有无遗漏或差错。药杯集中处理。清洁药盘放回原处。需要时做好记录。

（三）注意事项

（1）严格遵守三查七对制度（操作前、中、后查，核对床号、姓名、药名、浓度、剂量、方法、时间），防止发生差错。

（2）老、弱、小儿及危重患者应协助服药，鼻饲者应先注入少量温开水，后将药物研碎、溶解后由胃管注入，再注入少量温开水冲洗胃管。更换或停止药物，应及时告诉患者。若患者提出疑问，应重新核对清楚后再给患者服下。

（3）发药后，要密切观察服药后效果及有无不良反应，若有反应，应及时与医生联系，给予必要的处理。

第二节　注射给药法

注射给药是将无菌药液或生物制品用无菌注射器注入体内，达到预防、诊断、治疗目的的方法。

一、药液吸取法

1. 从安瓿内吸取药液。将药液集中到安瓿体部，用消毒液消毒安瓿颈部及砂轮，在安瓿颈部划一锯痕，重新消毒安瓿颈部，拭去碎屑，掰断安瓿。将针尖斜面向下放入安瓿内的液面下，手持活塞柄抽动活塞吸取所需药量。抽吸毕将针头套上空安瓿或针帽备用。

2. 从密封瓶内吸取药液。除去铝盖的中央部分并消毒密封瓶的瓶塞，待干。往瓶内注入与所需药液等量空气（以增加瓶内压力，避免瓶内负压，无法吸取），倒转密封瓶及注射器，使针尖斜面在液面下，轻拉活塞柄吸取药液至所需量，再以示指固定针栓，拔出针头，套上针帽备用。

若密闭瓶或安瓿内系粉剂或结晶时，应先注入所需量的溶剂，使药物溶化，然后吸取药液。黏稠药液如油剂可先加温（遇热变质的药物除外），或将药瓶用双手搓后再抽吸，混悬液应摇匀后再抽吸。

3. 注射器内空气驱出术。一手指固定于针栓上，拇指、中指扶持注射器，针头垂直向上，一手抽动活塞柄吸入少量空气，然后摆动针筒，并使气泡聚集于针头口，稍推动活塞将气泡驱出。若针头偏于一侧，则驱气时应使针头朝上倾斜，使气泡集中于针头根部，如上法驱出气泡。

二、皮内注射法

皮内注射法是将少量药液注入表皮与真皮之间的方法。

（一）目的

（1）各种药物过敏试验。

（2）预防接种。

（3）局部麻醉。

（二）用物

（1）注射盘或治疗盘内盛2%碘酊、75%乙醇、无菌镊、砂轮、无菌棉签、开瓶器、弯盘。

（2）1 mL注射器、$4\frac{1}{2}$号针头，药液按医嘱。药物过敏试验还需备急救药盒。

（三）注射部位

（1）药物过敏试验在前臂掌侧中、下段。

（2）预防接种常选三角肌下缘。

（四）操作方法

（1）评估：了解患者的病情、合作程度、对皮内注射的认识水平和心理反应，过敏试验还需了解患者的"三史"（过敏史、用药史、家族史）；介绍皮内注射的目的、过程，取得患者配合；评估注射部位组织状态（皮肤颜色、有无皮疹、感染及皮肤划痕阳性）。

（2）准备用物：并按医嘱查对后抽好药液，放入铺有无菌巾的治疗盘内，携物品至患者处，再次核对。

（3）助患者取坐位或卧位，选择注射部位，以75%乙醇消毒皮肤、待干。乙醇过敏者用生理盐水清洁皮肤。

（4）排尽注射器内空气，示指和拇指绷紧注射部位皮肤，右手持注射器，针尖斜面向上，与皮肤呈5°角刺入皮内，放平注射器，平行将针尖斜面全部进入皮内，左手拇指固定针栓，右手快速推注药液0.1 mL。也可右手持注射器左手推注药液，使局部可见半球形隆起的皮丘，皮肤变白，毛孔变大。

（5）注射毕，快速拔出针头，核对后交代患者注意事项。

（6）清理用物，按时观察结果并正确记录。

（五）注意事项

（1）忌用碘酊消毒皮肤，并避免用力反复涂擦。

（2）注射后不可用力按揉，以免影响结果观察。

三、皮下注射法

皮下注射法是将少量药液注入皮下组织的方法。

（一）目的

（1）需迅速达到药效和不能或不宜口服时采用。

（2）局部供药，如局部麻醉用药。

（3）预防接种，如各种疫苗的预防接种。

（二）用物

注射盘，1~2 mL 注射器，5~6 号针头，药液按医嘱准备。

（三）注射部位

上臂三角肌下缘、上臂外侧、股外侧、腹部、后背、前臂内侧中段。

（四）操作方法

（1）评估患者的病情、合作程度、对皮下注射的认识水平和心理反应；介绍皮下注射的目的、过程，取得患者配合；评估注射部位组织状态。

（2）准备用物，并按医嘱查对后抽好药液，放入铺有无菌巾的治疗盘内，携物品至患者处，再次核对。

（3）助患者取坐位或卧位，选择注射部位，皮肤做常规消毒（2% 碘酊以注射点为中心，呈螺旋形向外涂擦，直径在 5 cm 以上，待干，然后用 75% 乙醇以同法脱碘 2 次，待干）或安尔碘消毒。

（4）持注射器排尽空气。

（5）左手示指与拇指绷紧皮肤，右手持注射器、示指固定针栓，针尖斜面向上，与皮肤呈 30°~40°角，过瘦者可捏起注射部位皮肤，快速刺入针头 2/3，左手抽动活塞观察无回血后缓缓推注药液。

（6）推完药液，用干棉签放于针刺处，快速拔出针后，轻轻按压。

（7）核对后助患者取舒适卧位，整理床单位，清理用物，必要时记录。

（五）注意事项

（1）持针时，右手示指固定针栓，切勿触及针梗，以免污染。

（2）针头刺入角度不宜超过 45°，以免刺入肌层。

（3）对皮肤有刺激作用的药物，一般不作皮下注射。

（4）少于 1 mL 药液时，必须用 1 mL 注射器，以保证注入药量准确无误。

（5）需经常做皮下注射者，应建立轮流交替注射部位的计划，以达到在有限的注射部位吸收最大药量的效果。

四、肌内注射法

肌内注射法是将少量药液注入肌肉组织的方法。

（一）目的

（1）给予需在一定时间内产生药效，而不能或不宜口服的药物。

（2）药物不宜或不能静脉注射，要求比皮下注射更迅速发生疗效时采用。

（3）注射刺激性较强或药量较大的药物。

（二）用物

注射盘、2~5 mL 注射器，6~7 号针头，药液按医嘱准备。

（三）注射部位

一般选择肌肉较丰厚、离大神经和血管较远的部位，其中以臀大肌、臀中肌、臀小肌最为常用，其次为股外侧肌及上臂三角肌。

1. 臀大肌注射区定位法。

（1）十字法：从臀裂顶点向左或向右侧画一水平线，然后从该侧髂嵴最高点做一垂直线，将臀部分为 4 个象限，选其外上象限并避开内角（内角定位：髂后上棘至大转子连线）即为注射区。

（2）连线法：取髂前上棘和尾骨连线的外上 1/3 处为注射部位。

2. 臀中肌、臀小肌注射区定位法。

（1）构角法：以示指尖与中指尖分别置于髂前上棘和髂嵴下缘处，由髂嵴、示指、中指所构成的三角区内为注射部位。

（2）三指法：髂前上棘外侧三横指处（以患者的手指宽度为标准）。

3. 股外侧肌注射区定位法。在大腿中段外侧，膝上 10 cm，髋关节下 10 cm 处，宽约 7.5 cm。此处大血管、神经干很少通过，范围较大，适用于多次注射或 2 岁以下婴幼儿注射。

4. 上臂三角肌注射区定位法。上臂外侧、肩峰下 2～3 横指处。此处肌肉不如臀部丰厚，只能做小剂量注射。

（四）患者体位

为使患者的注射部位肌肉松弛，应尽量使患者体位舒适。

（1）侧卧位下腿稍屈膝，上腿伸直。

（2）俯卧位足尖相对，足跟分开。

（3）仰卧位适用于病情危重不能翻身的患者。

（4）坐位操作时，座位稍高，便于操作。非注射侧臀部坐于座位上，注射侧腿伸直。一般多为门诊患者所取。

（五）操作方法

（1）评估患者的病情、合作程度、对肌内注射的认识水平和心理反应；介绍肌内注射的目的、过程，取得患者配合；评估注射部位组织状态。

（2）准备用物，并按医嘱查对后抽好药液，放入铺有无菌巾的治疗盘内，携物品至患者处，再次核对。

（3）协助患者取合适体位，选择注射部位，常规消毒或安尔碘消毒注射部位皮肤。

（4）排气，左手拇指、示指分开并绷紧皮肤，右手执笔式持注射器，中指固定针栓，用前臂带动腕部的力量，将针头迅速垂直刺入肌内，一般刺入 2.5～3 cm，过瘦者或小儿酌减，固定针头。

（5）松左手，抽动活塞，观察无回血后，缓慢推药液。如有回血，酌情处理，可拔出或进针少许再试抽，无回血方可推药。推药同时注意观察患者的表情及反应。

（6）注射毕，用干棉签放于针刺处，快速拔针并按压。

（7）核对后协助患者穿好衣裤，安置舒适体位，整理床单位。清理用物，必要时做记录。

（六）Z 径路注射法和留置气泡技术

1. Z 径路注射法。注射前以左手示指、中指和无名指使待注射部位皮肤及皮下组织朝同一方向侧移（皮肤侧移 1～2 cm），绷紧固定局部皮肤，维持到拔针后，迅速松开左手，此时位移的皮肤和皮下组织位置复原，原先垂直的针刺通道随即变成 Z 形，该方法可将药液封闭在肌内组织内而不易回渗，利于吸收，减少硬结的发生，尤其适用于老年人等特殊人群，以及刺激性大、难吸收药物的肌内注射。

2. 留置气泡技术。方法为用注射器抽吸适量药液后，再吸入 0.2～0.3 mL 的空气。注射时，气泡在上，当全部药液注入后，再注入空气。其方法优点：将药物全部注入肌肉组织而不留在注射器无效腔中（每种注射器的无效腔量不一，范围从 0.07～0.3 mL），以保证药量的准确；同时可防止拔针时，药液渗入皮下组织引起刺激，产生疼痛，并可将药液限制在注射肌肉局部而利于组织的吸收。

（七）注意事项

（1）切勿将针梗全部刺入，以防从根部衔接处折断。万一折断，应保持局部与肢体不动，速用止血钳夹住断端取出。若全部埋入肌肉内，即请外科医生诊治。

（2）臀部注射，部位要选择正确，偏内下方易伤及神经、血管，偏外上方易刺及髋骨，引起剧痛及断针。

（3）推药液时必须固定针栓，推速要慢，同时注意患者的表情及反应。如系油剂药液更应持牢针栓，以防用力过大针栓与乳头脱开，药液外溢；若为混悬剂，进针前要摇匀药液，进针后持牢针栓，快速推药，以免药液沉淀造成堵塞或因用力过猛使药液外溢。

（4）需长期注射者，应经常更换注射部位，并用细长针头，以避免或减少硬结的发生。若一旦发生硬结，可采用理疗、热敷或外敷活血化瘀的中药如蒲公英、金黄散等。

（5）2 岁以下婴幼儿不宜在臀大肌处注射，因幼儿尚未能独立行走，其臀部肌肉一般发育不好，有可能伤及坐骨神经，应选臀中肌、臀小肌或股外侧肌内注射。

（6）两种药液同时注射又无配伍禁忌时，常采用分层注射法。当第一针药液注射完，随即拧下针筒，接上第二副注射器，并将针头拔出少许后向另一方向刺入，试抽无回血后，即可缓慢推药。

五、静脉注射法

（一）目的

（1）药物不宜口服、皮下或肌内注射时，需要迅速发生疗效者。

（2）做诊断性检查，由静脉注入药物，如肝、肾、胆囊等检查需注射造影剂等。

（二）用物

注射盘、注射器（根据药量准备）、7～9 号针头或头皮针头、止血带、胶布，药液按医嘱准备。

（三）注射部位

1. 四肢浅静脉。肘部的贵要静脉、正中静脉、头静脉；腕部、手背及踝部或足背浅静脉等。

2. 小儿头皮静脉。额静脉、颞静脉等。

3. 股静脉。位于股三角区股鞘内，股神经和股动脉内侧。

（四）操作方法

1. 四肢浅表静脉注射术。

（1）评估患者的病情、合作程度、对静脉注射的认识水平和心理反应；介绍静脉注射的目的、过程，取得患者配合；评估注射部位组织状态。

（2）准备用物，并按医嘱查对后抽好药液，放入铺有无菌巾的治疗盘内，携物品至患者处，再次核对。

（3）选静脉，在注射部位上方 6 cm 处扎止血带，止血带末端向上。皮肤常规消毒或安尔碘消毒，同时嘱患者握拳，使静脉显露。备胶布 2～3 条。

（4）注射器接上头皮针头，排尽空气，在注射部位下方，绷紧静脉下端皮肤并使其固定。右手持针头使其针尖斜面向上，与皮肤呈 15°～30°角，由静脉上方或侧方刺入皮下，再沿静脉走向刺入静脉，见回血后将针头与静脉的角度调整好，顺静脉走向推进 0.5～1 cm 后固定。

（5）松止血带，嘱患者松拳，用胶布固定针头。若采血标本者，则止血带不放松，直接抽取血标本所需量，也不必胶布固定。

（6）推完药液，以干棉签放于穿刺点上方，快速拔出针头后按压片刻，无出血为止。

（7）核对后安置舒适卧位，整理床单位。清理用物，必要时做记录。

2. 股静脉注射术。常用于急救时加压输液、输血或采集血标本。

（1）评估、查对、备药同四肢静脉注射。

（2）患者仰卧，下肢伸直略外展（小儿应有人协助固定），局部常规消毒或安尔碘消毒皮肤，同时消毒术者左手示指和中指。

（3）于股三角区扪股动脉搏动最明显处，予以固定。

（4）右手持注射器，排尽空气，在腹股沟韧带下一横指、股动脉搏动内侧 0.5 cm 垂直或呈 45°角刺入，抽动活塞见暗红色回血，提示已进入股静脉，固定针头，根据需要推注药液或采集血标本。

（5）注射或采血毕，拔出针头，用无菌纱布加压止血 3～5 min，以防出血或形成血肿。

（6）核对后安置舒适卧位，整理床单位。清理用物，必要时做记录，血标本则及时送检。

（五）注意事项

（1）严格执行无菌操作原则，防止感染。

（2）穿刺时务必沉着，切勿乱刺。一旦出现血肿，应立即拔出，按压局部，另选它处注射。

（3）注射时应选粗直、弹性好、不易滑动而易固定的静脉，并避开关节及静脉瓣。

（4）需长期静脉给药者，为保护静脉，应有计划地由小到大，由远心端到近心端选血管进行注射。

（5）对组织有强烈刺激的药物，最好用一副等渗生理盐水注射器先行试穿，证实针头确在血管内后，再换注射器推药。在推注过程中，应试抽有无回血，检查针梗是否仍在血管内，经常听取患者的主诉，观察局部体征，如局部疼痛、肿胀或无回血时，表示针梗脱出静脉，应立即拔出，更换部位重新注射，以免药液外溢而致组织坏死。

（6）药液推注的速度，根据患者的年龄、病情及药物的性质而定，并随时听取患者的主诉和观察病情变化，以便调节。

（7）股静脉穿刺时，若抽出鲜红色血，提示穿入股动脉，应立即拔出针头，压迫穿刺点 5 ~ 10 min，直至无出血为止。一旦穿刺失败，切勿再穿刺，以免引起血肿，有出血倾向的患者，忌用此法。

（六）特殊患者静脉穿刺法

1. 肥胖患者。静脉较深，不明显，但较固定不滑动，可摸准后再行穿刺。

2. 消瘦患者。皮下脂肪少，静脉较滑动，穿刺时须固定静脉上下端。

3. 水肿患者。可按静脉走向的解剖位置，用手指压迫局部，以暂时驱散皮下水分，显露静脉后再穿刺。

4. 脱水患者。静脉塌陷，可局部热敷、按摩，待血管扩张显露后再穿刺。

六、动脉注射法

（一）目的

（1）采集动脉血标本。

（2）施行某些特殊检查，注入造影剂如脑血管检查。

（3）施行某些治疗，如注射抗癌药物作区域性化疗。

（4）抢救重度休克，经动脉加压输液，以迅速增加有效血容量。

（二）用物

（1）注射盘、注射器（按需准备）7 ~ 9 号针头、无菌纱布、无菌手套、药液按医嘱准备。

（2）若采集血标本需另备标本容器、无菌软塞，必要时还需备酒精灯和火柴。一些检查或造影根据需要准备用物和药液。

（三）注射部位

选择动脉搏动最明显处穿刺。采集血标本常用桡动脉、股动脉。区域性化疗时，应根据患者治疗需要选择，一般头面部疾病选用颈总动脉，上肢疾病选用锁骨下动脉或肱动脉，下肢疾病选用股动脉。

（四）操作方法

（1）评估患者的病情、合作程度、对动脉注射的认识水平和心理反应；介绍动脉注射的目的、过程，取得患者配合；评估注射部位组织状态。

（2）准备用物，并按医嘱查对后抽好药液，放入铺有无菌巾的治疗盘内，携物品至患者处，再次核对。

（3）选择注射部位，协助患者取适当卧位，消毒局部皮肤，待干。

（4）戴手套或消毒左手示指和中指，在已消毒范围内摸到欲穿刺动脉的搏动最明显处，固定于两指之间。

（5）右手持注射器，在两指间垂直或与动脉走向呈 40° 刺入动脉，见有鲜红色回血，右手固定穿刺针的方向及深度，左手以最快的速度注入药液或采血。

（6）操作完毕，迅速拔出针头，局部加压止血 5 ~ 10 min。

（7）核对后安置患者舒适卧位，整理床单位。清理用物，必要时做记录，如有血标本则及时送检。

（五）注意事项

（1）采血标本时，需先用1:500的肝素稀释液湿润注射器管腔。

（2）采血进行血气分析时，针头拔出后立即刺入软塞以隔绝空气，并用手搓动注射器使血液与抗凝剂混匀，避免凝血。

第三节　外周静脉通路的建立与维护

一、外周留置针的置入

（1）经双人核对医嘱，对患者进行评估，告知患者用药的要求，征得同意后，开始评估血管，血管选择应首选粗直弹性好的前臂静脉，注意避开关节。

（2）按六步法洗手、戴口罩。按静脉输液，进行物品准备，包括利器盒、6 cm×7 cm透明贴膜、无菌贴膜、清洁手套，22～24G留置针，要注意观察准备用物的质量有效期。

（3）将用物推至床边，经医患双向核对、协助患者取舒适体位。再次选择前臂显露好，容易固定的静脉。

（4）核对液体后，开始排气排液，连接头皮针时，要将头皮针针尖插入留置针肝素帽前端，进行垂直排气，待肝素帽液体注满后再将头皮针全部刺入，回挂于输液架，准备无菌透明敷料。

（5）用含碘消毒剂，以穿刺点为中心进行螺旋式、由内向外皮肤消毒3次，消毒范围应大于固定敷料尺寸。

（6）将止血带扎于穿刺点上方10 cm处。戴清洁手套。再次排气，双向核对，调松套管及针芯。

（7）穿刺时，将针头斜面向上，一手的拇指、示指夹住两翼，以血管上方15°～30°角进针，见到回血后，压低穿刺角度，再往前进0.2 cm，注意进针速度要慢，一手将软管全部送入，拔出针芯，要注意勿将已抽出的针芯，再次插入套管内。

（8）穿刺后要及时松止血带、松拳、松调节器。

（9）以穿刺点为中心，无张力方法粘贴透明敷料，要保证穿刺点在敷料中央。脱手套，在粘贴条上注明穿刺的时间和姓名，然后覆盖于白色隔离塞，脱去手套，用输液贴以U形方法固定延长管。

（10）调节滴速，填写输液卡。核对并告知患者注意事项。

二、外周静脉留置针封管

（1）按六步法洗手、戴口罩。

（2）准备治疗盘：无菌盘内备有3～4 mL肝素稀释液、无菌透明敷料（贴膜）、棉签、含碘消毒液、弯盘。

（3）显露穿刺部位，关闭调节器。

（4）分离头皮针与输液导管后，用肝素稀释液以脉冲式方法冲管，当剩至1 mL时，快速注入，夹闭留置针，拔出头针。用输液贴以U形方法固定延长管。

（5）整理床单位，取下输液软袋及导管按要求进行处理。

三、外周静脉留置针置管后再次输液

（1）经双人核对医嘱后，按照六步法洗手、戴口罩。准备用物，包括75%乙醇、小纱布、输液贴、头皮针、输入液体、弯盘。

（2）查对床号姓名，对患者说明操作目的、观察穿刺局部，查对液体与治疗单，排气排液。

（3）揭开无菌透明敷料、反垫于肝素帽下，用75%乙醇棉球（棉片）摩擦消毒接口持续10 s（来回摩擦 10 遍）。

（4）再次排气排液后，将头皮针插入肝素帽内，打开留置针及输液调节器，无菌透明敷料固定肝素帽，头皮针导管。

（5）调节滴速，填写输液卡。整理好患者衣被，整理用物并做好观察记录。

四、外周静脉留置针拔管

（1）按六步法洗手后，准备治疗盘，内装：棉签、无菌透明敷料、含碘消毒液、弯盘。

（2）显露穿刺部位，去除固定肝素帽的无菌透明敷料，轻轻地将透明敷料边缘搓起，以零角度揭开敷料，用含碘消毒液消毒穿刺点 2 遍。

（3）用干棉签按压局部，拔出留置针，无渗血后用输液贴覆盖穿刺点。

（4）整理床单位并做好拔管记录。

第四节　中心静脉通路的建立与维护

一、中心静脉穿刺置管术

中心静脉置管术是监测中心静脉压（CVP）及建立有效输液给药途径的方法，主要是经颈内静脉或锁骨下静脉穿刺，将静脉导管插到上腔静脉，用于抢救危重患者、休克患者、大手术患者、静脉内营养、周围静脉穿刺困难、需要长期输液及使需经静脉输入高渗溶液或强酸强碱类药物者。局部皮肤破损、感染，有出血倾向者是其禁忌证。

（一）锁骨下静脉穿刺

锁骨下静脉是腋静脉的延续，起于第一肋骨的外侧缘，成年人长 3~4 cm。

1. 选择穿刺点。锁骨上路、锁骨下路。后者临床常用。

2. 穿刺部位。为锁骨下方胸壁，该处较为平坦，可进行满意的消毒准备，穿刺导管易于固定，敷料不易跨越关节，易于清洁和更换；不影响患者颈部和上肢的活动，利于置管后护理。

3. 置管操作步骤，以右侧锁骨下路穿刺点为例。

（1）穿刺点为锁骨与第一肋骨相交处，即锁骨中 1/3 段与外 1/3 交界处，锁骨下缘 1~2 cm 处，也可由锁骨中点附近进行穿刺。

（2）体位：平卧位，去枕、头后仰，头转向穿刺对侧，必要时肩后垫高，头低位 15°~30° 角，以提高静脉压使静脉充盈。

（3）严格遵循无菌操作原则，局部皮肤常规消毒后铺无菌巾。

（4）局部麻醉后用注射器细针做试探性穿刺，使针头与皮肤呈 30°~45° 角向内向上穿刺，针头保持朝向胸骨上窝的方向，紧靠锁骨内下缘徐徐推进，可避免穿破胸膜及肺组织，边进针边抽动针筒使管内形成负压，一般进针 4 cm 可抽到回血。若进针 4~5 cm 仍见不到回血，不要再向前推进以免误伤锁骨下动脉，应慢慢向后退针并边退边抽回血，在撤针过程中仍无回血，可将针尖撤至皮下后改变进针方向，使针尖指向甲状软骨，以同样的方法徐徐进针。

（5）试穿确定锁骨下静脉的位置后，即可换用导针穿刺置管，导针穿刺方向与试探性穿刺相同，一旦进入锁骨下静脉位置，即可抽得大量回血，此时再轻轻推进 0.1~0.2 cm，使导针的整个斜面在静脉腔内，并保持斜面向下，以利导管或导丝推进。

（6）让患者吸气后屏气，取下注射器，以一只手固定导针并以手指轻抵针尾插孔，以免发生气栓或失血，将导管或导丝自导针尾部插孔缓缓送入，使管腔达上腔静脉，退出导针。如用导丝，则将导管引入中心静脉后再退出导丝。

（7）抽吸与导管相连接的注射器，如回血通畅说明管端位于静脉内。

（8）取下输液器，将导管与输液器连接，先滴入少量等渗液体。

（9）妥善固定导管，无菌透明敷料覆盖穿刺部位。

（10）导管放置后需常规行 X 线检查，以确定导管的位置。插管深度，左侧不宜超过 15 cm，右侧不宜超过 12 cm，已能进入上腔静脉为宜。

（二）颈内静脉穿刺

颈内静脉起源于颅底，上部位于胸锁乳突肌的前缘内侧；中部位于胸锁乳突肌锁骨头前缘的下面和颈总动脉的后外侧；下行至胸锁关节处与锁骨下静脉汇合成无名静脉，继续下行与对侧的无名静脉汇合成上腔静脉进入右心房。

1. 选择穿刺点部位。颈内静脉穿刺的进针点和方向，根据颈内静脉与胸锁乳突肌的关系，分为前路、中路、后路 3 种。

2. 置管操作步骤。

（1）以右侧颈内中路穿刺点为例，确定穿刺点位置，锁骨与胸锁乳突肌的锁骨头和胸骨头所形成的三角区的顶点，颈内静脉正好位于此三角区的中心位置，该点距锁骨上缘 3～5 cm。

（2）体位：患者平卧，去枕，头后仰，头转向穿刺对侧，必要时肩后垫一薄枕，头低位 15°～30° 使颈部充分外展。

（3）严格遵循无菌操作原则，局部皮肤常规消毒后铺无菌巾。

（4）局部麻醉后用注射器细针做试探性穿刺，使针头与皮肤呈 30°角，与中线平行直接指向足端。进针深度一般为 3.5～4.5 cm，以进针深度不超过锁骨为宜。边进针边抽回血，抽到静脉血即表示针尖位于颈内静脉。如穿入较深，针已对穿颈静脉，则可慢慢退出，边退针边回抽，抽到静脉血后，减少穿刺针与额平面的角度（约 30°）。

（5）试穿确定颈内静脉的位置后，即可换用导针穿刺置管，导针穿刺方向与试探性穿刺相同。当导针针尖到达颈静脉时旋转取下注射器，从穿刺针内插入引导钢丝，插入时不能遇到阻力。有阻力时应调整穿刺位置，包括角度、斜面方向和深浅等。插入导丝后退出穿刺针，压迫穿刺点同时擦净钢丝上的血迹。需要静脉扩张器的导管，可插入静脉扩张器扩张皮下或静脉。将导管套在引导钢丝外面，导管尖端接近穿刺点，引导钢丝必须伸出导管尾端，用手抓住，右手将导管与钢丝一起部分插入，待导管进入颈静脉后，边退钢丝、边插导管。一般成年人从穿刺点到上腔静脉右心房开口处约 10 cm，退出钢丝。

（6）抽吸与导管相连接的注射器，如回血通畅说明管端位于静脉内。

（7）用生理盐水冲洗导管后即可接上输液器或 CVP 测压装置进行输液或测压。

（8）妥善固定导管，用无菌透明敷料（贴膜）覆盖穿刺部位。

二、外周静脉置入中心静脉导管（PICC）

外周静脉置入中心静脉导管，是指经外周静脉穿刺置入的中心静脉导管，其导管尖端的最佳位置在上腔静脉的下 1/3 处，临床上常用于 7 d 以上的中期和长期静脉输液治疗，或需要静脉输注高渗性、有刺激性药物的患者，导管留置时间可长达 1 年。

（一）置管操作步骤

（1）操作前，要先经双人核对医嘱。再对患者进行穿刺前的解释工作，得到患者的理解配合。

（2）对患者的穿刺部位静脉和全身情况进行评估。血管选择的标准：在患者肘关节处，取粗而直、静脉瓣少的贵要静脉、正中静脉或头静脉，要注意避开穿刺周围有皮肤红肿、硬结、皮疹和感染的情况。当血管选择好以后，要再次向患者告知穿刺时可能发生的情况，以及穿刺配合事项，经同意，签署知情同意书。

（3）操作前，要按照六步法进行洗手、戴口罩。准备用物，具体包括：治疗盘内装有 75% 乙醇、含碘消毒液、生理盐水 100 mL、利多卡因 1 支。治疗盘外装有三向瓣膜 PICC 穿刺导管套件 1 个、PICC 穿刺包（穿刺包内装有测量尺、无菌衣、无粉手套 2 副、棉球 6 个、镊子 2～3 把、止血带、大单 1 条、治疗巾 2 块、洞巾 1 块、20 mL 空针 2 副、5 mL 空针 1 副、1 mL 空针 1 副、大纱布 3 块、小纱布 2 块。剪刀、10 cm×12 cm 无菌透明敷料 1 张）、免洗手消毒液。

（4）查对患者床号与姓名，嘱患者身体移向对侧床边，打开 PICC 穿刺包，手臂外展与身体呈 90°，拉开患者袖管，测量置管的长度与臂围，具体测量方法是：从穿刺点沿静脉走行，到右胸锁关节，再向下至第 3 肋间，为置入导管的长度。接着，在肘横纹上 10 cm 处，绕上臂一圈，测出臂围值，做好测量的记录。

（5）戴无菌手套，取出无菌巾垫于穿刺手臂下方，助手协助倒消毒液。消毒皮肤要求是先用乙醇棉球，以穿刺点为中心，进行螺旋式摩擦消毒，范围为直径≥10 cm，当去除皮肤油脂后，再用碘剂以同样的方法，顺时针方向与逆时针方向分别交叉，重复两次进行消毒。建立无菌屏障。铺治疗巾，将止血带放于手臂下方，为扩大无菌区域，还应铺垫大单，铺洞巾。

（6）穿无菌衣、更换无粉手套，先抽取 20 mL 生理盐水 2 次，再用 2 mL，最后用 1 mL 注射器抽取利多卡 0.5 mL。打开 PICC 穿刺导管套件。用生理盐水预冲导管，用拇指和示指轻轻揉搓瓣膜，以确定导管的完整性。再分别预冲连接器、减压套筒、肝素帽和导管外部，最后，将导管浸入生理盐水中充分润滑导管，以减少对血管的刺激。打开穿刺针，去除活塞，将穿刺针连接 5 mL 注射器。

（7）扎止血带，并嘱患者握拳，在穿刺点下方，皮下注射利多卡因呈皮球状，进行局部麻醉。静脉穿刺时，一手固定皮肤，另一手持针以进针角度呈 15°～30°角的方向进行穿刺。见到回血后，保持穿刺针与血管的平行，继续向前推进 1～2 mm，然后，保持针芯位置，将插管鞘单独向前推进，要注意避免推进钢针，造成血管壁的穿透。

（8）松开止血带，嘱患者松拳，以左手拇指与示指固定插管鞘，中指压住插管鞘末端处血管，防止出血，接着，从插管鞘内撤出穿刺针。一手固定插管鞘，另一手将导管自插管鞘内缓慢、匀速地推进。当插入 20 cm 左右时，嘱患者头侧向穿刺方，转头并低头，以确保穿刺导管的通畅。在送管过程中，左手的中指要轻压血管鞘末端，以防出血。当导管置入预定的长度时，在插管鞘远端，用纱布加压止血并固定导管。将插管鞘从血管内撤出，连接注射器抽回血，冲洗导管。双手分离导管与导丝衔接处，一手按压穿刺点并固定导管，另一手将导丝以每次 3～5 cm 均匀的速度轻轻抽出，然后撤出插管鞘。当确认预定的置入长度后，在体外预留 5～6 cm，以便于安装连接器。

（9）修剪导管长度，注意勿剪出毛茬和斜面，安装连接器。先将减压套筒套到导管上，将导管连接到连接器翼形部分的金属柄上，使导管完全平整地套住金属柄，再将翼形部分的倒钩和减压套筒上的沟槽对齐锁定，最后，轻轻牵拉导管以确保连接器和导管完全锁定。用生理盐水，以脉冲式方法进行冲管，当推至所剩 1 mL 液体时，迅速推入生理盐水，连接肝素帽。

（10）导管的固定，是将距离穿刺点 0.5～1 cm 处的导管安装在固定翼的槽沟内。在穿刺点上方，放置一块小纱布吸收渗血，使导管呈弧形，用胶带固定接头，撤出洞巾，再用无菌透明敷料固定导管，要注意无菌透明敷料下缘与胶带下缘平齐。用第 2 条胶带，以蝶形交叉固定于贴膜上，用第 3 条胶带，压在第 2 条胶带上，将签有穿刺时间与患者姓名胶带固定于第 3 条胶带上。用小纱布或输液贴，包裹导管末端，固定在皮肤上。为保护导管以防渗血，用弹力管状绷带加压包扎穿刺处。

（11）向患者交代注意事项。整理用物并洗手。摄胸部 X 线片，以确定导管末端的位置，应在上腔静脉下 1/3 处。

（12）最后在病历上填写置管情况并签名。

（二）PICC 置管后输液

（1）输液前，要先进行双人核对医嘱和治疗单，按照六步洗手法进行洗手、戴口罩。准备治疗盘，盘内装有：乙醇棉片、无菌贴膜、已经连有头皮针的含 20 mL 生理盐水的注射器、预输入的液体、弯盘、治疗单，以及免洗手消毒液。

（2）进入病房先查对床号姓名，并与患者说明操作的目的，观察穿刺部位，必要时测量臂围。

（3）查对液体与治疗单，常规排气、排液。揭开输液无菌透明敷料反垫于肝素帽下。用 75% 乙醇棉球，擦拭消毒接口约 10 s。再接入头皮针，抽回血，确定导管在血管腔内后，以脉冲式方法冲洗导管，当推至所剩液体为 1 mL 时，快速推入。

（4）分离注射器，连接输液导管，松调节器。最后，用无菌透明敷料固定肝素帽和头皮针，在固定头皮针时，固定完毕后，整理患者衣被，调节滴数，交代注意事项并做好记录。

（三）PICC 冲洗与正压封管

为了预防导管堵塞，保持长期使用，给药前、后，使用血液制品，静脉采血后应冲管。休疗期应每周冲洗 1 次并正压封管。

（1）用六步法洗手、戴口罩。

（2）准备治疗盘，内装贴膜、含 10～20 mL 生理盐水注射器 1 副、弯盘。

（3）经查对床号姓名，观察穿刺部位，关闭输液调节器。

（4）揭开输液无菌透明敷料反垫于肝素帽下分离输液导管与头皮针，接 10～20 mL 生理盐水注射器，以脉冲式方法冲洗导管。推至最后 1 mL 时，进行正压封管。具体方法是：将头皮针尖斜面退至肝素帽末端，待生理盐水全部推入后，拔出头皮针，用无菌透明敷料固定肝素帽。

（5）整理患者衣被，做好观察记录。

（四）PICC 维护操作

为保证外周中心静脉导管的正常使用，应保证每天对患者进行消毒维护。

（1）要按六步洗手法进行洗手、戴口罩。

（2）准备用物：治疗盘内装有石油烷、免洗手消毒液、棉签、皮尺、胶布、肝素帽、头皮针连接预冲注射器、弯盘、PICC 维护包（包内装有无菌手套 2 副、75% 乙醇、碘伏棉棒各 3 根、乙醇棉片 3 块、小纱布 1 块、10 cm×12 cm 高潮气通透贴膜 1 张、胶带 4 条）。

（3）查对床号和姓名，与患者说明导管维护的目的。观察穿刺部位情况，必要时测量臂围。

（4）揭敷料时，要注意由下往上揭，以防带出导管，同时，还要避免直接接触导管。消毒双手，用石油烷擦除胶布痕迹。

（5）戴无菌手套：用消毒棉片消毒固定翼 10 s。用 75% 的乙醇棉棒，去除穿刺点直径约 1 cm 以外的胶迹，再用碘伏棉棒，以穿刺点为中心进行皮肤消毒 3 次，消毒范围应大于无菌透明敷料范围，包括消毒导管。预冲肝素帽，去除原有肝素帽，用 75% 乙醇棉片擦拭导管末端。

（6）将注满生理盐水的肝素帽连接导管，用生理盐水，以脉冲式方法进行冲管，当冲至剩 1 mL 液体时，将头皮针拔出，使针尖位于肝素帽内，快速推入，然后拔出头皮针。

（7）更换无菌手套，安装固定翼，随后将导管呈弧形进行胶带固定接头。用透明敷料固定导管，固定时，要保证贴膜下缘与胶带下缘平齐，第 2 条胶带以蝶形交叉固定于无菌透明敷料上，第 3 条胶带压在第 2 条胶带上，第 4 条签上姓名与时间后固定于第 3 条胶带上。用无菌小纱布包裹导管末端，用胶带固定于皮肤，做好维护记录。

三、植入式输液港建立与维护

（一）操作前准备

1. 置管部位的选择。置管部位的选择要综合比较其他发生机械性并发症、导管相关性血流感染的可能性。置管部位会影响发生继发导管相关性血流感染和静脉炎的危险度。置管部位皮肤菌群的密度是造成导管相关血流感染（CRBSI）的一个主要危险因素。由经过培训的医生依不同的治疗方式和患者体型来选输液港植入的途径：大静脉植入、大动脉植入、腹腔内植入，输液座放于皮下。输液港导管常用的植入部位主要为颈内静脉与锁骨下静脉。非随机实验证实了颈内静脉置管发生相关性感染的危险率高。研究分析显示，床旁超声定位的锁骨下静脉置管与其他部位相比，可以显著降低机械性并发症。对于成年患者，锁骨下静脉对控制感染来说是首选部位。当然，在选择部位时其他的一些因素也应该考虑。目前临床应用较多的是锁骨下静脉，实际植入的位置要根据患者的个体差异决定。植入位置解剖结构应该能保证注射座稳定，不会受到患者活动的影响，不会产生局部压力升高或受穿衣服的影响，注射座隔膜上方的皮下组织厚度在 0.5~2 cm 为适宜厚度。

2. 经皮穿刺导管植入点选择。自锁骨中外 1/3 处进入锁骨下静脉，然后进入胸腔内血管。

（二）输液港的选择

由医生依不同的治疗方式和患者体型做出选择。标准型及急救凹形输液港适用于不同体型的成年人及儿童患者。双腔输液港适用于同时输入不兼容的药物。术中连接式导管可于植入时根据需要决定静脉导管长度。

输液港种类有多种选择：①单腔末端开口式导管输液港或单腔三向瓣膜式导管输液港；②小型单腔末端开口式导管输液港或小型单腔式三向瓣膜式导管输液港；③双腔末端开口式导管输液港或双腔三向瓣膜式导管输液港。

输液港附件——无损伤针的选择：①蝶翼针输液套件适用于连续静脉输注；②直形及弯形无损伤针适用于一次性静脉输注。

（三）穿刺输液操作步骤

（1）向患者说明操作过程并做好解释工作。

（2）观察穿刺点和局部皮肤有无红、肿、热、痛等炎性反应，若有应随时更换敷料或暂停使用。

（3）消毒剂及消毒方法：先用乙醇棉球清洁脱脂，向外用螺旋方式涂擦，其半径 10~12 cm。以输液港为圆心，再用碘伏棉球消毒 3 遍。

（4）穿刺输液港：触诊定位穿刺隔，一手找到输液港注射座的位置，拇指与示指、中指呈三角形，将输液港拱起；另一手持无损伤针自三指中心处垂直刺入穿刺隔，直达储液槽基座底部。穿刺时动作要轻柔，感觉有阻力时不可强行进针，以免针尖与注射座底部推磨，形成倒钩。

（5）穿刺成功后，应妥善固定穿刺针，不可任意摆动，防止穿刺针从穿刺隔中脱落。回抽血液判断针头位置无误后即可开始输液。

（6）固定要点：用无菌纱布垫在无损伤针针尾下方，可根据实际情况确定纱布垫的厚度，用无菌透明敷料固定无损伤针，防止发生脱落。注明更换无菌透明敷料的日期和时间。

（7）输液过程中如发现药物外渗，应立即停止输液，并即刻给予相应的医疗处理。

（8）退针，为防止少量血液反流回导管尖端而发生导管堵塞，撤针应轻柔，当注射液剩下最后 0.5 mL 时，为维持系统内的正压，以两指固定泵体，边推注边撤出无损伤针，做到正压封管。

（9）采血标本时，用 10 mL 以上注射器以无菌生理盐水冲洗，初始抽至少 5 mL 血液并弃置，儿童减半，再更换注射器抽出所需的血液量，注入备好的血标本采集试管中。

（10）连接输液泵设定压力超过 25psi（磅/平方英寸）时自动关闭。

（11）以低于插针水平位置换肝素帽。

（12）封管，以加压的形式从圆形注射港的各角度边推注药液边拔针的方法拔出针头，每月用肝素盐水封管 1 次即可。

（四）维护时间及注意事项

1. 时间。

（1）连续性输液，每 8 h 冲洗 1 次。

（2）治疗间歇期，正常情况下每 4 周维护 1 次。

（3）动脉植入、腹腔植入时，每周维护 1 次。

2. 维护注意事项。

（1）冲、封导管和静脉注射给药时必须使用 10 mL 以上的注射器，防止小注射器的压强过大，损伤导管、瓣膜或导管与注射座连接处。

（2）给药后必须以脉冲方式冲管，防止药液残留注射座。

（3）必须正压封管，防止血液反流进入注射座。

（4）不能用于高压注射泵推注造影剂。

第五节　骨髓穿刺术与活检术

一、骨髓穿刺术

骨髓穿刺术是采取骨髓液的一种常用诊断技术。

（一）目的

采取骨髓液进行骨髓象检查，协助诊断造血系统疾病、传染病及寄生虫病，以作为某些遗传代谢性疾病和感染性疾病的辅助诊断，判断疾病预后及观察治疗效果。

（二）适应证

（1）各种造血系统疾病的诊断、鉴别诊断及治疗随访。

（2）放疗、化疗及应用免疫抑制剂后观察骨髓造血情况。

（3）不明原因的红细胞、白细胞、血小板数量增多或减少及形态学异常。

（4）不明原因发热的诊断与鉴别诊断，可做骨髓培养，骨髓涂片找寄生虫等。

（三）禁忌证

骨髓穿刺的绝对禁忌证少见，遇到下列情况要注意：

（1）血友病、穿刺部位皮肤感染的患者。

（2）凝血功能障碍的患者。

（3）小儿及不合作者不宜做胸骨穿刺。

（四）术前准备及护理

（1）了解、熟悉患者病情，对患者进行评估。

（2）心理指导：①向患者说明骨髓穿刺诊断的主要作用：骨髓是各类血细胞的"制造厂"，是人体内最大、最主要的造血组织。诊断血液病常需做骨髓穿刺。如白血病是造血系统疾病，其特征为白细胞在生长发育过程中异常增生。常规的抽血化验只能反映外周血中细胞的变化，不能准确反映出造血系统的变化。抽取骨髓液作检查，既能诊断白血病又能区分其类型，为治疗提供相应的资料。②消除患者思想顾虑，以取得合作：向患者说明骨髓检查所抽取的骨髓是极少量的，一般约 0.2 g，而人体正常骨髓量平均约为 2 600 g。身体内每天要再生大量的血细胞，因此，骨髓穿刺对身体没有影响。③骨髓穿刺操作简单，先行局部消毒、麻醉，然后将穿刺针刺入骨髓，除在骨髓抽取的瞬间稍有酸痛感外，基本上感觉不到疼痛。骨髓抽出后，患者可以马上起床活动。

（3）与患者及家属谈话，交代检查目的、简要说明检查过程及可能发生情况，打消患者恐惧心理，并请患者在知情同意书上签字。

（4）器械准备：一次性骨髓穿刺针、一次性骨髓穿刺包、一次性口罩、一次性帽子、75% 酒精、0.5% 活力碘、2% 利多卡因、治疗盘、无菌棉签等。

（5）操作者熟悉操作步骤，戴口罩、帽子。

（五）分类

（1）髂嵴穿刺术。

（2）脊椎棘突穿刺术。

（3）胸骨穿刺术。

（六）操作方法

（1）穿刺部位选择：①髂前上棘：常取髂前上棘后上方 1~2 cm 处作为穿刺点，此处骨面较平，容易固定，操作方便安全。②髂后上棘：穿刺点位于骶骨两侧髂骨上缘 6~8 cm 与脊椎旁开 2~4 cm 之交点处。③胸骨柄：此处骨髓含量丰富，当上述部位穿刺失败时，可做胸骨柄穿刺，但此处骨质较薄，其后有心房及大血管，严防穿透而发生危险，较少选用。④腰椎棘突：位于腰椎棘突突出处，极少选用。

（2）体位：胸骨及髂前上棘穿刺时取仰卧位，前者还需用枕头垫于背后，以使胸部稍突出。髂后上棘穿刺时应取侧卧位。腰椎棘突穿刺时取坐位或侧卧位。

（3）常规消毒皮肤，戴无菌手套、铺消毒洞巾，用2%利多卡因做局部浸润麻醉直至骨膜。

（4）将骨髓穿刺针固定器固定在适当长度上（髂骨穿刺约1.5 cm，肥胖者可适当放长，胸骨柄穿刺约1.0 cm），以左手拇、示指固定穿刺部位皮肤，右手持针于骨面垂直刺入（若为胸骨柄穿刺，穿刺针与骨面成30°~40°角斜行刺入），当穿刺针接触到骨质后则左右旋转，缓缓钻刺骨质，当感到阻力消失，且穿刺针已固定在骨内时，表示已进入骨髓腔。

（5）用干燥的20 mL注射器，将内栓退出1 cm，拔出针芯，接上注射器，用适当力度缓慢抽吸，可见少量红色骨髓液进入注射器内，骨髓液抽吸量以0.1~0.2 mL为宜，取下注射器，将骨髓液推于玻片上，由助手迅速制作涂片5~6张，送检细胞形态学及细胞化学染色检查。

（6）如需做骨髓培养，再接上注射器，抽吸骨髓液2~3 mL注入培养液内。

（7）如未能抽得骨髓液，可能是针腔被皮肤、皮下组织或骨片填塞，也可能是进针太深或太浅，针尖未在髓腔内，此时应重新插上针芯，稍加旋转或再钻入少许或再退出少许，拔出针芯，如见针芯上带有血迹，再行抽吸可望获得骨髓液。

（8）抽吸完毕，插入针芯，轻微转动，拔出穿刺针，随后将消毒纱布盖在针孔上，稍加按压，用胶布加压固定。

（9）嘱患者卧床休息，整理用物，将标本及时送检。

（七）注意事项

（1）穿刺针进入骨质后避免摆动过大，以免折断。

（2）胸骨柄穿刺不可垂直进针，不可用力过猛，以防穿透内侧骨板。

（3）抽吸骨髓液时，逐渐加大负压，做细胞形态学检查时，抽吸量不宜过多，否则会使骨髓液稀释，但也不宜过少。

（4）骨髓液抽取后应立即涂片。

（5）多次干抽时应进行骨髓活检。

（6）注射器与穿刺针必须干燥，以免发生溶血。

（7）术前应行出凝血时间、血小板等检查。

（八）术后处理

（1）术后应嘱患者静卧休息，同时做好标记并送检骨髓片，清洁穿刺场所，做好穿刺记录。

（2）抽取骨髓和涂片要迅速，以免凝固。需同时做外周血涂片，以作对照。

（九）术后护理

骨髓穿刺虽为有创性检查，但因操作简单、骨髓液抽取少、患者痛苦小，故对机体无大的损害，不需要特殊护理。对于体质弱、有出血倾向者，检查后应采取下列措施。

（1）止血：一般以压迫止血为主。

（2）卧床休息：检查后，穿刺局部会有轻微的疼痛。患者可卧床休息，限制肢体活动，即可恢复正常。

（3）防止感染：穿刺时，局部组织应经过严格消毒。保持穿刺局部皮肤的清洁、干燥，覆盖的纱布被血或汗打湿后，要及时更换。针孔出现红、肿、热、痛时，可用2%碘酊或0.5%活力碘等涂搽局部，每天3~4次。若伴有全身发热，则应与医生联系，根据病情适当选用抗生素。

二、骨髓活检术

骨髓活检术全称为骨髓活体组织检查术，是采用特制的穿刺针取一小块0.5~1 cm长的圆柱形骨髓组织来做病理学检查的技术。操作方法与骨髓穿刺术完全相同，取出的材料保持了完整的骨髓组织结构，能弥补骨髓穿刺的不足。

（一）目的

骨髓穿刺检查在大部分患者中可以成功，但是如果遇到了"干抽"现象，即抽不出骨髓液时，就无法诊断。这种情况见于骨髓硬化症、骨髓纤维化症（原发性和继发性），尤其是恶性肿瘤（像乳腺癌、肺癌、前列腺癌、胃癌等）的骨髓转移所致骨髓纤维化以及某些白血病（例如毛细胞白血病）、淋巴瘤患者的骨髓穿刺术常不能成功。采用骨髓活检术就能够弥补骨髓穿刺术的不足，而且活检取材大，不但能了解骨髓内的细胞成分，而且能保持骨髓结构，恶性细胞较易识别，便于病理诊断。还有些疾病的诊断需要了解骨髓组织结构，比如再生障碍性贫血、骨髓增生异常综合征、恶性肿瘤骨髓转移等就需要骨髓病理学检查。骨髓活检术对再生障碍性贫血患者的骨髓造血组织多少有一定意义；骨髓活检组织切片的原始细胞分布异常（ALIP）现象对骨髓增生异常综合征的诊断有重要意义。另外，骨髓活检对骨髓坏死或脂肪髓的判断也有意义。

（二）适应证

（1）多次抽吸取材失败。

（2）为正确判定血细胞减少症患者骨髓增生程度及其病因。

（3）可疑罹患骨髓纤维化、真性红细胞增多症、原发性血小板增多症、骨髓增生异常综合征、恶性淋巴瘤、多发性骨髓瘤、淀粉样变性、肉芽肿病、转移瘤和再生障碍性贫血的患者。

（4）骨髓活检对急性粒细胞白血病的诊断以及化疗是否达到真正完全缓解的判断有意义。凡涂片已达完全缓解，如果活检切片内仍可检出白血性原始细胞簇，就应继续给予巩固化疗，直至切片内此种异常定位的白血性原始细胞簇消失为止。

（5）在急性粒细胞白血病缓解后化疗及长期无病生存期，倘若涂片细胞计数未达复发标准，而切片内出现了异常原始细胞簇，提示已进入早期复发，应及时作再诱导处理。

（6）慢性粒细胞白血病慢性期应常规做骨髓活检，以测定患者属何种组织学亚型。

（7）未正确判断骨髓铁贮存，尤其疑为贮铁降低或缺铁时，在骨髓活检切片上做铁染色较涂片为优。

（8）对骨病本身和某些骨髓疾患，例如囊状纤维性骨炎、骨纤维发育异常症、变应性骨炎、骨软化症、骨质疏松症和骨髓腔真菌感染等的诊断，骨髓活检也能提供有意义的资料。

（三）禁忌证

除血友病外，骨髓活检目前尚无绝对的禁忌证，即使在血小板减少和其他许多出血性疾病时，进行此项操作也比较安全，患者一般均能接受。

（四）术前准备及护理

（1）了解、熟悉患者病情，对患者进行评估。

（2）心理指导：①向患者说明骨髓活检术的主要作用。②消除患者的思想顾虑，以取得患者合作。

（3）与患者及家属谈话，交代检查目的、简要说明检查过程及可能发生情况，打消患者恐惧心理，取得并请患者在知情同意书上签字。

（4）器械准备：一次性骨髓穿刺针、一次性骨髓穿刺包、一次性口罩、一次性帽子、75%酒精、0.5%活力碘、2%利多卡因、治疗盘、无菌棉签等。

（5）操作者熟悉操作步骤，戴口罩、帽子。

（五）操作方法

骨髓检查需要抽取骨髓标本，骨髓穿刺一般是由有经验的医生和护士执行的特殊穿刺检查，穿刺前会为患者进行认真的消毒处理，并严格按无菌操作规程进行操作。术前会给患者注射麻药作局部麻醉，以减轻患者痛苦。骨髓穿刺一般在患者的髂骨上进行。患者需要侧身卧床，医生会在髂后上棘或髂前上棘选取适当的部位进行穿刺，一般只抽取极少量的骨髓。这不会使得患者的骨髓量有明显减少，也不会影响患者的骨髓造血功能。抽取的骨髓标本一般需要立即做涂片处理或抗凝处理，以便进行各种化验检查。在患某些血液病或怀疑有骨髓转移的恶性肿瘤时，骨髓检查可能要进行多次，用于判断疾病进展和治疗效果，此时患者应积极配合医生进行骨髓检查。

（六）注意事项

（1）开始进针不宜太深，否则不宜取得骨髓组织。

（2）由于骨髓活检穿刺针内径较大，抽取骨髓液的量不易控制。因此，一般不用于吸取骨髓液做涂片检查。

（3）穿刺前应检查出凝血时间，有出血倾向者，穿刺时应特别注意，血友病患者禁止做骨髓活检检查。

第六节　淋巴结穿刺与活检术

一、淋巴结穿刺术

淋巴结分布于全身各部位，许多原因可使淋巴结肿大，如感染（细菌、病毒、真菌、丝虫）、结核病、造血系统肿瘤（白血病、淋巴瘤）、转移瘤等。淋巴结穿刺取得抽出液，以其制作涂片做细胞学或细菌学检查可协助上述疾病的诊断。

（一）方法

（1）选择适合穿刺的部位，一般取肿大较明显的淋巴结。

（2）常规消毒局部皮肤和术者手指。

（3）术者以左手示指和拇指固定淋巴结，右手持 10 mL 干燥注射器将针头直接刺入淋巴结内，深度依淋巴结大小而定，然后边拔针边用力抽吸，利用空针内的负压将淋巴结内的液体和细胞成分吸出。

（4）固定注射器内栓，拔出针头后将注射器取下，充气后再将针头内的抽出液喷射到玻璃片上制成均匀涂片，染色镜检。

（5）术后穿刺部位用无菌纱布覆盖，并以胶布固定。

（二）注意事项

（1）最好在饭前穿刺，以免抽出物中含脂质过多，影响染色。

（2）若未能获得抽出物，可将针头再由原穿刺点刺入，并在不同方向连续刺，抽吸数次，直到取得抽出物为止。

（3）注意选择易于固定的部位，淋巴结不宜过小，且应远离大血管。

（4）在制作涂片之前要注意抽出物的外观性状。一般炎症抽出液呈微黄色，结核病变可见干酪样物，结核性脓液呈黄绿色或乌灰色黏稠状液体。

二、淋巴结活检术

淋巴结的疾病，用望诊和触诊可查知淋巴结表面皮肤的色泽和紧张度、与周围组织的粘连情况，淋巴结的性状以及有无压痛，并结合肿大的速度以及全身症状，再参考血常规和血清蛋白的变化，大致可以得出相当准确的诊断。但是，一般来说，为了确诊常常需要对肿大的淋巴结进行活组织检查。

淋巴结活检是采取有创伤的方法取到淋巴结组织做病理检查。取到淋巴结组织的方法主要有两种：①淋巴结穿刺术；②淋巴结切除术。淋巴结切除不会激发其他淋巴器官引起异常；如果切除的淋巴结是正常的，对身体也没有什么影响。

1. 淋巴结穿刺术。

（1）淋巴结穿刺取得抽出液制作出涂片进行细胞学或病原学检查可以协助诊断导致淋巴结肿大的有关疾病，如感染（细菌、病毒、真菌）、结核病及白血病、淋巴瘤、恶组、转移癌等。

（2）操作步骤：选择适于穿刺的肿大的淋巴结，常规消毒皮肤及术者手指，用左手示指及拇指固定淋巴结，右手用18～19号针头将针头沿淋巴结长轴刺入淋巴结内，边拔针边用力抽吸，将注射器取下充气后再将针头内抽吸血液，喷到涂片上制成均匀玻片，染色镜检。术后盖以无菌纱布并用胶布固定。

（3）注意事项：①最好空腹穿刺，以免脂质过多，影响涂片。②若未能抽出吸出物，可将针头在不同方向连续穿刺。③注意选择较大淋巴结，且远离大血管。④涂片前注意抽出物的性状。

2. 淋巴结切除术（淋巴结活体组织检查术）。

（1）适应证：淋巴结肿大患者经淋巴结穿刺涂片不能确诊，怀疑淋巴瘤白血病、免疫母细胞性淋巴结病、结核、肿瘤转移或结节病，应选择淋巴结活检。

（2）活检部位：一般取肿大的淋巴结，周身淋巴结均肿大者应尽量少取腹股间淋巴结。

3. 摘除的淋巴结。应立即用10%甲醛或95%乙醇固定送检。

第七节　腰椎穿刺术

腰椎穿刺术是神经科临床常用的检查方法之一，对神经系统疾病的诊断和治疗有重要价值，该法简便易行，亦比较安全；但如果适应证掌握不当，轻者可加重原有病情，重者甚至危及病员安全。

一、适应证

（1）中枢神经系统炎症性疾病的诊断与鉴别诊断：包括化脓性脑膜炎、结核性脑膜炎、病毒性脑膜炎、霉菌性脑膜炎、乙型脑炎等。

（2）脑血管意外的诊断与鉴别诊断：包括脑溢血、脑梗死、蛛网膜下隙出血等。

（3）肿瘤性疾病的诊断与治疗：用于诊断脑膜白血病，并通过腰椎穿刺鞘内注射化疗药物治疗脑膜白血病。

（4）测定颅内压和了解蛛网膜下隙是否阻塞等。

（5）椎管内给药。

二、禁忌证

（1）可疑颅内高压、脑疝。

（2）可疑颅内占位病变。

（3）休克等危重患者。

（4）穿刺部位有炎症。

（5）有严重凝血功能障碍的患者，如血友病患者等。

三、穿刺方法

通常取弯腰侧卧位，自腰$_2$至骶$_1$（以腰$_{3\sim4}$为主）椎间隙穿刺。局部常规消毒及麻醉后，戴橡皮手套，用20号穿刺针（小儿用21～22号）沿棘突方向缓慢刺入，进针过程中针尖遇到骨质时，应将针退至皮下待纠正角度后再进行穿刺。成人进针4～6 cm（小儿3～4 cm）时，即可穿破硬脊膜而达蛛网膜下腔，抽出针芯流出脑脊液，测压和缓慢放液后（不超过2～3 mL），再放入针芯，拔出穿刺针。穿刺点稍加压止血，敷以消毒纱布并用胶布固定。术后平卧4～6 h。若初压超过2.94 kPa（300 mmH$_2$O）时则不宜放液，仅取测压管内的脑脊液送细胞计数及蛋白定量即可。

（1）嘱患者侧卧于硬板床上，背部与床面垂直，头向前，胸部屈曲，两手抱膝紧贴腹部，使躯干呈弓形；或由助手在术者对面用一手抱住患者头部，另一手挽住双下肢腘窝处并用力抱紧，使脊柱尽量后凸以增宽椎间隙，便于进针。

（2）确定穿刺点，以髂后上棘连线与后正中线的交会处为穿刺点，一般取第 3 ~ 4 腰椎棘突间隙，有时也可在上一或下一腰椎间隙进行。

（3）常规消毒皮肤后戴无菌手套与盖洞贴，用 2% 利多卡因自皮肤到椎间韧带逐层做局部浸润麻醉。

（4）术者用左手固定穿刺点皮肤，右手持穿刺针以垂直背部的方向缓慢刺入，成人进针深度为 4 ~ 6 cm，儿童则为 2 ~ 4 cm。当针头穿过韧带与硬脑膜时，可感到阻力突然消失并有落空感。此时可将针芯慢慢抽出（以防脑脊液迅速流出，造成脑疝），即可见脑脊液流出。

（5）在放液前先接上测压管测量压力，正常侧卧位脑脊液压力为 0.69 ~ 1.764 kPa 或 40 ~ 50 滴/分钟。若想了解蛛网膜下隙有无阻塞，可做 Queckenstedt 试验，即在测定初压后，由助手先压迫一侧颈静脉约 10 s，然后再压迫另一侧，最后同时按压双侧颈静脉；正常时压迫颈静脉后，脑脊液压力立即迅速升高一倍左右，解除压迫后 10 ~ 20 s，迅速降至原来水平，称为梗阻试验阴性，示蛛网膜下隙通畅。若压迫颈静脉后，不能使脑脊液压力升高，则为梗阻试验阳性，示蛛网膜下隙完全阻塞；若施压后压力缓慢上升，放松后又缓慢下降，示有不完全阻塞。凡颅内压增高者，禁做此试验。

（6）撤去测压管，收集脑脊液 2 ~ 5 mL 送检；如需做培养时，应用无菌操作法留标本。

（7）术毕，将针芯插入后一起拔出穿刺针，覆盖消毒纱布，用胶布固定。

（8）术后患者去枕俯卧（如有困难则平卧）4 ~ 6 h，以免引起术后低颅压性头痛。

四、并发症防治

1. 低颅压综合征。低颅压综合征指侧卧位脑脊液压力在 0.58 ~ 0.78 kPa（60 ~ 80 mmH$_2$O）以下，较为常见。多因穿刺针过粗，穿刺技术不熟练或术后起床过早，使脑脊液自脊膜穿刺孔不断外流所致。患者于坐起后头痛明显加剧，严重者伴有恶心、呕吐，或眩晕、昏厥，平卧或头低位时头痛等即减轻或缓解。少数尚可出现意识障碍、精神症状、脑膜刺激征等，持续一至数日。故应使用细针穿刺，术后去枕平卧（最好俯卧）4 ~ 6 h，并多饮开水（忌饮浓茶、糖水）常可预防之，如已发生，除嘱患者继续平卧和多饮开水外，还可酌情静脉注射蒸馏水 10 ~ 15 mL 或静脉滴注 5% 葡萄糖盐水 500 ~ 1 000 mL，1 ~ 2 次/天，数日，常可治愈。也可再次腰穿在椎管内或硬脊膜外注入生理盐水 20 ~ 30 mL，消除硬脊膜外间隙的负压以阻止脑脊液继续漏出。

2. 脑疝形成。在颅内压增高，当腰穿放液过多过快时，可在穿刺当时或术后数小时内发生脑疝，故应严加注意和预防。必要时，可在术前先快速静脉输入 20% 甘露醇液 250 mL 等脱水剂后，以细针穿刺，缓慢滴出数滴脑脊液化气进行化验检查。如一旦出现不幸，应立即采取相应抢救措施，如静脉注射 20% 甘露醇 200 ~ 400 mL 和高渗利尿脱水剂等，必要时还可自脑室穿刺放液和自椎管内快速推注生理盐水 40 ~ 80 mL，但一般较难奏效。

3. 原有脊髓、脊神经根症状突然加重。多见于脊髓压迫症，因腰穿放液后由于压力的改变，导致椎管内脊髓、神经根、脑脊液和病变之间的压力平衡改变所致。可使根性疼痛、截瘫及大小便障碍等症状加重，在高颈段脊髓压迫症则可发生呼吸困难与骤停，上述症状不严重者，可先向椎管注入生理盐水 30 ~ 50 mL，疗效不佳时应急请外科考虑手术处理。

此外，并发症中，还可因穿刺不当发生颅内感染和马尾部的神经根损伤等，但较少见。

五、注意事项

（1）严格掌握禁忌证，凡疑有颅内压升高者必须先做眼底检查，如有明显视盘水肿或有脑疝先兆者，禁忌穿刺。凡患者处于休克、衰竭或濒危状态以及局部皮肤有炎症、颅后窝有占位性病变者均禁忌穿刺。

（2）穿刺时患者如出现呼吸、脉搏、面色异常等症状，应立即停止操作，并做相应处理。

（3）鞘内给药时，应先放出等量脑脊液，再等量转换性注入药液。

第八节　吸痰术

一、适应证

吸除气道内沉积的分泌物；获取痰标本，以利培养或涂片确定肺炎或其他肺部感染，或送痰液做细胞病理学检查；维持人工气道通畅；对不能有效咳嗽导致精神变化的患者，通过吸痰刺激患者咳嗽，或吸除痰液，缓解痰液刺激诱导的咳嗽；因气道分泌物潴积导致肺不张或实变者，吸痰可促进肺复张。

二、禁忌证

气管内吸痰术对人工气道患者是必要的常规操作，无绝对禁忌证。

三、主要器械

（1）必要器械：负压源，集痰器，连接管，无菌手套，无菌水和杯，无菌生理盐水，护目镜、面罩和其他保护装置，氧源，带活瓣和氧源的人工气囊，听诊器，心电监护仪，脉氧监测仪，无菌痰标本收集装置等。

（2）吸痰管：吸痰管直径不超过气管插管内径的1/2。

四、吸痰操作

（1）患者准备：如条件允许，吸痰前应先予纯氧吸入 >30 s（最好吸纯氧 2 min）；可适当增加呼吸频率和（或）潮气量，使患者稍微过度通气，吸痰前可调节呼吸机"叹息（sigh）"呼吸 1～2 次，或用呼吸球囊通气数次（3～5 次）；机械通气患者最好在不中断通气的情况下吸痰或密闭式吸痰；吸痰前后最好有脉搏和氧饱和度监测，以观察患者有无缺氧；吸痰时可向气道内注入少许生理盐水以稀释痰液或促使气道内的痰液移动，以利吸除。

（2）吸引负压：吸引管负压一般按新生儿 8～10 kPa（60～80 mmHg），婴儿 10～13 kPa（80～100 mmHg），儿童 13～16 kPa（100～120 mmHg），成人 13～20 kPa（100～150 mmHg）。吸引负压不超过 20 kPa（150 mmHg），否则可能因吸引导致气道损伤、低氧血症和肺膨胀不全等。

（3）吸痰目的至少达到下列之一：①呼吸音改善。②机械通气患者的吸气峰压（PIP）与平台压间距缩小，气道阻力下降或顺应性增加，压力控制型通气患者的潮气量增加。③PaO_2 或经皮氧饱和度（SPO_2）改善。④吸除了肺内分泌物。⑤患者症状改善，如咳嗽减少或消失等。

（4）吸痰前、中、后应做好以下监测：呼吸音变化，血氧饱和度或经皮氧饱和度，肤色变化，呼吸频率和模式，血流动力学参数如脉搏、血压、心电，痰液特征如颜色、量、黏稠度、气味，咳嗽有无及强度，颅内压（必要时），通气机参数如 PIP、平台压、潮气量、FiO_2，动脉血气，以及吸痰前后气管导管位置有无移动等。

（5）吸痰：吸痰时遵守无菌操作原则，术者戴无菌手套，如有需要可戴防护眼镜、隔离衣等。吸痰管经人工气道插入气管/支气管时应关闭负压源，待吸痰管插入到气管/支气管深部后，再开放负压吸引，边吸引边退出吸痰管，吸痰管宜旋转式返出，而非反复抽插式吸痰。每次吸痰的吸引时间约 10～15 s，如痰液较多，可在一次吸引后通气/吸氧至少 10 s（最好能吸氧 1 min 左右）再吸引，避免连续吸引，以防产生低氧血症和肺膨胀不全等。吸痰完成后，应继续给予纯氧约 2 min，待血氧饱和度恢复正常或超过 94% 后，再将吸氧浓度调至吸痰前水平。目前不少多功能呼吸机有专用的吸纯氧键，按压该键后，会自动提供纯氧约 2 min（具体时间因厂品不同而异）。吸除气道内的痰后，再吸除患者口鼻中的分泌物（特别是经口气管插管或吞咽功能受影响者）。

五、并发症

气管内吸引主要并发症包括低氧血症或缺氧；气管/支气管黏膜组织损伤；心搏骤停；呼吸骤停；心律失常；肺膨胀不全；支气管收缩/痉挛；感染；支气管/肺出血；引起颅内压增高；影响机械通气疗效；高血压；低血压。这些并发症大多是吸引不当所致，规范的操作，可大大降低有关并发症的发生风险。

第九节　洗胃术

洗胃（Gastric Lavage）是一种清除胃内物方法，主要是消除胃内摄入过多的药物或毒物。

一、适应证

洗胃主要是在摄入过量药物或毒物后 2 h 内、在无禁忌的情况下清除胃内容物，已知或疑有胃排空延迟如摄入抗胆碱能药或鸦片类摄入时或毒物为片剂尚未完全溶解或排空时，超过 2 h 仍可考虑洗胃。

具体来说，洗胃主要适于以下情况：

（1）农药中毒：有机磷酸酯类、有机氯类或氨基甲酸酯类农药等，这仍是我国最常见的毒物中毒。

（2）明显或高危病死率的药物：β 阻滞剂、钙通道阻滞剂、氯喹、秋水仙碱、氰化物、重金属、杂环类抗抑郁药、铁、百草枯、水杨酸盐、亚硒酸。

（3）活性炭难吸收的物质：重金属、铁、锂、有毒醇类。

（4）形成凝结块：肠溶制剂、铁、酚噻嗪类、水杨酸盐。

（5）无抗毒剂或治疗无效者：钙通道阻滞剂、秋水仙碱、百草枯、亚硒酸。

（6）其他不明原因摄入中毒又无洗胃禁忌者。

二、禁忌证

意识进行性恶化且无气道保护性反射者是绝对禁忌证；如必须洗胃者，应在洗胃前先作气管插管做好气道保护和通气，而后再考虑洗胃。腐蚀性物质摄入者禁忌洗胃；局部黏膜损害可能引起插管穿孔，应权衡利弊后进行；较大片剂、大块异物、有锐利边缘的异物禁忌洗胃；烃类如苯、N 己烷、杀虫剂等摄入是洗胃的相对禁忌；少数情况下有严重上气道或上胃肠道异常如狭窄、畸形或新近完成移植等限制进行插胃管。呕吐可排出胃内毒物，反复呕吐已排出大量毒物者，洗胃应权衡利弊；其他相对禁忌包括凝血功能障碍者、摄入无毒或低毒物质者等。

三、洗胃器械

洗胃器械包括：脉氧仪、心电监护仪、无创血压监测仪、防毒服装、开口器或牙垫、经口气道、呕吐盆、吸引源、吸引管、大注射器（50～100 mL）、清水或生理盐水、球形吸引装置或自动洗胃机、水溶性润滑剂、经口洗胃管、必要的复苏装置和药物。

1. 胃管插入深度估算方法。

（1）根据不同身高估算经鼻或经口胃管插入的长度（cm）方法见图 1-1。

（2）根据体表标志估算胃管插管深度：①传统的也是临床上最常用的估算方法采用图 1-2 中 A 的方法，即经鼻插入胃管的深度为"耳垂经鼻翼至剑突的距离"。②或按照图 1-2 中 B 的方法，即经鼻插入胃管的深度为"左口角或鼻翼经耳廓至肋缘的距离"。③按照耳垂经剑突至脐的距离来估算。

通常经口插入胃管的深度比经鼻胃管插入更短些，插入深度具体估算方法可参照上述四种方法，并根据不同患者的实际情况和临床医生个人经验综合确定，不宜完全教条。

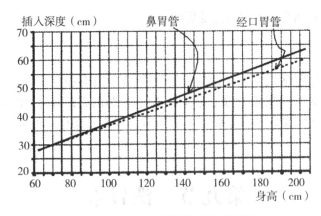

图 1-1　身高-胃管插入深度估算图

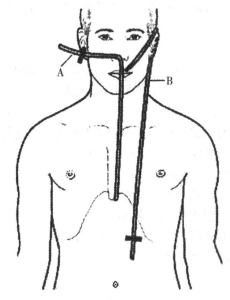

A.耳垂经鼻翼至剑突的距离；B.左口角或鼻翼经耳廓至肋缘的距离

图 1-2　体表标志估算胃管插入深度

2. 胃管选择。成人一般选择法氏 30～50 号胃管，青少年选择法氏 30～34 号胃管，儿童可选择法氏 24 号胃管，新生儿和婴儿一般禁忌洗胃或充分权衡利弊后请儿科专家指导处理。值得注意的是，如拟洗出胃内容物，应经口插入大口径胃管，经鼻插入胃管仅适于向胃内灌溶液或吸出稀薄胃内容物，很难吸出胃内残渣类物质，更不可能吸出未溶解的药片或药丸等。

3. 洗胃液。通常用清水或生理盐水洗胃，但儿童避免使用清水洗胃，否则易导致电解质紊乱。某些特殊物质可能需要特定的洗胃液，如氟化物摄入宜用 15～30 mg/L 的葡萄糖酸钙溶液（可产生不溶性的氟化钙而起解毒作用）；甲醛摄入宜用 10 mg/L 的醋酸铵水溶液；铁剂摄入宜用 2% 的碳酸氢钠生理盐水溶液（可产生碳酸亚铁）；草酸摄入宜用 5～30 g/L 的葡萄糖酸钙溶液（可产生不溶性的草酸钙）；碘摄入宜用 75 g/L 的淀粉溶液等。但无特殊洗胃液时，仍考虑使用清水或生理盐水进行洗胃。

四、洗胃操作

（1）胃管插入：患者取垂头仰卧位（Trendelenburg 位），头低 15°～20°，这种体位有利于最大限度地排出胃内容物，仰卧位或侧卧位增加误吸风险。胃管插入和确认方法参见"经鼻胃管插入"。插入胃管后应常规地抽吸有无胃内容物，而后再注入 50 mL 气体听诊左上腹部有无吹气音或气过水声，只有完全确认胃管在位后才可开始洗胃。虽然 X 线是最可靠的确认方法，但由于条件限制，有时无法在洗胃时拍摄 X 线片。另外，插管和洗胃时最好行心电监护、血氧监测和无创血压监测。

（2）洗胃：灌洗液温度最好与体温相当，但临床上很难做到，灌洗液温度与室温一样是合适的。洗胃前应尽量抽空胃内容物，再向胃内灌入洗胃液。每次最大灌入液量为 300 mL 左右（儿童可按 10 ~ 15 mL/kg 计算，最大也不超过 300 mL）。灌入量过大会导致呕吐、误吸，促进胃内容物向下进入十二指肠或空肠，加快毒物进一步吸收。至洗出液澄清、无颗粒物或无明显药物气味方可停止洗胃，洗胃液总量一般需数升，有时需 10 000 mL 或更多。必要时洗胃后可向胃管内灌入活性炭（30 g + 240 mL 生理盐水或清水）。

五、并发症

从插胃管开始直至洗胃后 6 ~ 8 h 均应监测有无并发症。一般很少发生严重并发症，但如未经认真确认或插管者操作不熟练，并发症的发生风险大大增加。

洗胃相关性并发症包括：心律失常、电解质异常、脓胸、食管撕裂或穿孔、胃穿孔、低体温、喉痉挛、鼻或口或咽喉损伤、气胸、误吸、梨状隐窝穿孔、误插入气管内、胃管阻塞等。

为防误吸，洗胃液量不宜过大，通常每次不超过 300 mL；由于经口胃管较粗且弹性差，插管时不应过大用力插入或粗暴插管。一旦发现严重并发症如气管内插管、穿孔等应立即拔管并给予机械通气或请外科专家会诊处理。

第十节　导尿术

一、适应证

导尿是临床上最常用的泌尿外科和非泌尿道疾病的诊断和治疗措施之一。其适应证包括：外科手术、急诊和危重患者，常需导尿观察尿量变化；急慢性阻塞性尿潴留或神经性膀胱，需导尿缓解症状；膀胱功能不全者，导尿用作排尿后残余尿量评估；导尿留取非污染尿标本检查作为泌尿系感染的重要诊断手段（多为女性患者）；其他如利用导尿作为逆行性膀胱造影和尿动力学检查的方法。

二、禁忌证

导尿唯一的绝对禁忌证是确定性或疑似下尿道损伤或断裂者，主要见于骨盆骨折或盆腔创伤者，多表现为会阴部血肿、尿道口出血或前列腺高位骑跨（high - riding）。只有尿道连续性得到确认后，方可进行导尿术，非创伤者镜下或肉眼血尿并非导尿的禁忌证。相对禁忌证如尿道狭窄、近期尿道或膀胱手术、狂躁或不合作者等。

三、主要器械

消毒剂如聚维酮碘，水溶性润滑剂如甘油，无菌巾，无菌棉球及纱布，无菌手套，导尿管，无菌盐水，10 mL 注射器，尿量计，接尿器（或接尿袋），固定胶带等。

四、导尿管选择

成人常用 Foley - 16 或 18 号导尿管，儿童多用 5 ~ 8 号导尿管。尿道狭窄者宜选择较小导尿管如 Foley - 12 或 14 号，而有血尿者应选择相对较大的导尿管如 Foley - 20 至 24 号，以免导尿管被血块阻塞。多数导尿管为乳胶管，如条件允许，对乳胶过敏者可选用硅胶管，有高危感染风险者，可选用银合金涂层的抗菌导尿管。

五、操作前准备

操作前先向患者作适当解释，消除顾虑，取得其充分合作。患者多取仰卧位或半卧位，双大腿可略外展。男性包茎者应翻开包皮暴露尿道口，清除包皮垢。然后用浸有消毒液的棉球或海绵块消毒，注意，在消毒时，应以尿道口为中心向外消毒。消毒后常规铺无菌巾或洞巾，导尿管外涂润滑剂备用。

六、导尿操作

（一）男性患者导尿术

术者戴无菌手套，消毒铺巾后，一手握阴茎，使之垂直向上，另一手持带有滑润剂的导尿管，自尿道口插入，导尿管至少插入大部分或见尿液流出，见有尿液自导尿管流出后仍应继续推入导尿管数厘米，而后将导尿管外端接上接尿袋，用 10 mL 注射器抽取无菌生理盐水注入球囊管，再向外牵拉导尿管，直到遇到阻力，固定导尿管于一侧大腿上，完成导尿（图 1 - 3）。

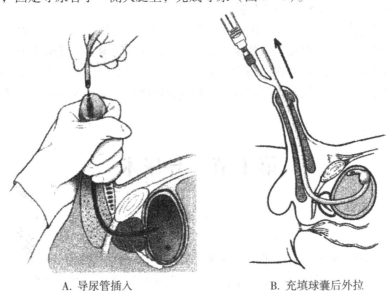

A. 导尿管插入　　　　　　　　B. 充填球囊后外拉

图 1 - 3　男患者导尿管插入方法示意图

有时导尿管插入阻力较大，可能是在前列腺膜部狭窄或导尿管硬度较大，致使导管前端阻于前列腺膜部前方的尿道后皱襞处，此时可用手指在前列腺下方轻托尿道或适当旋转导尿管方向，便于导尿管前端顺利进入尿道前列腺部（图 1 - 4）。

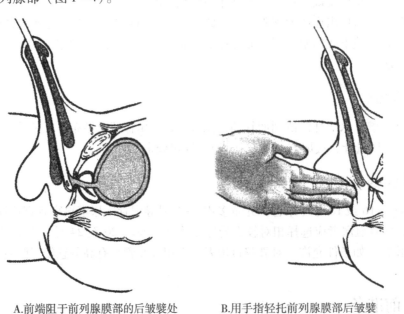

A.前端阻于前列腺膜部的后皱襞处　　　　B.用手指轻托前列腺膜部后皱襞

图 1 - 4　男患者导尿管插入遇阻解决方法示意图

（二）女患者导尿术

患者取仰卧位，双大腿略向外展或呈膀胱截石位，用手指撑开阴唇后自尿道口向周围消毒并常规铺无菌巾。术者用一手拇、示指分别撑开两侧小阴唇，另一手持导尿管自尿道口插入导尿管（图1-5），见尿液自导尿管外流时，继续向内插入导尿管数厘米，用注射器抽取10 mL无菌生理盐水，向球囊导管内注入生理盐水，然后向外牵拉导尿管，直到遇到阻力即可，然后固定导尿管于一侧大腿根部即完成导尿。

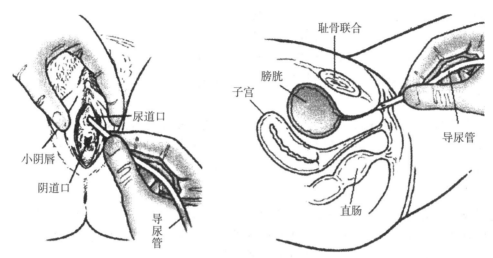

拇、食指分别撑开两侧小阴唇，自尿道口插入导尿管

图1-5 女性导尿方法示意图

七、并发症

导尿的主要并发症包括造成假通道，尿道穿孔，出血，感染。尿道炎是最常见的并发症，发生率达3%~10%。每个导尿管留置口，特别多见于尿道狭窄或前列腺肥大者，主要是无症状性菌尿；附睾炎，膀胱炎和肾盂肾炎是少见并发症，多见于长期留置导尿管并发感染者。减少感染的最有效方法是尽可能减少导尿管的留置时间，严格无菌操作。导尿者无须常规预防性使用抗生素，但感染高危风险者如免疫功能受抑、经尿道前列腺切除术、肾移植者等，需要预防性使用抗生素。医源性创伤可导致尿道狭窄，出血和血尿，少量出血大多是自限性的，无须特殊处理，但出血较多者，应给予止血药如巴曲酶1KU肌内注射或静脉注射，凝血功能障碍者应处理原发病。包茎者导尿后包皮未复原易致包皮嵌顿。

第十一节　胸腔穿刺与引流术

一、胸腔穿刺术

（一）适应证

（1）诊断：胸腔穿刺作为新发或不明原因性胸腔积液的诊断性穿刺，抽取胸液分析是渗出液抑或漏出液，胸液涂片、培养、细菌学和生化学检查有助于进一步判断病因，诊断性胸腔穿刺抽液一般抽取50~100 mL即可，但明确为充血性心力衰竭所致的少量胸腔积液如不并发感染，可不做胸腔穿刺抽液。

（2）治疗：胸腔穿刺抽液可缓解大量胸腔积液产生的压迫症状。

（3）气胸抽气。

（二）禁忌证

胸腔穿刺无绝对禁忌证。相对禁忌证包括：

（1）严重凝血障碍，如血小板 $< 50 \times 10^9$/L、凝血酶原时间（PT）或部分凝血酶原时间（APTT）延长 >2 倍正常值上限者，如必须穿刺，操作前宜给予适当纠正措施，如输注血小板、新鲜血浆等，穿刺后应密切观察有无出血表现。

（2）局部皮肤感染者，避开此处进行穿刺。

（3）机械或人工通气患者慎重考虑穿刺的必要性。

（4）患者不合作者，可适当给予镇静等处理后再行穿刺。

（5）其他如病情垂危、大咯血或血流动力学不稳定者，应待病情稳定后再行穿刺。

（6）严重肺结核或肺气肿、肺大疱等也作为胸腔穿刺的相对禁忌证。

（三）主要器械

消毒液，无菌洞巾，胸腔穿刺针（25 号、22 号），无菌纱布或敷料，大注射器（35 ~ 60 mL），麻药（1% ~ 2% 利多卡因），5 ~ 10 mL 注射器，引流管，标本试管（至少 1 支真空试管），装废液广口容器等。备好肾上腺素等抢救药品。

（四）穿刺步骤

（1）患者体位：患者坐位，可反坐在靠背椅上，椅背垫枕头，双前臂平置于椅背上缘，头伏于枕头上；或让患者坐于床边，头伏于床上。病重者可取半卧位（床头抬高≥30°），拟穿刺侧的手臂上举，置于枕后，无力支撑手臂者，可由助手协助托起患者手臂。

（2）穿刺定位：胸腔积液的穿刺部位应取叩诊实音处，一般于肩胛下第 7 ~ 8 肋间、腋中线第 6 ~ 7 肋间、腋前线第 5 肋间进针，或超声定位标志处。包裹性积液应经超声检查决定穿刺部位。气胸应取患侧锁骨中线第 2 肋间（床头抬高≥30°）。

（五）操作过程

（1）消毒与麻醉：术者戴口罩及无菌手套，常规消毒皮肤，铺无菌洞巾，以利多卡因行局部浸润性麻醉直达壁层胸膜，抽到胸液或气体者不必再注入麻醉药。麻醉进针应与胸壁垂直，进针时应固定皮肤，以免皮肤滑动移位，麻醉穿刺时注意进针深度。

（2）穿刺抽液：沿麻醉进针方向应沿肋间隙下缘或肋骨上缘缓慢刺入，进针时注射器应抽吸成负压状态，边抽吸边进针；如用带乳胶管的穿刺针穿刺时，乳胶管应先用钳子夹闭。当穿过壁层胸膜时，多有突空感。穿刺成功后，接上注射器或三通管及引流袋，再放开钳子，进行抽液或引流。断开注射器前，应确保乳胶管夹闭或关闭三通管，以防空气进入胸腔形成液气胸。抽液完毕，拔出穿刺针，以无菌纱布外敷，胶布固定，如有凝血功能障碍，拔针后应压迫数分钟，直至针眼无出血再作固定。嘱患者卧床休息。目前，不少单位使用静脉穿刺导管，更加方便引流，但成本增加，积液黏稠者易致堵管。

（3）穿刺抽气：一般取病侧锁骨中线第二肋间，麻醉及进针同抽液。注意，在更换注射器过程中，防止气体进入胸腔。如一侧胸腔已抽出 4 L 气体，抽吸时仍无明显阻力，表明肺与胸膜腔的破口仍未闭合，此类患者应行胸腔闭式引流。张力性气胸者，胸腔穿刺排气减压只能作为临时措施，在快速完成减压后，应行胸腔闭式引流。

（4）拔针与观察：闭合性气胸穿刺完毕拔针后应拍摄胸片，了解肺复张情况，至少观察 4 ~ 6 h 后，再复查胸片，如肺复张且气体不再增加者，可考虑离院；张力性气胸者经胸腔闭式引流肺持续复张24 ~ 48 h 后可考虑夹管观察至少 6 ~ 12 h，以评估患者是否有症状再现，并应复查胸片，如经至少 6 ~ 12 h 观察胸腔内仍无新的积气，可考虑拔管。拔管后应备有重新插管所需的各种器械，以便病情反复随时插管。拔管观察至少 12 h 且经胸片证实无新发气胸者，可考虑出院随访，并告之如发生新的变化及时就诊。注意，短期内应避免重体力劳动或剧烈活动，保持大便通畅以避免增加腹压导致再次发生气胸。

（六）并发症

最常见的并发症是损伤脏层胸膜引起气胸或加重气胸，甚至造成张力性气胸，如胸腔穿刺抽液过程中吸出气体，表明已造成气胸，应动态观察，必要时作胸腔引流。通常穿刺后应拍摄胸片，既有利于了解胸腔积液减少情况，又可及时发现气胸等并发症。如抽到气体，或出现胸痛、呼吸困难、低氧血症，或多部位穿刺，或危重患者，或机械通气患者，穿刺后必须拍摄胸片。

其他并发症包括胸痛、咳嗽、局部感染（<2%），严重并发症如血胸、损伤腹腔脏器如肝或脾、气体栓塞、复张性肺水肿（<1%）。一般每次抽液不超过 1 500 mL 者极少出现复张性肺水肿；如为急性气胸，全部抽气也很少发生复张性肺水肿，但发病时间不明的慢性大量气胸，如一次抽尽，可能会出现复张性肺水肿。复张性肺水肿的处理以对症为主，必要时给予机械通气支持。另外，穿刺时出现头晕、出汗、咳嗽、心悸、面色苍白、胸部压迫感或剧痛等，可能是胸膜反应，轻者可暂停观察数分钟，症状缓解后继续操作；重者宜立即拔针终止操作，让患者平躺，必要时可给予肾上腺素 0.5 mg 皮下注射，可择期再做穿刺。壁层胸膜充分麻醉，可大大减少胸膜反应的发生。

二、胸腔引流术

（一）适应证

气胸（任何通气的患者、张力性气胸针刺抽气缓解后、简单抽吸后持续或反复气胸、50 岁以上者继发大量自发性气胸）；反复胸腔积液；恶性胸腔积液；脓胸和肺炎旁胸腔积液；血胸；创伤性血气胸；乳糜胸；胸膜剥脱术；手术后引流（如开胸术后、食管手术后或心脏手术后引流）。

（二）禁忌证

需要开胸手术治疗者、肺与胸廓紧密粘连者是胸腔引流的绝对禁忌证。创伤特别是钝性创伤后少量气胸（<20%），如不伴血胸者可不必引流，但应密切观察，并在 6 h 后复查胸片，以排除气胸扩大或迟发性血胸。相对禁忌证包括凝血功能障碍，肺大疱，肺粘连，分房性胸腔积液，结核和既往有胸腔引流术史者，这类患者应在 CT 或超声引导下行胸腔引流。肺切除术后的空隙作胸腔引流应先请心胸外科医生会诊或咨询。有凝血功能障碍者如不必紧急胸腔引流，宜先纠正凝血状况，再作引流。引流前充分鉴别包裹性气胸还是大疱性疾病，如慢性梗阻性肺病（COPD）伴随的肺大疱；还应鉴别胸片提示的单侧"大白肺"是肺炎还是胸腔积液，超声检查可鉴别。另外，院前胸腔引流虽有报道，但尚未得到广泛认可。

（三）主要器械

胸腔引流的器械包括：无菌手套和手术衣；皮肤消毒剂如碘酒或聚维酮碘；无菌巾；无菌纱布；21~25 号注射器；局部麻醉药如 1%~2% 的利多卡因；手术刀柄及刀片；缝线如"1"号线；钝性分离器具虹弯钳；带扩张器的导丝（如用小引流管）；胸腔引流管；连接管；密闭引流系统（或一次性引流瓶）；敷料。一些医院现已包装成胸腔引流专用包。

（四）操作步骤

（1）患者体位：引流术前应取得患者或家属认可，告之手术操作的器官损害风险、感染、其他可能的并发症等。一般情况下患者可采取仰卧位或半卧位，拟引流侧上臂向上举起或手放在颈下，以充分暴露手术视野。

（2）手术部位：第 5 肋间腋中线至腋前线是引流的最佳部位，因为呼吸时隔肌可升达乳头水平，第五肋间腋中–腋前线处不会损伤膈肌和腹腔脏器，同时此处肌肉最少，最容易进入胸膜腔。如为气胸，一般选择锁骨中线第二肋间。由于肋间血管和神经多靠近肋骨下缘或肋间隙上缘，一般手术切开选择肋骨上缘或肋间隙下缘。2003 年英国胸科协会推荐胸腔引流的穿刺部位是"安全三角区"，分别以腋窝、腋前线、腋中线和乳头水平线为边界构成的类似三角形区域，作为引流的入口（图 1-6）。

安全三角边界分别是：上界为腋窝，前为腋前线，后为腋中线，下为乳头水平线，在安全三角进行穿刺引流相对安全。

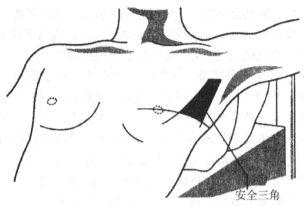

安全三角边界分别是：上界为腋窝，前为腋前线，后为腋中线，下为乳头水平线，在安全三角进行穿刺引流相对安全

图1-6 胸腔引流"安全三角"示意图

（五）操作过程

完成定位后，术者穿手术衣，戴帽子和口罩，用碘酒或聚维碘酮常规消毒、铺无菌巾，再用1%～2%利多卡因局部浸润麻醉，直至壁层胸膜。

麻醉成功后，用10号手术刀片在肋间隙下缘沿患者横轴作一长度3～5 cm的切口，深达皮肤全层，而后用止血钳行钝性分离肌肉，分离肌肉长径约1 cm，直至胸膜，见胸膜后用止血钳尖端刺破胸膜，插管胸腔，但钳子尖端不应插入过深，以免伤及肺脏，插入胸腔后可有气体或液体向外溢出或喷出（减压引流时），而后用止血钳扩大胸膜开口，并用手指探查肺和壁层胸膜有无粘连，如广泛粘连，应另选引流部位。

完成胸腔探查后，以止血钳夹住预先准备好的带侧孔的引流管前端，将引流管送入胸腔，插入深度为胸腔引流口距离引流管的侧口4～5 cm［引流管后端（接引流瓶端）预先用另一止血钳夹闭］，引流管就位后，拔出止血钳，用0号或1号缝线缝合切口并固定引流管于合适的深度。缝合结束后，用消毒液（碘酒或聚维碘酮）消毒切口及周围皮肤，无菌凡士林纱布包绕引流管入口处，再用无菌纱布外敷手术切口，胶带固定。引流管的另一端与引流瓶相连接后方可放开夹管的止血钳，可见胸液引出或气体溢出（引流瓶装置见气胸）。注意固定时避免直接将胶带粘在乳头上，如确要经过乳头，应用小纱布片盖住乳头后粘上胶带。完成引流手术后听诊两肺呼吸音并拍摄胸片，以了解引流管的位置，发现有无气胸、手术相关性皮下气肿等并发症。简要操作步骤见图1-7。

（1）引流管选择：一般血胸或血气胸者应选用大口径导管（>24 F），以免血块堵塞引流管；如为脓胸或较稠厚的胸腔积液，可选择中号导管（16～24 F）；如为气胸、普通胸腔积液或分房性脓胸，可选用小口径导管（8～14 F）。注意引流管应有侧孔以防阻塞。

（2）引流管的拔除：胸腔放置引流管后，应定时观察水柱波动，如肺复张持续24～48 h，可考虑夹闭引流管观察至少6 h，夹管后要密切观察有无新的临床症状发生，如持续6～12 h无新的气胸或肺持续张开，可考虑拔除引流管。拔管后至少应观察12 h，经胸片复查确定无新发气胸者可考虑离院。

近年来，不少临床医生特别是内科性胸腔积液做胸腔引流时，选用深静脉穿刺导管作为引流管，穿刺方法与静脉导管相似，即在完成定位、消毒、铺无菌巾和局部浸润麻醉后，用穿刺针完成胸腔穿刺，而后沿穿刺针孔插入导丝，导丝插入胸腔后退出穿刺针，再将扩孔针沿导丝插入，扩开胸腔入口处皮肤、皮下组织和壁层胸膜后，退出扩孔针，最后将深静脉穿刺导管沿导丝插入胸腔内，插入胸腔内的导管深度一般5～10 cm（过短易滑出，过长易打结，酌情确定），穿刺导管插入后退出导丝，消毒胸腔入口后固定导管，引流导管远端接引流袋完成操作。此法多适于胸腔积液，且积液稀薄者较好。优点是患者痛苦少，操作简便易学，可持续引流，无须外科手术，导管易于固定，操作后患者舒适度好，微创易愈，穿刺孔不易感染。缺点是导管价格仍较贵，导管口径较细，易堵塞，不适合血胸或脓胸等胸液黏稠的胸腔积液。

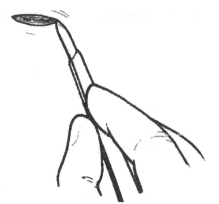

A.在肋骨上缘处沿患者横轴
作一直径3～5cm的皮肤切口

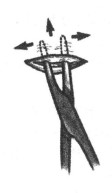

B.钝性分离，扩张皮肤及皮下组织至直
径约1cm，并用Kelly钳穿过壁层胸膜

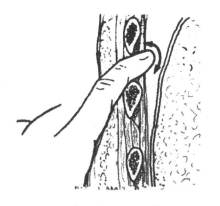

C.用手指探查有无肺-胸膜粘连

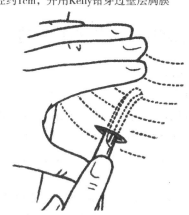

D.以Kelly钳持引流管沿切口送入胸腔内，引
流管所有侧孔均需进入胸膜腔内，再行固定

图1-7　胸腔引流管插入操作示意图

（六）并发症

胸腔引流操作相对简单，但如操作不慎，也可能发生严重并发症，包括损伤肺脏和（或）腹部脏器，已有发生死亡的报告。如果损伤迷走神经，会刺激发生心动过缓；如左前胸腔引流可能损伤心脏和大血管；止血钳插入过深过猛也会损伤或刺破肺脏，因此插入止血钳时应控制深度。如用套管针作引流，更易引起严重的肺损伤。其他并发症包括气胸再发、气体残留、胸腔感染、出血、疼痛和复张后肺水肿等。

第十二节　心脏起搏

心脏起搏分为临时性和永久性两种，危重症患者的抢救以临时心脏起搏为主，包括经静脉心内膜起搏、心外膜起搏、经食管心脏起搏和经胸壁心外起搏等多种类型。本节主要介绍临床应用最广、疗效最好的经静脉临时人工心脏起搏。

一、体外心脏起搏

体外心脏起搏是一种非介入性临时人工心脏起搏的方法，此方法具有使用方便、快捷、无创伤等优点，使用时机选择得当则效果肯定。

（一）适应证

（1）各种原因［包括器质性心脏病（如心梗）和药物中毒，如洋地黄中毒等］引起的缓慢性心律失常（包括Ⅱ度以上房室传导阻滞、窦性停搏、窦性心动过缓、心脏骤停等），且导致了血流动力学障碍者。

（2）高危心血管患者需行外科手术者，可作备用对象。

（二）操作方法

（1）电极位置：圆形电极（FRONT）置于相当于心尖部，方形电极（BACK）置于左肩胛下约第6肋水平，安置电极前应用酒精棉球擦洗皮肤。

（2）将电极与导线连接好，起搏电流一般选40～80 mA，起搏频率选60～80次/分钟，将工作旋钮置于起搏方式（PACE ON）即可。

（3）注意每一起搏是否能激动心室，外周动脉有无搏动，若不能激动心室，动脉无搏动，应调大起搏输出电流（可选范围0～140 mA），若仍无效，应争取立即安装经静脉临时心脏起搏，同时行心外按摩。

二、经静脉临时人工心脏起搏

（一）适应证

（1）急性下壁心肌梗死伴有高度或三度房室传导阻滞、药物治疗无效或急性前壁心肌梗死伴Ⅱ度以上的房室传导阻滞；急性心肌梗死伴窦性停搏、窦－房阻滞引起晕厥者。

（2）急性心肌炎症引起的Ⅲ度、Ⅱ度Ⅱ型房室传导阻滞或严重窦缓伴晕厥者。

（3）慢性房室传导阻滞和病窦综合征症状加重，出现晕厥或阿－斯综合征者在安装永久性起搏器前。

（4）心肺复苏成功后出现完全性或Ⅱ度Ⅱ型房室传导阻滞、双束支或三束支阻滞、窦缓（＜40次/分钟）、由于心动过缓而引起频发室性早搏或室速须用抗心律失常药物治疗时，以及心室率过缓造成组织灌注不足者。

（5）心脏外伤或心脏手术后引起的Ⅲ度房室阻滞、逸搏心律（＜40次/分钟）者。

（6）药物中毒（如洋地黄、奎尼丁、锑剂等）以及电解质紊乱（如高血钾）引起的严重窦缓和高度房室传导阻滞伴晕厥者。

（7）具有心律失常潜在危险的患者施行大手术、心血管造影检查和电击复律时。

（8）超速起搏抑制以治疗其他方法不能终止的折返性室上性或室性心律失常。

（二）操作方法

临时心脏起搏的起搏器为体外佩带式，其电极导管经静脉植入。常用的静脉有颈内静脉、锁骨下静脉和股静脉。目前全部采用经皮静脉穿刺法进行，穿刺用具包括穿刺针、短导引钢丝、扩张管和导引鞘管。

穿刺前先用肝素液冲洗穿刺用具。常规消毒、铺巾。以1%奴夫卡因或利多卡因局部麻醉。在穿刺处，先用刀尖切一0.2 cm小口。以止血钳轻扩皮下组织，右手持针与皮肤呈一定角度进针，当有"阻力消失感"，回抽针尾的注射器或撤出穿刺针芯后有静脉血涌出时，即由穿刺针尾送入导引钢丝至血管内，退出穿刺针，顺导引钢丝送入扩张导管及外鞘管，最后将扩张管与导丝一同撤出，仅将外鞘管留于静脉内，将起搏导管由外鞘管尾孔送入静脉，经右房、三尖瓣送达右室心尖部。

关于颈内静脉、锁骨下静脉和股静脉的解剖与定位可见前面章节。值得一提的是，经股静脉起搏穿刺部位距会阴部较近，导管走行长，易并发感染或血栓形成，仅用于上肢血管穿刺失败时。

一般情况下，临时起搏多用于危重患者的床旁急救，导管的推送过程无X线指导，可利用心内心电图作为电极定位的参考。具体方法是：将起搏电极的负极（端电极）与心电图机V_1导联连接，观察并记录心内膜心电图。电极头端进入右心房时，P波振幅高而QRS振幅低。电极进入右心室时，P波振幅减小，QRS振幅增大。当电极接触到心内膜时，心电图上ST段高抬可达数毫米到十几毫米。此时可进行起搏阈值、心内膜R波振幅等起搏参数的测定，并立即开始起搏。常用的起搏电压5V，脉宽

0.5 ms，起搏频率 70 次/分钟左右。如果心内膜心电图引导插管不成功，则应在 X 线引导下插管。

临时起搏期间应注意起搏器的起搏功能和感知功能是否良好、有无电极脱位或电极穿孔、穿刺处有无感染等，并注意有无自身节律的恢复，如果自身节律恢复，应根据自身节律逐渐增加相应地减低起搏频率，以至完全撤除临时起搏。临时起搏的持续时间以 2 周内为宜，最长不应超过 3 周，否则因临时起搏电极较硬，易造成手术切口感染、血栓形成或心肌穿孔。如果 3 周内自身心律仍无恢复正常的可能，应尽早更换永久起搏器。

三、永久性人工心脏起搏

各种原因引起的不可逆性心脏自搏或传导功能障碍者须酌情安装永久性人工心脏起搏器。

第十三节　心律转复与除颤

临床上多数心律失常是可以通过药物转复的，但由于抗心律失常药物有一定的不良反应、起效时间慢，对于一些严重的心律失常如室颤等，药物转复不能作为首选手段，而应选电击复律，此方法安全、有效、快速且不良反应小，自 20 世纪 50 年代以来，已广泛应用于危重患者救治。

一、原理

异位心律的出现是由于心肌内存在一异常的连续折返运动，如果能在短时间内给予一适当量的电流刺激，使心肌全部除极，这一异常折返激动即可去除；如窦房结和房室传导功能良好，即刻可转复为正常窦性心律。应用电击造成瞬间心脏停搏，排除异位节律点所发出冲动的干扰，使窦房结重新成为心脏起搏点，从而恢复窦性心律，必须具备两个条件：①必须使心肌纤维全部除极。②窦房结要有正常起搏功能。心脏接受外来电流刺激并非绝对安全。正常的心动周期中存在一个所谓"易损期"（Vulnerable period），约相当于 T 波顶峰前 20～30 ms 时间内（约等于心室肌的相对不应期），在室速、室上速等情况下，如果这一时期内心肌受电流刺激，则容易引起心室纤颤。这是由于此期间正是心肌刚开始复极不久，各部心肌复极程度不等，彼此存在极化程度差异，此时若有电刺激，则易形成折返激动。同步电击转复心律可避开这个"易损期"，它利用心电图 R 波触发放电，其同步装置使电流刺激落在心室肌的绝对不应期，而不落在 T 波上，避免发生室性心动过速及心室纤颤的危险。带此装置的机器，称为"同步心律转复器"，其方法临床上常称作"直流电同步电击转复"。若患者存在心室纤颤须紧急处理时，则直接按压触发电钮，放出电流除颤，此称为直流电非同步电击转复心律。

二、适应证和禁忌证

（一）适应证

（1）心室纤颤：为电击复律的紧急适应证。采用直流电非同步除颤，除颤距发生室颤时间越早，成功率越高。

（2）室性心动过速：若药物治疗无效且伴有血流动力学障碍，临床出现低血压或肺水肿，或阿－斯综合征发作，应行紧急同步直流电击复律。

（3）预激综合征伴室上性心动过速或房颤、房扑：当出现血流动力学障碍时，首先直流电同步电击复律。

（二）禁忌证

由于以上各种心律失常如已导致血流动力学改变，不紧急电击复律将危及患者生命，所以临床上往往顾不及患者有无电击复律禁忌证，尤其是心室纤颤。对于非室颤的心律失常若病情不是十分危重，应在电击复律前纠正水电解质失衡。在病态窦房结综合征，应先安装临时起搏器，以防电击后心脏停搏。

三、操作步骤

（1）选择病例时应严格掌握紧急电击复律的适应证。

（2）若患者清醒，应解除思想顾虑，使患者密切配合。电击前静脉推注安定 20～50 mg，应边注射边注意患者神志，待患者进入朦胧状态时即行电击。

（3）准备好各种抗心律失常药、升压药及临时起搏器及呼吸机，并建立静脉输液通道。

（4）电击前去除假牙，解开衣领。操作者不要与患者、病床相接触，以防触电。

（5）所用电极不宜太小，否则因电流密度过高导致心肌损伤。电极板放置位置有多种，在紧急电击时通常将一个置于左侧乳头下（心尖部），另一个置于右侧第 2 肋间隙胸骨旁（心底部），两电极板距离约 10 cm。注意不要使导电糊或盐水散开，以免放电时短路。

（6）心室纤颤使用非同步装置，电功率为 200～400 W/s。若除颤后仍为室颤应增加电功率 50 W/s，再次除颤，直至室颤转复为窦性心律为止。若室颤为细颤，可静推异丙肾上腺素 1 mg，使细颤变为粗颤，再行除颤，以提高成功率。室颤以外的心律失常用同步电击复律，电功率 100～200 W/s，若无效，可增加电功率行再次电击，但两次电击间隔最好不短于 3 min，以尽量减少心肌坏死的发生。

（7）电击时应用除颤器连续监测，若电击后心跳未恢复，应立即行胸外按压，静脉推注肾上腺素、异丙肾上腺素，注意监测血压，必要时紧急行临时心脏起搏。

（8）电击心律转复成功后注意患者神志、肢体活动情况及言语功能，注意有无血尿、腹痛，防止栓子脱落，并注意电击部位皮肤保护。

四、电击复律的有关问题

（一）影响疗效的因素

1. 与心脏病病因的关系。据文献报道，风湿性心脏病较缺血性心脏病疗效为好，而风湿性心脏病中又以手术后才发生房颤者疗效较好。风心病联合瓣膜疾患的房颤电除颤后最易复发，其次为二尖瓣病变，但二尖瓣狭窄（尤以手术后出现房颤进行电击者）复发率则较小。电击复律不易成功，或容易复发的可能原因是：心肌损伤程度较重，使心房内起搏点兴奋性提高，心房肌应激性不一致而诱发环行运动或折返，或因窦房结损害严重，对心律失去正常控制。

不同室颤类型对电击转复成败的影响：既往分为原发性室颤及继发性室颤。近年有人将室颤分为五类：①原发性室颤。②药物引起的室颤（如奎尼丁、锑剂、洋地黄等）。③并发性室颤，并发于休克或心衰，但非临终前出现的。④人工起搏器引起的室颤。⑤终末期室颤（即临死前心律）。据观察，对①、②型电击除颤效果较好，③型次之，对⑤型（终末期室颤）则无效。

2. 与电功率大小的关系。理想的是以最小、不损伤心肌的功率获得转复成功。上海部分学者报告强调，对心房纤颤的转复以 150～200 W/s 为好，而北京阜外医院则认为 100～150 W/s 为宜，有学者介绍曾用 75 W/s 获得成功的病例。临床实践表明，如用较低的功率转复无效，即使采用大功率也往往会失败，对此国内外文献已不乏报道。为减少转复对交感及副交感神经的影响，近年来多提倡采用尽量小的电能进行转复心律。

3. 与心律失常的种类和病程的关系。一般文献均认为心房扑动效果最好。上海学者报道 90 例次中 10 例心房扑动均以 80～200 W/s 一次电击成功，重复电击两次以上或失败者均为心房纤颤。北京学者介绍心房扑动 15 次亦全获成功。有人认为心房纤颤的 f 波的高低与电击转复率存在一定关系，高于 2 mm 以上者仅 4% 无效，低于 1 mm 者无效率可达 20%，但也有人持不同意见。心房纤颤发生时间的长短与电击转复成功率成反比，即心房纤颤时间越长，转复越困难，且转复后亦较难维持。上海在一组 90 例次的经验介绍中，心房纤颤在一年以内 40 例中仅 3 例（7.5%）电击转复失败，心房纤颤在 3 年以上者 21 例中有 6 例（30%）电击转复失败。哈尔滨医科大学在一组 112 例次电击转复中，心房纤颤病程在半年内者转复成功率为 92.5%；3 年以内者为 86.7%；5 年以上者效果极差，5 例中仅 1 例成功，并且不能巩固。

4. 心脏功能。心脏功能的好坏对电击转复成功率也有影响。同一病例，在心力衰竭控制、心功能好转后用相同电功率可获转复成功。

5. 电解质、酸碱平衡对电击转复成败的重要性。心律失常的发生与这些因素有密切关系，如有异常则须及时纠正，特别是保持正常的钾浓度、氧分压及 pH 值是保证电击转复成功的重要因素。低血钾时，心肌兴奋性升高，电击后易发生异位心律，而且在低血钾时，Q - T 间期延长，期前收缩易落在心动周期的易损期而诱发心室纤颤。此外，如并发有感染、风湿活动等，须先给充分治疗，否则势必影响电击转复效果。

（二）心律转复后用药维持的问题

室颤及室性心动过速电击复律后患者往往存在室性早搏，甚至再次出现室速或室颤，若静脉输注利多卡因 1~4 mg/min，可减少心律失常的复发。对于房颤、房扑、室上速心律转复后可用 Ⅰa、Ⅲ类抗心律失常药如奎尼丁、胺碘酮口服预防复发，由于同时有预激，Ⅱ类、Ⅳ类抗心律失常药疗效差。电击复律后如仍存在心功能不全或电解质紊乱常常易导致心律失常复发，所以应同时纠正电解质失衡及心功能不全。

（三）电击复律并发症问题

据目前国内报道，还未见过电击转复而直接致死亡者。在临床上所出现的某些并发症，多因患者的选择或准备工作欠妥或机器操作存在技术错误之故，出现率为 4.1%~14.5%。此外有资料介绍，并发症发生率与所用电功率有一定关系，在用 150 W/s 电功率时为 6%，400 W/s 时可增高至 30% 以上。常见的有：

1. 心律失常。电击转复后出现其他短暂的心律失常是最常见的并发症，如窦性心动过缓、交界性逸搏、房性期前收缩等。这是由于窦房结长期未发出激动，异位节律点消除后，仍需一定的"温醒"时间（"Warming - up" time）之故。多在数分钟之内即能恢复稳定的窦性心律，但在短时间内还可见短阵的房性期前收缩连续出现。有些房颤持续较久的患者转复后可出现形状较奇特的"窦性P波"插入一些房性期前收缩。这一异常现象为"病态窦房结综合征"所致。这种患者房颤常不久即复发。Duvernoy 等（1976年）报道一组 203 例患者，经电击转复心律后，其中 6 例（3%）于电击后 4~105 s 才转复为窦性心律。心律失常经电击后出现延迟转复的机制可能有：①在心房易损期电击可引起不稳定的心房节律；再自行转为正常窦性节律；电击时使血管活性物质（如乙酰胆碱和儿茶酚胺）释放。②电击可能仅引起心房部分除极，当同步心房纤维达一定数量时，才转为正常窦性心律。③电击可暂时引起以窦性心律为主导心律的房室分离，再转复为窦性心律。基于此现象，若电击转复心律失败时，不宜立即进行较高能量的再次电击，因延迟转复可见于电击后 2 min，故应观察 2 min 后才考虑再次电击。

电击后室性异位心律的出现并不多见，其发生率有人报道为 0.8%~9.05% 之间，但较为危险。一种是电击时立刻出现室性心动过速或心室纤颤，此常系机器同步性能发生故障所致，国外曾有因此而死亡的病例报道。另一种是电击后（常出现于过高功率转复）在正常心律或室上性异位心律的基础上，出现室性异位节律点，可能是因为心肌条件不好、洋地黄过量或电解质紊乱等所造成。有的未做特殊处理而很快自行恢复正常心律，少数须用抗心律失常药物。

2. 栓塞。有人报道用奎尼丁转复心房纤颤 400 例，栓塞发生率约 1.1%；450 次电击转复中栓塞发生率为 1.22%；100 例接受过抗凝治疗的转复病例治疗中没有发生栓塞，但这并不能说明抗凝疗法的效果，因栓塞的发生率本来就不高，所以目前主张抗凝治疗只用于过去曾有反复栓塞史者。

3. 皮肤灼伤。如电极板接触不良或有其他短路，则可灼伤皮肤。多次电击的患者，与电极板接触的皮肤可有充血，局部有轻微疼痛，多在 3 d 内自行消失。

4. 低血压。有学者报道，在用高能量电击后可出现低血压（约3%），可持续数小时，但常不须特殊处理。

5. 其他。有的资料报道，电击后可能发生肺水肿。有人认为可能为"肺栓塞"所致，亦有人认为此与电击转复后左房机械性功能抑制有关。另外可出现短时间的呼吸变浅、乏力、嗜睡、头晕等，多在数小时内恢复。

此外曾有报道，电击转复后个别病例可出现心电图的 ST 段下降，QRS 波增宽，甚至出现心肌梗死图形，多在短期内恢复。也有资料介绍，在电击转复后血清谷草转氨酶（SGOT）有明显升高，认为SGOT 的升高并不是由于心肌受损伤，而是因为胸壁和骨骼肌受损的结果。

第十四节　常用药物过敏试验

一、青霉素过敏试验

（一）皮内试验液的配制

皮内试验药液为每毫升含 100～500 U 的青霉素 G 等渗盐水，以 0.1 mL（含 10～50 U）为注入标准。各地对注入剂量的规定不一，以 20 U 或 50 U 为例，具体配制方法如下。

（1）40 万单位青霉素瓶内注入 2 mL 生理盐水，稀释为每毫升含 20 万单位。

（2）取 0.1 mL 青霉素溶液加生理盐水至 1 mL，每毫升含 2 万单位。

（3）取 0.1 mL 青霉素溶液加生理盐水至 1 mL，每毫升含 2 000 U。

（4）取 0.1 mL 或 0.25 mL 青霉素溶液加生理盐水至 1 mL，每毫升含 200 U 或 500 U。

（5）每次配制时均需将溶液混匀。

（二）试验方法

皮内注射青霉素试验液 0.1 mL（含 20 U 或 50 U），20 min 后观察结果。

（三）结果的观察与判断

1. 阴性。皮丘无改变，周围不红肿，无红晕，无自觉症状。

2. 阳性。局部皮丘隆起，出现红晕硬块，直径＞1 cm，或周围出现伪足、有痒感。严重时可有头晕、心慌、恶心，甚至出现过敏性休克。

（四）过敏性休克的急救

一旦发生过敏性休克必须争分夺秒、迅速及时、就地急救。

（1）立即停药，患者就地平卧，进行抢救。

（2）立即皮下注射 0.1% 盐酸肾上腺素 0.5～1.0 mL，患儿酌减。此药是抢救过敏性休克的首选药物，具有收缩血管、增加外周阻力、提升血压，兴奋心肌、增加心血排血量及松弛支气管平滑肌的作用。如症状不缓解，可每隔 30 min 皮下或静脉注射该药 0.5 mL，直至脱离危险。如发生心搏骤停，立即行胸外心脏按压术。

（3）维持呼吸：给予氧气吸入。呼吸受抑制时，肌内注射尼可刹米（可拉明）或洛贝林（山梗菜碱）等呼吸兴奋药。喉头水肿影响呼吸，可行气管插管或气管切开术。

（4）抗过敏：根据医嘱，立即给予地塞米松 5～10 mg 静脉注射或氢化可的松 200～400 mg 加入5%～10% 葡萄糖注射液 500 mL，静脉滴注。应用抗组胺类药，如肌内注射异丙嗪 25～40 mg 或苯海拉明 20 mg。

（5）补充血容量：静脉滴注 10% 葡萄糖注射液或平衡液扩充血容量。如血压下降不回升，可用右旋糖酐-40，必要时可用多巴胺、间羟胺（阿拉明）等升压药物。

（6）纠正酸中毒：可给 5% 碳酸氢钠注射液静脉输注。

（7）密切观察患者体温、脉搏、呼吸、血压、尿量及其他病情变化，并做好病情动态记录。

（五）注意事项

（1）用药前应详细询问用药史、过敏史和家族史。对有青霉素过敏史者应禁止做过敏试验，对有其他药物过敏史或变态反应疾病史者应慎用。

（2）试验结果为可疑阳性，应做对照试验：可疑阳性表现为皮丘不扩大，周围有红晕，但直径＜1 cm；或局部皮试部位皮肤阴性，但患者有胸闷、头晕等全身症状。对可疑阳性患者，应在对侧手臂皮肤相同部位用0.9%氯化钠注射液做对照试验，如出现同样结果，说明前者不是阳性。确定青霉素皮试结果阴性方可用药。

（3）药液应现用现配，青霉素水溶液极不稳定，放置时间过长除药物被污染或药物效价降低外，还可分解产生各种致敏物质引起过敏反应，因此使用青霉素应现用现配。配制试验液或稀释青霉素的等渗盐水应专用。

（4）不宜空腹进行皮肤试验或药物注射，个别患者因空腹用药，或晕针、疼痛刺激等，产生头晕眼花、出冷汗、面色苍白、恶心等反应，易与过敏反应相混淆，应注意区别，因此不宜空腹进行皮肤试验或药物注射。

（5）在皮内试验和用药过程中，严密观察过敏反应：很多严重的药物过敏反应发生于药物注射后5～15 min，应让患者注射后在室内停留20 min（尤其首次注射青霉素者），如无不良反应再离开，以免患者在途中发生意外，造成救治困难。

皮试观察期间嘱咐患者：不可用手拭去药液和按压皮丘；20 min内不可离开、不可剧烈活动；如有不适，及时联系。

（6）配备急救药物和设备：皮内试验及注射青霉素时均应备好急救药物和设备，如盐酸肾上腺素注射液、异丙肾上腺素气雾剂、氧气等，以防万一。

二、头孢菌素过敏试验

（一）皮内试验液的配制

取先锋霉素0.5 g，加生理盐水10 mL，稀释为每毫升50 mg。取0.1 mL，加生理盐水至10 mL（0.5 mg/mL）即得。

（二）试验方法

取皮内试验液0.05～0.1 mL（含0.025～0.05 mg），皮内注射，20 min后观察结果。

（三）结果判断及过敏后救治措施

同青霉素。

（四）注意事项

（1）凡既往使用头孢菌素类药物发生过敏性休克者，不得再做过敏试验。

（2）皮试阴性者，用药后仍有发生过敏的可能性，故在用药期间应密切观察。遇有过敏的情况，应立即停药并通知医生，处理方法同青霉素过敏。

（3）头孢菌素类药物可致交叉过敏，凡使用某一种头孢菌素有过敏现象者，一般不可再使用其他品种。

（4）如患者对青霉素类过敏，且病情确实需要使用头孢菌素类药物时，一定要在严密观察下做头孢菌素类药物过敏试验，并做好抗过敏性休克的急救准备。

三、破伤风抗毒素（TAT）过敏试验

（一）皮内试验液的配制

用每支1 mL含1 500 U的破伤风抗毒素药液，取0.1 mL，加生理盐水稀释到1 mL（每毫升含150 U）即得。

（二）试验方法

取破伤风抗毒素试验液0.1 mL（含15 U），做皮内注射，20 min后观察结果。

（三）结果的观察与判断

1. 阴性。局部皮丘无变化，全身无反应。

2. 阳性。局部皮丘红肿硬结，直径 > 1.5 cm，红晕超过 4 cm，有时出现伪足、痒感。全身反应同青霉素过敏全身反应。

当试验结果不能肯定时，应在另一手的前臂内侧用生理盐水做对照试验。对照试验为阴性者，可将余液 0.9 mL 做肌内注射。对试验结果为阳性者，须用脱敏注射法。

（四）过敏反应的急救措施

同青霉素。

（五）脱敏注射法

若遇 TAT 皮内试验呈阳性反应时，可采用小剂量多次脱敏注射疗法。其机制是小量抗原进入体内后，同吸附于肥大细胞或嗜碱粒细胞上的 IgE 结合，使其逐步释放出少量的组胺等活性物质。而机体本身有一种组胺酶释放，它可使组胺分解，不致对机体产生严重损害，因此临床上可不出现症状。经过多次小量的反复注射后，可使细胞表面的 IgE 抗体大部分，甚至全部被结合而消耗掉，最后大量注射抗原（TAT）时，便不会发生过敏反应。脱敏注射步骤，见表 1 - 1。

表 1 - 1　破伤风抗毒素脱敏注射法

次数	抗毒血清（mL）	生理盐水（mL）	注射法
1	0.1	0.9	肌内注射
2	0.2	0.8	肌内注射
3	0.3	0.7	肌内注射
4	余量	稀释至 1 mL	肌内注射

每隔 20 min 注射 1 次，每次注射后均需密切观察。在脱敏过程中，如发现患者有全身反应，如气促、发绀、荨麻疹或过敏性休克时应立即停止注射，并迅速对症处理。如反应轻微，待反应消退后，酌情将注射的次数增加，剂量减少，以达到顺利注入全量的目的。

四、普鲁卡因

（1）普鲁卡因又称奴夫卡因，为常用局部麻醉药，主要用于浸润麻醉、神经阻滞麻醉、蛛网膜下腔阻滞麻醉（腰麻）。偶可发生轻重不一的过敏反应。凡首次应用普鲁卡因，或注射普鲁卡因青霉素者均须做过敏试验。

（2）皮内试验方法：取 0.25% 普鲁卡因液 0.1 mL（0.25 mg）做皮内注射，20 min 后观察试验结果。

（3）其余同青霉素。

五、碘过敏试验

碘造影剂是临床上常用的 X 线造影剂之一，其不良反应多属过敏反应。为避免发生过敏反应，凡首次用药者应在碘造影前 1 ~ 2 d 做过敏试验，结果为阴性时方可做碘造影检查。

（一）试验方法

（1）口服法：口服 5% ~ 10% 碘化钾 5 mL，每日 3 次，共 3 d，观察结果。

（2）皮内注射法：取碘造影剂 0.1 mL 做皮内注射，20 min 后观察结果。

（3）静脉注射法：取碘造影剂 1 mL，于静脉内缓缓注射，5 ~ 10 min 观察结果。

（4）在静脉注射造影剂前，必须先行皮内注射术，然后再行静脉注射术，如为阴性方可进行碘剂造影。

（二）结果判断

（1）口服后，有口麻、头晕、心慌、恶心、呕吐、荨麻疹等症状为阳性。

（2）皮内注射者，局部有红肿硬块，直径超过 1 cm 为阳性。

（3）静脉注射者，观察有无全身反应，如有血压、脉搏、呼吸和面色等改变为阳性。

有少数患者过敏试验阴性，但在注射碘造影剂时发生过敏反应，故造影时仍需备好急救药品。过敏反应的处理同青霉素。

第十五节　氧和麻醉气体浓度监测

一、适应证

（1）氧疗或人工呼吸和机械通气。

（2）应用强效挥发性吸入麻醉药。

（3）紧闭低流量吸入全身麻醉，监测 O_2、CO_2、N_2O 等浓度。

（4）麻醉机和呼吸机的定期检测。

（5）专用挥发罐输出浓度的定期检测，简易挥发罐的输出浓度监测。

二、方法

（一）监测仪

1. 氧浓度监测。氧监测仪是发现吸入低氧混合气体的重要仪器。监测氧浓度传感器目前主要分为两种：①氧电池传感器：较常用，一般使用 1 年左右需更换氧电池，不使用时将传感器脱离高浓度氧可延长使用时限；②顺磁式氧传感器：利用氧分子被强磁场所吸引的特性来监测每次呼吸的氧浓度，使用时限较长。

2. 麻醉气体监测。根据分析的原理和方法不同可分为：①红外线麻醉气体浓度分析仪：采用分光色谱法和 Beer 定律连续监测混合气体中麻醉气体和其他气体的浓度，使用方法简便，但仪器的专用性强；②气相色谱仪：通用性强，只能间断采样测定各种不同气体的浓度；③质谱仪：同时连续监测呼吸气中多种气体的浓度，费用较高，维护较复杂；④瑞利折射仪：根据混合气体对光的折射率不同的原理连续监测呼吸气中吸入麻醉药浓度，仪器小巧、操作简便，但需要一定操作经验。

（二）测定步骤

常用红外线分析仪：①仪器预热；②选定拟测气体的按钮和峰值钮；③按下检测钮，采样管通大气，调节零点；④采样管与麻醉机通气环路连接，如接在呼气端，测呼气末浓度；如接在吸入端，测吸入气浓度；⑤数字直接显示浓度值。

现代麻醉机多功能监护仪多已整合了循环和呼吸功能的常用监测模块，还包括氧和麻醉气体浓度等监测，仪器可自动调零和识别气体，并能连续显示各种气体在呼吸周期中的浓度曲线，使用十分方便。

三、注意事项

保持采样管和除水器干燥，监测仪应定期用标准气样进行定标和校核，及时更换有故障的配件。

四、临床意义

（一）氧浓度监测

（1）为麻醉机和呼吸机输送合适浓度的氧提供保证，防止仪器故障和气源错误，保障患者生命安全。

（2）输送精确浓度的氧，以适应治疗患者的需要和防止氧中毒并发症。

（3）测定吸入氧浓度（F_iO_2），计算患者 PAO_2、呼吸指数等呼吸功能参数，为病情估计和预后提供有用指标。

（4）测定吸入氧浓度和呼气末氧浓度差（$F_{1-ET}DO_2$），可早期发现通气不足、氧供需失衡和缺氧。

（二）麻醉气体监测

（1）监测吸入气和呼出气中麻醉药浓度，可了解患者对麻醉药的摄取和分布特征，正确估计患者接受麻醉药的耐受量和反应，在低流量、重复吸入或无重复吸入装置中，安全地使用强效挥发性麻醉药。

（2）最低肺泡有效浓度（Minimal Alveolar Concentration，MAC）是反映吸入麻醉药效能的指标，它是指在一个大气压下50%的患者对切皮无运动性反应的肺泡麻醉气体最低浓度。MAC 值越低，相对麻醉作用越强，两种麻醉药合用时，其 MAC 值相加。MAC_{95}是指95%的患者于切皮时不发生体动运动反应的肺泡气浓度，通常相当于 1.2 ~ 1.3MAC，也即临床麻醉浓度。MAC_{awake}是指停止麻醉后，使95%的患者对简单指令（如睁眼、抬头、点头）有正确应答时的肺泡气浓度，为 0.4 ~ 0.6MAC。MAC_{EI50}半数气管插管肺泡浓度，指吸入麻醉药使50%患者于喉镜暴露声门时，容易显示会厌，声带松弛不动以及插管时或后不发生肢体活动所需要的肺泡麻醉药浓度。MAC_{EI95}指吸入麻醉药肺泡浓度使95%患者达到上述气管内插管指标的药物浓度；MAC_{BAR50}和MAC_{BAR95}分别是使50%和95%患者在切皮时不发生交感、肾上腺素等内分泌应激反应所需要的肺泡气麻醉药浓度；0.68MAC 是较为常用的亚 MAC（Sub MAC）剂量；超 MAC（Super MAC）一般是指 2MAC。MAC 系数计算方法：某吸入麻醉药麻醉 MAC 系数 = 呼气末浓度/1MAC 时的浓度，如 1MAC 异氟醚浓度为 1.3%，测得某一患者的呼气末异氟烷为 1.7%，则 1.7%/1.3% = 1.3，该患者的麻醉药浓度相当于 1.3MAC。

（3）影响 MAC 的因素：①降低 MAC 的因素：$PaCO_2$ 在 12 kPa（90 mmHg）以上或 1.3 kPa（10 mmHg）以下，PaO_2 在 5.3 kPa（40 mmHg）以下，代谢性酸中毒，贫血，MAP < 6.7 kPa（50 mmHg），老年人，使中枢儿茶酚胺减少的药物（利血平等），术前给巴比妥类及安定药，并用其他麻醉药，妊娠，低体温；②升高 MAC 的因素：体温升高，使中枢儿茶酚胺增加的药物（右苯丙胺），脑脊液中 Na^+ 增加，长期饮酒者。

（4）连续测定吸入气和呼气末麻醉气体浓度，可计算麻醉气体药物代谢动力学的参数，为麻醉气体药物的临床药理学研究提供计算参数。

（5）吸入气中的 O_2/N_2O 比例如发生改变，挥发罐输出麻醉蒸汽的浓度也随之发生变化，因此，监测是非常必要的。

（6）对专用挥发罐性能有怀疑时，应随时监测其输出的麻醉药浓度。

（7）可及时发现挥发罐的故障或操作失误，提高麻醉的安全性。

第二章

呼吸内科疾病护理

第一节　急性肺间质纤维化

一、住院第 1 d

（1）立即通知医生接诊，协助患者床上坐位或半卧位，予以氧气吸入，每分钟 5~8 L，监测心电、血氧饱和度，迅速建立静脉通路，准确完成医嘱用药，完成医嘱相关化验检查，关注化验结果并报告医生，协助患者有效咳嗽、排痰，保持呼吸道通畅，密切观察患者病情变化及药物疗效，并准确记录。

（2）评估患者心理，安抚患者，减轻患者紧张、恐惧心理；根据患者情况实施预防跌倒或坠床的护理措施。

（3）协助患者有效排痰，及时清理口腔内分泌物，保持口腔清洁。

（4）待患者病情稳定后进行入院常规护理。

（5）常规安全防护教育和健康指导。

（6）做好生活护理，协助患者洗脸、刷牙、进餐、大小便等。

二、住院第 2 d~第 3 d

（1）每 1 h 巡视患者，做好病情观察。为患者提供整洁、舒适的住院环境。掌握患者的阳性检查及化验结果，并及时报告医生。

（2）指导患者进高蛋白、高热量、富含维生素及清淡、易消化的食物，少食多餐，每餐不宜过饱，保持大便通畅，避免用力排便。

（3）指导患者掌握氧气吸入的方法及注意事项，做好肺功能相关检查指导。

（4）加强皮肤护理，卧床者定时协助更换卧位，保持床单位清洁平整，受压部位及骨隆突部位予以软垫保护，预防压疮发生。

（5）评估患者的心理状态，介绍同种疾病康复的例子，增强患者战胜疾病的信心，减轻焦虑、恐惧心理。

（6）根据患者的实际需要做好生活护理。

（7）了解患者的饮食及睡眠情况，指导患者保持轻松愉快的心情，保证充分休息及睡眠。

三、住院第 4 d~第 6 d

（1）每 1~2 h 巡视患者，观察患者病情变化并记录，根据医嘱进行治疗、处置，护理措施到位。观察药物的作用及不良反应。

（2）做好各项相关化验、检查指导，并协助患者完成各项检查。

（3）根据患者的实际需要做好生活护理及心理护理。

（4）鼓励并协助患者床边或病室内活动，做好预防跌倒风险评估及安全防护知识指导。

四、住院第 7 d ~ 出院前 1 d

（1）每 1 ~ 2 h 巡视患者，观察患者病情变化，完成医嘱相关的治疗处置，观察药物的疗效及不良反应。

（2）落实患者各种检查、检验结果回报是否完善，如有异常及时与医生沟通。

（3）指导患者病室内活动，活动量以患者不感觉呼吸困难为宜。做好患者预防跌倒风险评估，实施有效的保护措施，保证患者安全。

（4）根据患者的实际需求做好生活护理和心理护理。

（5）做好疾病相关知识与用药知识的宣教、指导。

五、出院日

（1）每 2 h 巡视患者，观察患者病情变化，完成医嘱相关的治疗处置，观察药物的疗效及不良反应。

（2）出院指导。

1）休息与活动。

2）饮食指导。

3）用药指导。

4）提高自护能力。

（3）出院流程指导。

第二节　结核性胸膜炎

一、住院第 1 d

（1）入院常规护理。

（2）每 1 ~ 2 h 巡视患者，观察患者有无呼吸困难、胸痛、咳嗽等症状，注意体温变化，询问患者有无不适。如有呼吸困难、发热应卧床休息，以减少耗氧量，减轻呼吸困难等症状。

（3）根据医嘱进行相关治疗处置，高热时可采用温水擦浴、冰袋等措施物理降温，也可根据医嘱药物降温，鼓励患者多饮水，患者出汗时及时擦干汗液，更换衣物，避免受凉。指导患者合理饮食，进食高热量、高蛋白质及富含维生素的食物，以增强机体的抵抗力。

（4）常规安全防护教育和健康指导。

（5）指导结核菌素（PPD）试验的方法及注意事项。

二、住院第 2 d ~ 第 3 d

（1）每 1 ~ 2 h 巡视患者，监测患者体温变化，体温 >38℃时，应通知医生，询问患者有无不适。

（2）指导患者如何正确留取 24 h 痰标本，结核患者有间断且不均匀排痰的特点，因此需要多次留取痰标本查找结核菌。

（3）指导患者胸腔穿刺术中的配合要点及注意事项。

1）操作前的准备及配合：①心理支持：向患者及家属详细介绍胸穿的目的、操作步骤及注意事项，以取得患者的配合。②患者指导：指导患者练习穿刺的体位，告知患者在操作过程中要始终保持正确的体位，不能随意活动，不要咳嗽及深呼吸，避免造成胸膜或肺组织的损伤。③物品准备：胸穿包、消毒盘、试管、引流袋、局部麻醉剂（1%～2%利多卡因）、注射器等。

2）操作中的配合及注意事项。

3）操作后护理：①记录穿刺的时间、部位、抽出液体的量、颜色及性状。②观察患者穿刺部位有无红、肿、热、痛及渗液等，如出现上述症状需及时通知医生。③穿刺结束后要静卧1～2 h。24 h后可洗澡。

（4）健康指导。

1）指导患者进高热量、高蛋白、高维生素、易消化食物。

2）指导患者做好口腔护理，经常漱口，以增进食欲，预防继发感染。

（5）根据患者的实际需要做好生活护理。

（6）指导患者保持轻松愉快的心情，保证充分休息及睡眠。

三、住院第4 d～第9 d

（1）观察病情，注意患者的病情及生命体征的变化，提供整洁、舒适的住院环境。

（2）用药指导，抗结核药物对结核性胸膜炎的治疗起着决定性作用，护士应向患者及家属强调药物的重要性及意义。按医嘱坚持规律、足量、全程服药，达到疗效、减少复发。

（3）观察药物的不良反应，在服用抗结核药物时，可能出现药物的不良反应，如巩膜黄染、肝区疼痛、胃肠不适、眩晕、耳鸣等不良反应，因此要注意观察患者的临床表现及询问患者的听力情况，如有异常及时与医生联系。

四、住院第10 d～出院前1 d

（1）每1～2 h巡视患者，观察患者病情变化并记录，完成医嘱相关的治疗处置，观察药物的作用及不良反应，准确记录液体出入量。

（2）指导患者病室内活动，活动量以患者不觉疲劳为宜。做好患者预防跌倒风险评估，实施有效的保护措施，保证患者安全。

（3）做好疾病及治疗用药的相关知识指导，指导患者各项治疗处置的配合要点及注意事项。

（4）根据患者的实际需要做好生活护理及心理护理。

五、出院日

（1）每2 h巡视患者，观察患者病情变化，完成医嘱相关的治疗处置，观察药物的疗效及不良反应。

（2）出院指导。

1）休息与活动。

2）饮食指导。

3）用药指导。

4）提高自护能力。

（3）出院流程指导。

第三节　自发性气胸

一、住院第1 d

（1）入院常规护理。

（2）每1～2 h巡视患者，观察患者咳嗽、胸痛、呼吸困难情况，注意口唇及四肢末梢发绀情况。

（3）根据医嘱进行相关治疗、处置。

1）休息与卧位：急性期应绝对卧床休息，避免用力、咳嗽、屏气等可增加胸腔内压的活动。血压平稳者可采取半卧位，利于呼吸道的通畅。卧床时需定时更换体位，每 1～2 h 翻身。

2）氧气吸入：根据患者缺氧程度选择适当地给氧方式和吸入的氧流量，以保证患者的血氧浓度在90% 以上。对于保守治疗的患者，需给予高浓度的氧气吸入，从而有利于促进胸膜腔内气体的吸收。

（4）做好胸腔抽气或胸腔闭式引流术的准备及配合。

1）患者准备：向患者说明胸腔抽气或胸腔闭式引流术的目的、意义、过程及注意事项，以取得患者及家属的理解和配合。

2）用物准备：胸穿包或胸腔闭式引流包、胸腔闭式引流装置（单瓶、双瓶、三瓶）、无菌手套、消毒液、局部麻醉剂（1% ～2% 利多卡因）、500 mL 生理盐水、注射器等。

（5）常规安全防护教育和健康指导。

二、住院第 2 d

（1）每 1～2 h 巡视患者，监测患者生命体征变化，询问患者有无不适。

（2）根据医嘱采集血、尿、便标本，及时送检。完善相关检查。

（3）胸腔闭式引流术后护理。

（4）健康指导。

1）鼓励患者离床活动，利于肺复张。卧床患者每 1～2 h 翻身 1 次，活动时应注意引流管，防止脱管。

2）多食蔬菜和水果以及含粗纤维的食物（芹菜、韭菜、芦笋、苹果、梨、葡萄、玉米、荞麦、燕麦、小米等），以保持排便的通畅。

3）向患者进行心理支持教育：患者由于疼痛和呼吸困难会出现紧张、焦虑、恐惧等心理状态，因此要耐心向患者讲解疾病的相关知识，增强患者治疗的信心，减轻焦虑、恐惧心理。

（5）根据医嘱进行治疗、护理。

三、住院第 3 d～第 5 d

（1）观察病情，注意患者的病情及生命体征的变化，提供整洁、舒适的住院环境。

（2）根据医嘱进行治疗、处置，护理措施落实到位。

（3）肺功能锻炼：教育鼓励患者每 2 h 进行 1 次肺功能锻炼，包括深呼吸、咳嗽、吹气球练习。肺功能的锻炼可促进受压萎陷的肺扩张，加速胸腔内的气体排出，有利于肺复张。肺功能练习时要注意，深呼吸、咳嗽和吹气球交替进行，避免劳累。还要避免持续剧烈的咳嗽。

四、住院第 6 d～出院前 1 d

（1）每 1～2 h 巡视患者，根据医嘱进行治疗、处置，护理措施落实到位。

（2）观察拔管的指征及护理。

1）如引流管无气体逸出且患者无呼吸困难等症状 24～48 h 后，夹闭引流管 24 h，患者无胸闷、气短及呼吸困难等不适，胸部 X 线示肺复张良好，可拔除引流管。

2）拔管后注意观察患者有无胸闷、呼吸困难，切口处有无漏气、渗液、渗血、皮下气肿等情况，如出现上述情况需及时通知医生进行处理。

（3）加强营养，需要多食蔬菜和水果以及含粗纤维的食物，保持排便的通畅。

（4）做好患者的身心护理，避免患者出现因病情好转急于出院的心理，鼓励其安心治疗。

五、出院日

（1）每 2 h 巡视患者，观察患者病情变化，完成医嘱相关的治疗处置，观察药物的疗效及不良反应。

（2）出院指导。

1）休息与活动。

2）饮食指导。

3）用药指导。

4）提高自护能力。

（3）出院流程指导。

第四节　原发性支气管肺癌

一、住院第 1 d

（1）入院常规护理。

（2）每 1~2 h 巡视患者。观察患者咳嗽的性质，咳痰的颜色、性状、量。咯血的患者应密切观察咯血的颜色、量、性状及出血的速度，观察生命体征及意识、尿量的变化，有无胸闷、气促、呼吸困难、发绀、面色苍白、出冷汗、烦躁不安等窒息前兆，有无阻塞性肺不张、肺部感染及休克等并发症的表现。观察患者是否出现心功能及呼吸功能障碍，如有无胸闷、呼吸困难、发绀等症状。密切观察晚期肺癌患者胸外转移出现的症状和体征，如胸腔积液、声带麻痹、心包积液、肝大、黄疸、情绪改变、呕吐以及脑转移引起的昏迷等。观察口腔黏膜及皮肤情况，为病情提供依据。

（3）根据医嘱进行治疗、处置，遵医嘱采集动、静脉血标本，观察穿刺部位，防止出血及血肿等不良反应。必要时给予氧疗，观察用氧的疗效及不良反应。根据病情协助患者选择舒适的体位，呼吸困难时可以端坐位，使身体前倾，在床桌上放置软枕支撑身体休息，以减少体力消耗。如果出现明显的气促、疼痛、咯血或病情加重时，应卧床休息，尽量减少搬动，咯血时可轻轻拍击健侧背部，嘱患者不要屏气，头偏向一侧，将气管内痰液和积血轻轻咳出，保持气道通畅。年老体弱及卧床的患者，应协助定时更换卧位，避免疼痛。如病情允许时，可以指导患者在病室或病区适当活动，避免劳累。

（4）做好疼痛护理。

（5）常规安全防护教育和健康指导。

（6）指导患者合理饮食，向患者及家属强调增加营养与促进康复、配合治疗的关系，了解患者的饮食习惯、营养状态和饮食摄入情况，有无口腔溃疡等影响进食的因素。与患者及家属共同制订既适合患者饮食习惯，又有利于疾病康复的饮食计划。给予高蛋白、高热量、高维生素、易消化的食物，应合理搭配动、植物蛋白，如蛋类、鸡肉、大豆等。避免进食马铃薯等易产气的食物，并注意调配好食物的色、香、味。餐前可适当休息，做好口腔护理，以促进食欲，预防继发感染，创造舒适、清洁、愉快的进餐环境，尽量安排患者与他人共同进餐，可少食多餐。有吞咽困难的患者应给予流质饮食，进餐宜慢，可以取半卧位，避免发生误吸、呛咳，甚至窒息。因化疗引起严重胃肠道反应而影响进餐者，应根据情况做相应处理。病情危重者可以采取喂食、鼻饲等方法增加患者的摄入量。

二、住院第 2 d ~ 第 3 d

（1）每 1~2 h 巡视患者，观察患者生命体征、意识、尿量的变化，观察疼痛的情况。遵医嘱进行治疗和处置，观察药物的疗效和不良反应。

（2）为患者提供安静、舒适的环境。根据患者病情指导病室内活动，保证休息，避免劳累。年老体弱及卧床患者应定时更换卧位，避免疼痛。

（3）根据医嘱进行治疗处置，正确采集标本，进行相关检查。遵医嘱复查血常规、血气分析等，必要时给予吸氧，注意观察氧疗的效果及反应。做好疼痛的护理。保持呼吸道通畅，指导患者有效咳嗽、咳痰的方法。痰液黏稠者可定时给予雾化吸入，年老体弱及卧床的患者应协助定时更换体位、胸部叩击，促进有效排痰，必要时吸痰，应注意无菌操作，重症患者在吸痰前后应适当提高吸氧浓度，以防吸痰引起低氧血症。咯血时可轻轻拍击健侧背部，嘱患者不要屏气，头偏向一侧，将气管内痰液和积血轻轻咳出，保持气道通畅。对于大咯血及意识不清的患者，应在床旁备好急救设备，患者一旦出现窒息征象，应立即取头低足高45°角俯卧位，面向一侧，轻拍背部，迅速排出气道和口咽部的血块，或者直接刺激咽部以咳出血块，必要时予高浓度吸氧，用吸痰管进行负压吸引，并做好气管插管或气管切开的准备与配合工作，以解除呼吸道梗阻。

（4）加强化疗药物的应用与护理。

1）遵医嘱用药，熟记化疗药物的名称及化学符号。

2）了解药物的性质、使用方法和注意事项。做好患者的血管、局部皮肤情况的评估。应用时首先用生理盐水建立静脉通路，确保静脉通路末端在血管内无渗出，回血良好，方可应用。静脉注射时需边抽回血边注射，静脉滴注时，输液前后及滴注过程中均需观察回血及局部皮肤有无渗出情况，输注后输入生理盐水或5%葡萄糖液。掌握输注原则，应先输注等渗或刺激性弱的药物，后输注高渗或刺激性强的药物，两种药物之间应用生理盐水或5%葡萄糖液冲洗管道。

3）掌握化疗药物应用的注意事项。难于溶解的药物可以热溶，但不能煮沸，水温应在40～60℃，热溶后的化疗药物一定待药物冷却后方可注入。用药前应常规予生理盐水建立静脉通路，化疗药结束后用生理盐水快速注入冲管。化疗药物在应用时应加强巡视，倾听患者的主诉，观察患者的局部情况及全身反应，对于药液外渗和怀疑外渗，应严格对症处理，并严密观察局部情况，做好记录。应有计划地使用并保护血管，做好宣教，用药后禁忌热敷和揉搓。

4）观察化疗药物的相关不良反应及护理：①口腔炎：应评估患者口腔黏膜损伤的部位及程度，了解患者有无进餐、吞咽困难、味觉异常等。协助患者使用软毛牙刷刷牙，必要时予口腔护理，根据医嘱选择合适的漱口溶液，鼓励患者进餐前后漱口，保持口腔清洁，避免继发感染。②脱发：观察并评估患者脱发的过程及心理感受，指导患者使用温和的洗发用品和宽齿梳子，及时清理脱发，避免不良刺激，鼓励患者表达自己的感受，建议患者开始脱发时可以剪短或剃光头发，也可以在脱发前选择合适的假发、帽子或者头巾。③骨髓抑制：了解化疗前后的血常规、骨髓象，评估患者的生命体征及活动耐力，评估口腔、会阴、肛周皮肤黏膜以及各种置管处的皮肤情况，观察有无出血倾向。保持病室清洁，空气清新，定期消毒。根据病情适当实施保护性隔离，白细胞 $<1 \times 10^9/L$，中性粒细胞 $<0.5 \times 10^9/L$ 时，宜采取保护性隔离，有条件者可以安置于层流病房，严密监测体温变化。血小板 $<50 \times 10^9/L$ 时应注意预防出血，有创操作后延长穿刺点压迫时间，嘱患者卧床休息，减少活动，避免磕碰，进软食，保持大便通畅，避免挖鼻、剔牙、用力咳嗽、擤鼻涕等动作，当血小板 $<10 \times 10^9/L$，应绝对卧床休息，如出现恶心、头痛症状及时报告。病情严重者应绝对卧床休息，观察患者的用药反应。加强宣教，鼓励患者合理饮食，预防感冒，加强个人卫生，保持口腔、会阴、肛周等处皮肤的清洁，女性月经期间出血量及持续时间异常，应及时报告。④其他：如听力减退、皮疹、骨质疏松等，应加强观察，并对症处理。

（5）指导患者进行特殊检查的配合要点：行肺功能检查前应保证充分的休息及合理饮食，检查前需遵医嘱停用支气管舒张剂24～48 h，检查当日，禁止吸烟和食用咖啡、茶、可乐、巧克力等。行纤维支气管镜检查前日晚，应放松心情，保证充足的睡眠，0：00以后禁食水。检查前半小时，应指导患者排一次大小便，将随身贵重的物品保管好，以防丢失，将义齿取下妥善保管，漱口，以保持口腔清洁无异味，根据季节穿好衣服，避免着凉。同时，应准备好胸部X线片、纸巾，备好相关药品陪同患者至气管镜室进行检查，检查后应指导患者继续禁食水2 h，2 h后进食前应先尝试小口喝水，无呛咳以后再进食。另外，检查后尽量避免谈话或咳嗽，使声带得以休息，避免声音嘶哑或咽喉部疼痛。

三、住院第4 d～出院前1 d

（1）每1～2 h巡视患者，观察患者的病情及生命体征的变化，提供整洁、舒适的住院环境。

（2）完成医嘱相关的治疗、处置，指导患者各项治疗、处置的配合要点及注意事项。协助完成各项检查。

（3）根据患者的实际需求做好生活和心理护理。

（4）健康指导。

四、出院日

（1）每1~2 h巡视患者，观察患者病情变化。观察意识及生命体征的变化，保持口腔清洁，饮食合理，观察药物的疗效及不良反应。

（2）完成医嘱相关的治疗、处置，指导患者各项治疗、处置的配合要点及注意事项。协助完成各项检查。

（3）根据患者的病情指导病区活动，避免劳累。做好安全防护措施指导，保证患者安全。年老体弱及卧床的患者应定时更换卧位，避免疼痛。

（4）根据患者的实际需求做好生活和心理护理。

（5）做好疾病的相关知识与用药知识宣教、指导。

（6）出院指导。

1）休息与活动。

2）饮食指导。

3）用药指导。

4）提高自护能力。

5）指导观察疼痛及避免疼痛加重的方法，以提高生活质量。

（7）出院流程指导。

第五节 急性呼吸窘迫综合征

一、住院第1 d

（1）立即通知医生接诊，测量体温、脉搏、呼吸、血压、血氧饱和度，协助患者取舒适且有利于改善呼吸状态的体位，一般可以取半卧位或坐位，趴伏在床桌上，借此增加辅助呼吸肌的效能，促进肺膨胀，为减少体力消耗，降低耗氧量，患者应绝对卧床休息。

（2）评估患者心理，安抚患者，减轻患者紧张、恐惧心理；根据患者情况实施预防跌倒、预防坠床护理措施。

（3）保持病室安静整洁，空气清新，温湿度适宜，每日通风1~2次，温度18~22℃，老年患者室温宜保持在22~24℃，湿度50%~60%，这样可以充分发挥呼吸道的自然防御功能。冬季注意保暖，避免患者直接吸入冷空气。有条件者可收入有层流的重症监护病房。

（4）每0.5~1 h巡视患者，严密监测病情。

1）呼吸状况：呼吸频率、节律和深度，使用辅助呼吸肌呼吸的情况，呼吸困难的程度。

2）缺氧情况：有无发绀、肺部有无异常呼吸音及啰音。

3）循环状况：监测心率、心律及血压，必要时进行血流动力学监测。

4）意识状况：有无意识障碍，昏迷患者应评估瞳孔、肌张力、腱反射及病理反射。

5）液体平衡状态：观察和记录每小时尿量和液体出入量，有肺水肿的患者需适当保持负平衡。

6）实验室检查：监测动脉血气和生化检查结果，了解电解质和酸碱平衡状况。

如果以上指标均不能反映患者的低氧血症得到有效纠正，通知医生及时进行机械通气。随时做好气管插管和机械通气的准备，备好各种抢救物品及药品，并观察用药后的反应。

（5）保持呼吸道通畅，协助患者进行深呼吸、有效地咳嗽、咳痰，尽量取坐位，使患者身体稍前倾，双手环抱一个枕头，有助于膈肌上升。咳痰后应及时漱口，去除痰液异味。年老体弱及卧床患者每 1~2 h 翻身 1 次，并给予胸部叩击，促使痰液排出。病情严重、意识障碍的患者应迅速打开气道，即取仰卧位，头向后仰，托起下颌，经口腔或鼻腔吸痰，以清除呼吸道分泌物，并能刺激咳嗽，有利于气道内的痰液咳出。

（6）根据医嘱实施各项治疗处置，予积极治疗原发病、氧疗、机械通气、调节体液平衡治疗。实施氧疗时一般需用面罩进行高浓度（氧浓度 >50%）给氧，使 $PaO_2 \geq 8$ kPa（60 mmHg）或动脉血氧饱和度（SaO_2）≥90%。遵医嘱实施留置导尿，观察尿量、颜色、性状，做好留置导尿的护理，准确记录液体出入量。

（7）待患者病情稳定进行入院常规护理。

（8）常规安全防护教育和健康指导。

（9）无创机械通气的适应证。当普通氧疗无法纠正低氧血症时，轻度或者早期 ARDS 患者，如意识清楚、能主动配合、气道分泌物不多、血流动力学稳定者可试用无创通气，应做好以下护理。

1）患者教育：无创机械通气需要患者的配合方能达到治疗效果，因此治疗前应做好患者的教育，以消除恐惧，取得配合，提高依从性，同时也可以提高患者的应急能力，以便在紧急情况下（如突发咳嗽、咳痰或呕吐时）患者能够迅速拆除连接，提高安全性。患者教育的内容包括：①治疗的作用和目的；②连接和拆除的方法；③治疗过程中可能出现的各种感觉和症状，帮助患者正确区分正常和异常情况；④无创通气过程中可能出现的问题及相应措施，如鼻面罩或口鼻面罩可能使面部有不适感，使用鼻罩时要闭口呼吸，注意咳痰和减少漏气等；⑤指导患者有规律地放松呼吸，以便与呼吸机协调；⑥鼓励患者主动排痰，并指导咳痰的方法；⑦嘱咐患者（或家属）如果出现不适症状应及时报告医护人员。

2）连接：①协助患者摆好体位，选择好给氧的通路；②选择适合患者脸型的面罩并正确置于患者面部，妥善固定面罩，用头带将面罩固定；③调整好面罩的位置和固定带的松紧度，使患者佩戴舒适且漏气量最小。

3）密切监测：①病情监测，注意监测患者的意识、生命体征、呼吸窘迫的缓解情况、呼吸频率、血氧饱和度、血气分析、心电图、面罩舒适程度和对呼吸机设置的依从性。如果患者气促改善、呼吸频率减慢、辅助呼吸肌运动减少、反常呼吸消失、血氧饱和度提高、心率改善；血气分析 pH、$PaCO_2$ 和 PaO_2 改善，表示治疗有效。②通气参数的监测：包括潮气量、通气频率、吸气压力、呼气压力等参数的设置是否合适，是否有漏气以及人机同步性等。

4）并发症的预防：①口咽干燥：无创通气过程中应协助患者定时饮水，保持加温湿化器的有效运转。②面罩压迫和鼻梁皮肤损伤：在进行通气之前应在鼻梁部贴保护膜和使用额垫以减少鼻梁皮肤损伤的风险。注意面罩的形状和大小要合适、位置放置良好、固定松紧适宜，以头带下可以插入 1~2 指为宜，根据患者病情，适当松开面罩休息，以避免同一部位长时间受压引起的局部压迫感和皮肤受损。③胃胀气：鼓励患者尽量闭口呼吸，在保证疗效的前提下，尽量避免吸入压力过高 [保持吸气压力 < 2.5 kPa（25 cmH_2O）]，如果患者有明显的胃胀气时，可以遵医嘱留置胃管进行胃肠减压。④误吸：尽量避免饱餐后使用，治疗过程中应协助患者取半卧位并遵医嘱应用促进胃动力的药物。⑤排痰障碍：鼓励患者定时主动咳嗽、咳痰，协助胸部叩击排痰，必要时吸痰。⑥漏气：在治疗过程中应经常检查是否存在漏气，并及时调整面罩的位置和固定带的张力。使用鼻面罩时可借助使用下颌托协助患者闭口呼吸，避免漏气。⑦其他：如患者恐惧、不耐受等，应及时巡视，密切观察，给予心理疏导，对症护理。

（10）有创机械通气的适应证。当患者严重缺氧或经无创机械通气治疗后气体交换情况无改善，意识状况显示恶化趋势时，应及时选择有创机械通气。首先应进行气管插管和有创机械通气的准备。

1）确保供氧：多数需要机械通气的患者常在紧急情况下实施，患者常处于严重低氧血症甚至生命垂危的状态，因此，在等待气管插管建立人工气道和机械通气之前，需要保持气道通畅，应该打开气道或放置口咽通气道。当普通高浓度氧疗不能使氧分压或血氧饱和度达到维持生命的水平，需要用面罩和简易呼吸器连接 100% 的纯氧进行手动通气，以维持适当氧供和通气，确保生命安全。

2）物品准备：床边备齐气管插管的用品、呼吸机、呼吸机用供氧及供气设备、抢救车、吸引器，确保用物完整、功能良好。按规程连接呼吸机导管，连接模拟肺，开机检查呼吸机功能完好后，按照病情需要和医嘱设置通气参数。

3）患者准备：①心理准备：由于严重呼吸困难、生命垂危、对机械通气的效果和安全性不了解等因素，清醒的患者常有焦虑和恐惧心理，因此，护士要给予患者心理护理，安慰疏导，讲解疾病相关知识，使其配合治疗，讲述其他同种病例的康复情况，以增强患者战胜疾病的信心，可以指导患者如何以非语言的方式表达其需要。有家属在场，需要向家属进行必要的解释，以缓解家属的焦虑情绪，配合给予患者心理支持。②体位准备：将床头移开距离墙壁约60~80 cm，取下床头板，使插管医生能站在患者的头侧进行气管插管操作。给患者取平卧位，去枕后仰，必要时在患者肩部下方垫枕，使口轴线、咽轴线和喉轴线尽量呈一直线。

（11）气管插管时的配合。

1）监测：监测患者的生命体征和缺氧状况，注意有无心律失常和误吸发生。

2）确保通气和供氧：如插管时间 >30 s 尚未成功，需提醒插管医生暂停插管，用简易呼吸器和面罩进行人工给氧和人工通气，防止因严重低氧血症导致心跳呼吸骤停。

3）吸痰：插管过程中如分泌物多影响插管和通气时，应及时协助吸引。

4）判断气管插管的位置：气管插管插入后，需立即检查气管插管的位置是否正确、恰当。最常用的方法是听诊，用简易呼吸器加压送气，先听诊胃部是否有气过水声（如有，说明误插入食管），防止反复送气听诊造成胃过度充气。如无气过水声，再听诊双肺有无呼吸音、是否对称。判断气管插管位置最准确的方法是监测呼出气二氧化碳波形的改变。

5）固定和连机：确保气管插管位置正确后，放入牙垫，妥善固定插管，清除气道内分泌物，医生调节各项参数设置，模拟肺试验通气，人机连接开始机械通气。测量插管末端到牙齿（门齿）的距离，并记录。

6）胸部 X 线证实插管位置：患者的通气和供氧得到保障后，通知放射科进行床边摄胸部 X 线片，确定插管位置是否在隆突上 1~2 cm。

（12）有创机械通气患者的护理。

1）患者监护：①呼吸系统：监测血氧饱和度以了解机械通气的效果。监测有无自主呼吸，自主呼吸与呼吸机是否同步，呼吸的频率、节律、幅度、类型及两侧呼吸运动的对称性；开始应每隔30~60 min听诊肺部，观察两侧呼吸音性质，有无啰音。如果一侧胸廓起伏减弱、呼吸音消失，可能为气管插管过深造成单侧肺（常为右侧）通气。也可能为并发气胸。仔细观察分泌物的颜色、性质、量和黏稠度，为肺部感染的治疗和气道护理提供主要依据。可行床旁胸部 X 线检查，能及时发现肺不张、气压伤、肺部感染等机械通气引起的并发症，同时可了解气管插管的位置。血气分析是监测机械通气治疗效果最重要的指标之一，有助于判断血液的氧合状态、指导呼吸机参数的合理调节和判断机体的酸碱平衡情况，结合呼吸状态的监测可判断肺内气体交换的情况。通过呼气末二氧化碳浓度的持续监测，评价通气效果。呼出气二氧化碳浓度在呼气末最高，接近肺泡气水平。如果呼气末二氧化碳浓度为4.5%~5%，表示通气恰当，<4.5%为通气过度，>5%则通气不足。②循环系统：机械通气患者可出现血压下降、心率改变及心律失常，原因是正压通气使肺泡容积增加，肺扩张可以反射性引起副交感神经兴奋，使心率和血压下降。肺容积增加挤压心包腔及正压通气使胸膜腔内压增高均可以使回心血量减少，心排出量下降，导致血压下降。通气量过大时，二氧化碳迅速排出，使二氧化碳对心血管运动中枢和交感神经的兴奋作用突然消失，周围血管张力骤降，使血压明显下降伴心率加快。因此，机械通气的患者应注意监测心率、心律和血压的变化。③体温：机械通气的患者因为感染机会增加，常可以并发感染，使体温升高。由于发热又可以增加氧耗和二氧化碳的产生，所以应根据体温升高的程度酌情调节通气参数，并适当降低湿化器的温度以增加呼吸道的散热作用。④意识状态：机械通气后患者意识障碍程度减轻，表明通气状况改善。如果有烦躁不安、自主呼吸与呼吸机不同步，多为通气不足；如果患者病情好转后突然出现兴奋、多语，甚至抽搐，应警惕呼吸性碱中毒。⑤皮肤、黏膜：观察气管插管或气管切开周围皮肤、黏膜的颜色、疼痛情况、皮肤刺激征象和局部引流情况，及时发现并处理口腔溃疡、继发真菌感染或伤口感染。注意皮肤的色泽、弹性及温度，了解缺氧和二氧化碳潴留改善情况，如皮肤潮红、多汗、浅表静脉充盈，提示仍有二氧化碳潴留；观察有无皮下气肿，出现时常与气胸、气管切开有关。⑥腹部情况：观察有无腹部胀气及肠鸣音减弱。造成腹部胀气的原因多为采用面罩机械通气的患者人机配合欠佳或者通气量过大，使患者吞入过多气体。另外，气管插管或气管切开气囊漏气，气体反流入胃内。再者，长时间卧床不动、使用镇静剂或低钾血症等造成肠蠕动减慢，肠鸣音减弱，出现腹胀。腹胀严重需遵医嘱给予胃肠减压。若呕吐咖啡色胃内容物或出现黑便，应该警惕应激性溃疡引起上消化道出血。⑦液体出入量：尿量能较好地反映肾脏血液灌注，间接反映心排血量的变化。如果尿量增多，水肿逐渐消退，说明机械通气后低氧血症和高碳酸血症缓解，肾功能改善；如果尿量减少或无尿，应考虑液体不足、低血压和肾功能不全等原因。

2）呼吸机参数及功能的监测：①通气参数：检查呼吸机各项通气参数与医嘱要求设定的参数值相一致，应至少每班检查一次。②报警参数：每班检查各项报警参数的设置是否恰当，报警器是否处于开启状态。报警时，应该及时分析报警的原因并进行及时有效的处理。如果气道压力突然升高，常见于咳嗽、痰液过多或黏稠阻塞气道或输入气体管道扭曲、受压等；气道压力过低报警多与气体管道衔接不紧、气囊漏气或充盈不足有关。

3）气道管理：①吸入气体的加温和湿化：气管插管或气管切开的患者失去了上呼吸道的温、湿化功能，因此机械通气时需使用加温加湿器，使吸入气体的温度在 $32 \sim 36℃$，相对湿度 100%。常用蒸汽加温湿化的方法，即将水加热后产生蒸汽混入吸入气中，达到加温和加湿作用，一般呼吸机均有此装置。注意湿化罐内只能加无菌蒸馏水，禁用生理盐水或加入药物，因为溶质不蒸发，将在罐内形成沉淀。湿化罐内水量要恰当，尤其要注意防止水蒸干。②吸痰：机械通气患者自己不能清理呼吸道内的分泌物，因此需要通过机械吸引。吸引频率应根据分泌物量决定。每次吸痰前后吸入高浓度氧（氧浓度 $>70\%$）$2 \ min$，一次吸痰时间 $<15 \ s$，吸引时应注意无菌操作，手法正确，避免发生肺部感染、支气管黏膜损伤及支气管痉挛等不良后果。③呼吸治疗：其一为雾化吸入，有些呼吸机本身有雾化装置，使药液雾化成 $3 \sim 5 \mu m$ 的微粒，可到达小支气管和肺泡发挥药理作用。常用药物有 β_2 受体激动剂和糖皮质激素等，以扩张支气管。其二可以气管内滴入生理盐水或蒸馏水，以稀释和化解痰液。每次注入液体量 $<3 \sim 5 \ mL$，每 $30 \sim 60 \ min$ 一次。其三，定时翻身胸部叩击，促进痰液引流，预防肺部并发症的发生。④气囊充、放气：如气管插管不适用低压气囊，需定时放气，防止气囊压迫气管黏膜过久，影响血液循环，造成黏膜损伤，甚至坏死。一般每 $6 \sim 8 \ h$ 放气一次，放气时，先抽吸气道内分泌物（吸痰），再缓慢抽吸囊内气体，尽量减轻套囊压力，每次放气 $5 \sim 10 \ min$ 后再充气。气囊充气要恰当，应用最小压力充气，既不让导管四周漏气，又使气管黏膜表面所承受的压力最小。气囊压力应低于气管黏膜毛细血管静脉端压力 $2.4 \ kPa$（$18 \ mmHg$），一般不宜超过 $2 \ kPa$（$15 \ mmHg$）。在进行充放气操作时，应注意防止插管脱出，充气完成后需测量末端到牙齿（门齿）的距离，并与原来的数据比较，确保固定良好。⑤气管切开护理：每日更换气管切开处敷料和清洁气管内套管 $1 \sim 2$ 次，防止感染。⑥防止意外：应妥善固定，防止移位、脱出，气管插管或气管切开套管要固定牢固，每日测量和记录气管插管外露的长度。及时倾倒呼吸机管道中的积水，防止误吸入气管内引起呛咳和肺部感染。

二、住院第 2 d ~ 第 3 d

（1）每 $0.5 \sim 1 \ h$ 巡视、观察患者。

1）呼吸状况：呼吸频率、节律和深度，使用辅助呼吸肌呼吸的情况，呼吸困难的程度。

2）缺氧情况：有无发绀、肺部有无异常呼吸音及啰音。

3）循环状况：监测心率、心律及血压，必要时进行血流动力学监测。

4）意识状况：有无意识障碍，昏迷患者应评估瞳孔、肌张力、腱反射及病理反射。

5）液体平衡状态：观察和记录每小时尿量和液体出入量，有肺水肿的患者需适当保持负平衡。

6）实验室检查：监测动脉血气和生化检查结果，了解电解质和酸碱平衡状况。

如以上观察均不能反映有效纠正低氧血症，应及时进行机械通气，随时做好气管插管和机械通气的

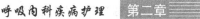

准备或加强机械通气患者的护理。同时，应做好药物的疗效及不良反应的观察。

（2）协助患者取舒适且有利于改善呼吸状态的体位，一般可以取半卧位或坐位，趴伏在床桌上，借此增加辅助呼吸肌的效能，促进肺膨胀。为减少体力消耗，降低耗氧量，患者需要卧床休息。机械通气时选择合适体位。

（3）根据医嘱实施各项治疗处置，积极治疗原发病，给予氧疗、机械通气、调节体液平衡的治疗。遵医嘱进行常规化验及检查，正确留取痰标本，必要时复查相关指标，如血气、血常规、胸部 X 线等。进行深呼吸和有效咳嗽、咳痰，保持呼吸道通畅，必要时予以吸痰，吸痰时应注意无菌操作。

（4）做好机械通气患者的护理，同时应加强生活护理和心理社会支持：机械通气的患者完全失去生活自理能力，需随时评估并帮助患者满足各项生理需要，如采用鼻饲供给足够的热量，不限水的患者需补充足够的水分，做好口腔护理、皮肤护理和排泄护理。机械通气的患者常会产生无助感，可以加重焦虑，降低对机械通气的耐受性和人机协调性，易发生人机对抗，因此无论患者意识是否清醒，均应做到尊重与关心。对意识清醒的患者，应主动亲近患者，与其交流，帮助患者学会应用手势、写字等非语言沟通方式表达其需要，以缓解焦虑和无助感，增加人机协调。

三、住院第 4 d ~ 第 14 d

（1）观察患者的病情及生命体征的变化，提供整洁、舒适的住院环境。

（2）根据医嘱实施各项治疗处置，保持呼吸道通畅，进行深呼吸和有效地咳嗽、咳痰，年老体弱及卧床患者每 1 ~ 2 h 翻身 1 次，并给予胸部叩击，促使痰液排出。必要时复查相关指标，如血气、血常规、痰标本、胸部 X 线等，并积极治疗原发病，给予氧疗或机械通气，调节体液平衡治疗，观察氧疗或机械通气以及用药后的反应。

（3）指导患者注意休息，呼吸窘迫、发绀的患者应绝对卧床休息，减少耗氧量；病情允许可病室内活动，活动时以不疲劳为宜。机械通气患者应选择合适的体位。

（4）做好撤机护理：是指从准备停机开始，直到完全停机、拔除气管插管（气管切开除外）后一段时间的护理，做好本阶段的护理可帮助患者安全地撤离呼吸机。

1）帮助患者树立信心：长期接受呼吸机治疗的患者，由于治疗前病情重，经治疗后病情缓解，患者感觉舒适，对呼吸机产生依赖心理，故非常担心停用呼吸机后病情会反复，精神十分紧张。因此，撤机前要向患者（必要时包括家属）讲解撤机的重要性和必要性。

2）按步骤有序撤机：①调整呼吸机参数：如逐渐减少进气量、进气压力及氧浓度。②间断使用呼吸机或调节呼吸机模式：如可选用同步间歇强制通气（Synchronized Intermittent Mandatory Ventilation，SIMV）、压力支持通气（Pressure Support Ventilation，PSV）等，锻炼呼吸肌，帮助患者恢复呼吸功能，要特别注意循序渐进，不可操之过急。③撤机：当患者具备完全撤离呼吸机的能力后，需按以下 4 个步骤进行：撤离呼吸机 - 气囊放气 - 拔管（气管切开除外）- 吸氧。

3）呼吸机的终末消毒与保养：呼吸机使用后要按要求进行拆卸，彻底清洁和消毒，然后再按原结构重新安装调试备用。

四、住院第 15 d ~ 出院前 1 d

（1）观察患者的病情及生命体征的变化，提供整洁、舒适的住院环境。

（2）根据医嘱进行治疗、处置，护理措施落实到位。必要时复查相关化验检查指标，如血气、血常规、肝肾功、胸部 X 线等。

（3）根据医嘱进行氧疗和用药，并观察疗效。做好疾病及治疗用药的相关知识指导，指导患者各项治疗处置的配合要点及注意事项。

（4）根据医嘱做好相关护理，加强口腔护理、皮肤护理，做好患者的心理护理，避免患者出现因病情好转而急于出院的心理，鼓励其安心治疗。

（5）落实患者各种检查、检验结果回报是否完善，及时与医生沟通。

（6）健康指导：指导患者放轻松，取立位、平卧位或半卧位，根据病情掌握和（或）进行呼吸功能锻炼，如缩唇呼吸。

（7）慢性病患者可以接种流感疫苗、肺炎疫苗等，以预防肺炎的发生。指导患者出现呼吸急促、困难等不适症状或口唇及四肢末梢肤色发紫时，应尽早就医。指导并教会患者及家属合理进行家庭氧疗，告知氧疗的目的、必要性及注意事项；注意用氧安全，应妥善安装放置，做到防火、防油、放热；氧疗装置应定期更换、清洁、消毒；指导氧疗的效果及不良反应的观察，如患者的呼吸困难、发绀情况减轻或缓解，无心慌等不适，表明氧疗有效，否则应寻找原因，及时处理。

（8）出院流程指导。

第三章

心内科疾病护理

第一节　心肌炎

一、概述

心肌炎是指心肌实质或间质局限性或弥漫性病变，由多种病因所致。小儿时期心肌炎主要由病毒及细菌感染或急性风湿热引起。病情轻重不一，轻者可无症状，重者出现疲乏无力、恶心、呕吐、胸闷、呼吸困难等症状。可因心源性休克或严重心律失常而猝死。按发病原因可分为 3 种类型。

（1）感染性心肌炎：由细菌、病毒、真菌、螺旋体和原虫等感染所致。

（2）反应性心肌炎：为变态反应及某些全身性疾病在心肌的反应。

（3）中毒性心肌炎：由药物、毒物反应或中毒而引起的心肌炎性病变。

其中病毒性心肌炎最常见。病毒性心肌炎是指人体感染病毒（肠道病毒、黏病毒、腺病毒、巨细胞病毒及麻疹、腮腺炎、乙型脑炎、肝炎病毒等），引起心肌非特异间质性炎症。该炎症可呈局限性或弥漫性，病程可以是急性、亚急性或慢性。急性病毒性心肌炎患者多数可完全恢复正常，很少发生猝死，一些慢性发展的病毒性心肌炎可以演变为心肌病。

目前，全球对病毒性心肌炎发病机制尚未完全明了，但是随着病毒性心肌炎实验动物模型和培养搏动心肌细胞感染柯萨奇 B 组病毒致心肌病变模型的建立，对病毒性心肌炎发生机制的阐明已有了很大的发展。以往认为该病过程有两个阶段：①病毒复制期。②免疫变态反应期。但是近来研究结果表明，第一阶段除有病毒复制直接损伤心肌外，也存在有细胞免疫损伤过程。

第一阶段：病毒复制期，该阶段是病毒经血液直接侵犯心肌，病毒直接作用，产生心肌细胞溶解作用。第二阶段：免疫变态反应期，对于大多数病毒性心肌炎（尤其是慢性期者），病毒在该时期内可能已不存在，但心肌仍持续受损。目前认为该期发病机制是通过免疫变态反应，主要是 T 细胞免疫损伤致病。

二、临床表现

病毒性心肌炎的临床症状具有轻重程度差异大，症状表现常缺少特异典型性的特点。约有半数患者在发病前（1~3 周）有上呼吸道感染和消化道感染史。但他们的原发病症状常轻重不同，有时症状轻，易被患者忽视，须仔细询问才能被注意到。

（一）症状

（1）心脏受累的症状：可表现为胸闷、心前区隐痛、心悸、气促等。

（2）有一些病毒性心肌炎是以一种与心脏有关或无关的症状为主要或首发症状就诊的。

1）以心律失常为主诉和首发症状就诊者。

2）少数以突然剧烈的胸痛为主诉者，而全身症状很轻。此类情况多见于病毒性心肌炎累及心包或胸膜者。

3）少数以急性或严重心功能不全症状为主就诊。

4）少数以身痛、发热、少尿、昏厥等严重全身症状为主，心脏症状不明显而就诊。

（二）体征

1. 心率改变。或心率增快，但与体温升高不相称；或为心率减缓。

2. 心律失常。节律常呈不整齐，期前收缩最为常见，表现为房性或为室性期前收缩。其他缓慢性心律失常如房室传导阻滞、病态窦房结综合征也可出现。

3. 心界扩大。病情轻者心脏无扩大，一般可有暂时性扩大，可以恢复。

4. 心音及心脏杂音。心尖区第一心音可有减低或分裂或呈胎心音样。发生心包炎时有心包摩擦音出现。心尖区可闻及收缩期吹风样杂音，系发热、心腔扩大所致；也可闻及心尖部舒张期杂音，也为心室腔扩大、相对二尖瓣狭窄所产生。

5. 心力衰竭体征。较重病例可出现左侧心力衰竭或右侧心力衰竭的体征，甚至极少数出现心源性休克的一系列体征。

（三）分期

病毒性心肌炎根据病情变化和病程长短可分为四期。

1. 急性期。新发病者临床症状和体征明显而多变，病程多在 6 个月以内。

2. 恢复期。临床症状和客观检查好转，但尚未痊愈，病程一般在 6 个月以上。

3. 慢性期。部分患者临床症状、客观检查呈反复变化或迁延不愈，病程多在 1 年以上。

4. 后遗症期。患心肌炎时间已久，临床已无明显症状，但遗留较稳定的心电图异常，如室性期前收缩、房室或束支传导阻滞、交界区性心律等。

三、诊断标准

（1）在上呼吸道感染、腹泻等病毒感染后 1～3 周或急性期中出现心脏表现（如舒张期奔马律、心包摩擦音、心脏扩大等）和（或）充血性心力衰竭或阿－斯综合征者。

（2）上述感染后 1～3 周或发病同时新出现的各种心律失常而在未服抗心律失常药物前出现下列心电图改变者。

1）房室传导阻滞或窦房阻滞、束支传导阻滞。

2）2 个以上导联 ST 段呈不平型或下斜型下移≥0.05 mV，或多个导联 ST 段异常抬高或有异常 Q 波者。

3）频发多形、多源成对或并行性期前收缩；短阵室速、阵发性室上速或室速，扑动或颤动等。

4）2 个以上以 R 波为主波的导联 T 波倒置、平坦或降低＜R 波的 1/10。

5）频发房性期前收缩或室性期前收缩。

注：具有 1）至 3）任何一项即可诊断。具有 4）或 5）或无明显病毒感染史者要补充下列指标以助诊断：①左室收缩功能减弱（经无创或有创检查证实）。②病程早期有 CPK、CPK－MB、GOT、LDH 增高。

（3）如有条件应进行以下病原学检查。

1）粪便、咽拭子分离出柯萨奇病毒或其他病毒和（或）恢复期血清中同型病毒抗体滴度较第一份血清升高 4 倍（双份血清应相隔 2 周以上），或首次滴度＞1∶640 者为阳性，1∶320 者为可疑。

2）心包穿刺液分离出柯萨奇病毒或其他病毒等。

3）心内膜、心肌或心包分离出病毒或特异性荧光素标记抗体检查阳性。

4）对尚难明确诊断者可长期随访。在有条件时可做心肌活检以帮助诊断。

5）在考虑病毒性心肌炎诊断时，应除外甲状腺功能亢进症、β 受体功能亢进症及影响心肌的其他疾患，如风湿性心肌炎、中毒性心肌炎、冠心病、结缔组织病及代谢性疾病等。

四、治疗原则

目前病毒性心肌炎尚无特效治疗方法。一般治疗原则以休息、对症处理和中西医综合治疗为主。本病多数患者经休息和治疗后可以痊愈。

（一）休息

休息对本病的治疗意义是减轻心脏负担，防止心脏扩大、心力衰竭和心律失常。即使是已有心脏扩大者，经严格休息一个相当长的时间后，大多数也可使心脏恢复正常。具体做法是：卧床休息，一般卧床休息需3个月左右，直至症状消失、心电图正常。如果心脏已扩大或有心功能不全者，卧床时间还应延长到半年，直至心脏不能继续缩小、心力衰竭症状消失。其后在严密观察下，逐渐增加活动量。在病毒性心肌炎的恢复期中，应适当限制活动3~6个月。

（二）西医药治疗

1. 改善心肌营养和代谢。具有改善心肌营养和代谢作用的药物有维生素 C、维生素 B_6、维生素 B_{12}、辅酶 A、肌苷、细胞色素 C、三磷腺苷（ATP）、三磷胞苷（CTP）、辅酶 Q_{10} 等。

2. 调节细胞免疫功能。目前常用的有人白细胞干扰素、胸腺素、免疫核糖核酸等。目前由于各地在这类药物生产中质量、含量的不一致，在使用时需对一些不良反应、变态反应注意。中药黄芪已在调节细胞免疫功能方面显示出良好作用。

3. 治疗心律失常和心力衰竭。详见心律失常和心力衰竭有关内容。需注意的是：心肌炎患者对洋地黄类药物耐受性低，敏感性高，用药量需减至常规用药量的 1/2 ~ 2/3，以防止发生洋地黄类药物中毒。

4. 治疗重症病毒性心肌炎。重症病毒性心肌炎表现为短期内心脏急剧增大、高热不退、急性心力衰竭、休克，高度房室传导阻滞等。

（1）肾上腺皮质激素：肾上腺皮质激素可以抑制抗原抗体，减少变态反应，有利于保护心肌细胞、消除局部的炎症和水肿，有利于挽救生命，安度危险期。但是地塞米松等肾上腺皮质激素对于一般急性病毒感染性疾病属于禁用药。病毒性心肌炎是否可以应用此类激素治疗，现也意见不一。因为肾上腺皮质激素有抑制干扰素的合成，促进病毒繁殖和炎症扩散的作用，有加重病毒性心肌炎心肌损害的可能，所以现在一般认为病毒性心肌炎在急性期，尤其是前2周内，除重症病毒性心肌炎患者外，一般是禁用肾上腺皮质激素的。

（2）治疗重症病毒性心肌炎高度房室传导阻滞或窦房结损害应首先及时应用人工心脏起搏器度过急性期。

（3）对于重症病毒性心肌炎患者，特别是并发心力衰竭或心源性休克者，近期有人提出应用1，6－二磷酸果糖（FDP）5 g 静脉滴注。1，6－二磷酸果糖是糖代谢过程的底物，具有增加能量的作用，有利于心肌细胞能量的代谢。

五、常见护理问题

（一）活动无耐力

1. 相关因素。①头痛、不适。②虚弱、疲劳。③缺乏动机、沮丧。

2. 预期目标。①患者活动耐力增加了。②患者进行活动时，虚弱、疲劳感减轻或消失。③患者能说出影响其活动耐力的因素。④患者能参与所要求的身体活动。

3. 措施。

（1）心肌炎急性期，有并发症者，需卧床休息，待体温、心电图及 X 线检查恢复正常后逐渐增加活动量。

（2）进行必要的解释和鼓励，解除心理紧张和顾虑，使能积极配合治疗和得到充分休息。不要过度限制活动及延长患者卧床休息时间，鼓励患者白天坐在椅子上休息。下床活动前患者要做充分的活动准备，并为患者自理活动提供方便，如抬高床头，使患者便于起身下床。

（3）鼓励采取缓慢的重复性的活动，保持肌肉的张力，如上下肢的循环运动等。为患者提供安全的活动场所，把障碍物移开。

（4）合理安排每日的活动计划，在2次活动之间给予休息时间，不要急于求成。若患者在活动后出现心悸、气促、呼吸困难、胸闷、胸痛、心律失常、血压升高、脉搏加快等反应，则应停止活动，并以此作为限制最大活动量的指征。

（二）舒适的改变：心悸、气促

1. 相关因素。①心肌损伤。②心律失常。③心功能不全。

2. 预期目标。①患者主诉不适感减轻。②患者能够运用有效的方法缓解不适。

3. 措施。

（1）心肌炎并发心律失常或心功能不全时应增加卧床时间，协助生活护理，避免劳累。保持室内空气新鲜，呼吸困难者给予吸氧，半卧位。

（2）遵医嘱给药控制原发疾病，补充心肌营养。

（3）给予高蛋白、高维生素、易消化的低盐饮食；少量多餐。避免刺激性食物。高热者给予营养丰富的流质或半流质饮食。

（4）安慰患者，消除其紧张情绪，鼓励患者保持最佳的心理状态。指导患者使用放松技术，如：缓慢地深呼吸，全身肌肉放松等。

（5）戒烟、酒。

（三）心排血量减少

1. 相关因素。心肌收缩力减弱。

2. 预期目标。患者保持充足的心排血量，表现为生命体征正常。

3. 措施。

（1）尽可能减少或排除增加心脏负荷的原因及诱发因素，如有计划地护理患者，减少不必要的干扰，以保证充足的休息及睡眠时间；嘱患者卧床休息，协助患者满足生活需要；减少用餐时的疲劳，给予易消化、易咀嚼的食物，嘱患者晚餐要少吃一点。

（2）为患者提供一个安静、舒适的环境，限制探视，保证患者充分休息。根据病情给予适当的体位。保持室内空气新鲜，定时翻身拍背，预防呼吸道感染。

（3）持续吸氧，流量根据病情调节。输液速度不超过20～30滴/分钟。准备好抢救用物品和药物。

（四）潜在并发症：心律失常

1. 评估。

（1）加强床旁巡视，观察并询问患者有无不适。

（2）严密心电监护，记录心律失常的性质、每分钟次数等。

2. 措施。

（1）心肌炎并发轻度心律失常者应适当增加休息，避免劳累及感染，心律失常如影响心肌排血功能或有可能导致心功能不全者，应卧床休息。

（2）给予易消化饮食，少量多餐，禁烟、酒，禁饮浓茶、咖啡。

（3）准备好抢救药品及物品。

（五）潜在并发症：充血性心力衰竭

1. 评估。

（1）观察神志及末梢循环情况：意识状态、面色、唇色、甲床颜色等。

（2）测量生命体征变化。

（3）了解心力衰竭的体征变化，如水肿轻重、颈静脉怒张程度等。

（4）准确记录液体出入量，注意日夜尿量情况，夜尿量增多考虑有无早期心力衰竭和隐性水肿的可能。病情允许可每周测量体重，如体重增加，一般情况较差，要警惕早期心力衰竭所致水钠潴留。

（5）应用洋地黄类药物时，严密观察洋地黄的中毒表现。

2. 措施。

（1）心肌炎并发心力衰竭者需绝对卧床休息，抬高床头使患者半卧位。待心力衰竭症状消除后可逐步增加活动量。

（2）合理使用利尿药，严格控制输液量及每分钟滴速。间断或持续给氧，氧流量 2~3 L/min，严重缺氧时 4~6 L/min 为宜。

（3）给患者高蛋白、高维生素、易消化的低盐饮食，少量多餐。避免刺激性食物。补充钾盐及含钾丰富的食物，如香蕉、橘子。

（4）做好基础护理：注意保暖，多汗者及时更衣，防止受凉，预防呼吸道感染；长期卧床，尤其是水肿患者，要定时协助翻身，预防压疮；做好口腔及皮肤护理。保持大便通畅，便秘时使用开塞露。习惯性便秘者，每日给通便药物。

（5）预防细菌、病毒感染；防止再次发生药物中毒及物理性作用对心肌的损害。

（六）潜在并发症：猝死

1. 评估。

（1）密切观察病情变化，了解猝死征兆：心前区痛、胸闷、气急、心悸、乏力、室性期前收缩及心肌梗死症状。

（2）对心电图出现缺血性改变及双束支传导阻滞的患者应加强巡视，准备好抢救药品及物品。

2. 措施。

（1）病情平稳时做好健康指导，使患者自觉避免危险因素，包括情绪激动、劳累、饱餐、寒冷、吸烟等。

（2）掌握猝死的临床表现及体征：神志不清、抽搐、呼吸减慢或变浅甚至停滞、发绀、脉搏触不到、血压测不到、瞳孔散大、对光反射消失。

（3）一旦发生猝死立即进行心肺复苏、建立静脉通道，遵医嘱给药、必要时予以电除颤或心脏临时起搏。

（4）心跳恢复后，严密观察病情变化，包括神志、呼吸、心电图、血压、瞳孔等，并做详细记录。

六、健康教育

（一）预防感染

病毒性心肌炎是感染病毒引起的。防止病毒的侵入是十分重要的。尤其应预防呼吸道感染和肠道感染。对易感冒者平时应注意营养，避免过劳，选择适当的体育活动以增强体质。避免不必要的外出，必须外出时应注意防寒保暖，饮食卫生。感冒流行期间应戴口罩，避免去人口拥挤的公共场所活动。

1. 预防呼吸道和消化道感染。多数病毒性心肌炎患者在发病前 1~3 周内或发病同时有呼吸道或消化道感染的前驱表现，因此积极采取措施加以预防，可以减少病毒性心肌炎的发生。

2. 预防病毒性传染病。麻疹、脊髓灰质炎、肠道病毒感染、风疹、水痘、流行性腮腺炎等病毒性传染病均可累及心肌而形成病毒性心肌炎，因此积极有效地预防这些传染病，可以降低心肌炎的发病率。

3. 及时治疗各种病毒性疾病。及时治疗呼吸道感染、消化道感染及其他病毒性疾病。在病毒血症阶段即采用抗病毒药物治疗，便可直接杀灭病毒，减少病毒侵入心肌的机会或数量，降低心肌炎的发病率和减轻病情。

4. 避免条件致病因数的影响。在感染病毒之后机体是否发生心肌炎，除了与受感染者的性别、年龄、易感性以及所感染的病毒是否具有嗜心性、感染的数量等有关之外，还与受到细菌感染、发热、精神创伤、剧烈运动、过劳、缺氧、接受放射线或辐射、受冷、过热、使用激素、营养不良、接受外科手术、外伤、妊娠、心肌梗死等条件因子影响有关。这些条件因子不仅容易引起心肌炎发病，而且在病后易使病情反复、迁延或加重，因此必须积极防治。

（二）适当休息

急性发作期，一般应卧床休息 2~4 周，急性期后仍应休息 2~3 个月。严重心肌炎伴心界扩大者，应休息 6~12 个月，直到症状消失，心界恢复正常。如出现胸闷、胸痛、烦躁不安时，应在医生指导下用镇静、止痛药。心肌炎后遗症者，可尽量与正常人一样地生活工作，但不宜长时间看书、工作甚至熬夜。应避免情绪激动及过度体力活动而引起身体疲劳，使机体免疫抗病能力降低。

（三）饮食调摄

饮食宜高蛋白、高热量、高维生素，尤其是含维生素 C 多的食物，如山楂、苹果、橘子、西红柿等。多食葡萄糖、蔬菜、水果。忌暴饮暴食，忌食辛辣、熏烤、煎炸之品。吸烟时烟草中的尼古丁可促进冠状动脉痉挛收缩，影响心肌供血，饮酒会造成血管功能失调，故应戒烟、忌酒。食疗上可服用菊花粥、人参粥等，可遵医嘱服用生晒参、西洋参等，有利于心肌炎的恢复。

（四）体育锻炼

在恢复期，根据自己的体力参加适当的锻炼，如散步、保健操、气功等，可早日康复及避免后遗症。心肌炎后遗症只要没有严重心律失常，可参加一般性的体育锻炼，如慢跑、跳舞、气功、太极拳等，持之以恒，以利于疾病的康复。

（五）监测生命体征

每日注意测量体温、脉搏、呼吸等生命体征。高热的患者给予降温、口腔护理及皮肤护理。由于心肌收缩无力、心排血量急剧下降易导致心源性休克，应及时测血压、脉搏。如患者出现脉搏微弱、血压下降、烦躁不安、面色灰白等症状，应立即送往医院进行救治。

（六）不良反应

心肌炎反复发作的患者，长期服用激素，要注意观察不良反应和毒性反应，如高血压、胃肠道消化性溃疡及穿孔、出血等。心肌炎的患者对洋地黄制剂极为敏感，易出现中毒现象，应严格掌握用药剂量。急性患者应用大剂量维生素 C 及能量合剂，静脉滴注或静脉推注时要注意保护血管，控制速度，以防肺水肿。

（七）居室应保持空气新鲜、流通

定期通风换气，但要避免患者直接吹风，防止感冒加重病情。冬季注意保暖。平素应加强身体锻炼，运动量不宜过大，可由小量到大量，以患者能承受不感劳累为度，可做些气功、太极拳、散步等活动。

第二节 心绞痛

心绞痛（Angina Pectoris）是冠状动脉供血不足，心肌急剧的、暂时的缺血与缺氧引起的综合征。其特点为阵发性的前胸压榨性疼痛感觉，主要位于胸骨后部，可放射至左上肢，常发生于劳累或情绪激动时，持续数分钟，休息或服用硝酸酯制剂后消失。本病多见于男性，多数患者在 40 岁以上，劳累、情绪激动、饱食、受寒、阴雨天气、急性循环衰竭等为常见的诱因。

一、病因

1. 基本病因。对心脏予以机械性刺激并不引起疼痛，但心肌缺血、缺氧则引起疼痛。当冠状动脉的"供血"与心肌的"需氧"出现矛盾，冠状动脉血流量不能满足心肌代谢需要时，引起心肌急剧的、暂时的缺血、缺氧时，即产生心绞痛。

2. 其他病因。除冠状动脉粥样硬化外，主动脉瓣狭窄或关闭不全、梅毒性主动脉炎、肥厚性心肌病、先天性冠状动脉畸形、风湿性冠状动脉炎，都可引起冠状动脉在心室舒张期充盈障碍，引发心绞痛。

二、临床表现与诊断

（一）临床表现

1. 症状。

（1）部位：典型心绞痛主要在胸骨体上段或中段之后，可波及心前区，有手掌大小范围，可放射至左肩、左上肢前内侧，达无名指和小指；不典型心绞痛疼痛可位于胸骨下段、左心前区或上腹部，放射至颈、下颌、左肩胛部或右前胸。

（2）性质：胸痛为压迫、发闷，或紧缩性，也可有烧灼感。发作时，患者往往不自觉地停止原来的活动，直至症状缓解。

（3）诱因：典型的心绞痛常在相似的条件下发生。以体力劳累为主，其次为情绪激动。登楼、平地快步走、饱餐后步行、逆风行走，甚至用力大便或将臂举过头部的轻微动作，暴露于寒冷环境、进冷饮、身体其他部位的疼痛，以及恐怖、紧张、发怒、烦恼等情绪变化，都可诱发。晨间痛阈低，轻微劳力如刷牙、剃须、步行即可引起发作；上午及下午痛阈提高，则较重的劳力亦可不诱发。

（4）时间：疼痛出现后常逐步加重，然后在 5 min 内逐渐消失，一般在停止原活动后缓解。一般为 1～15 min，多数 3～5 min，偶可达 30 min，可数天或数星期发作 1 次，亦可 1 日内发作多次。

（5）硝酸甘油的效应：舌下含化硝酸甘油片如有效，心绞痛应于 2 min 内缓解，对卧位型心绞痛，硝酸甘油可能无效。在评定硝酸甘油的效应时，还要注意患者所用的药物是否已经失效或接近失效。

2. 体征。平时无异常体征，心绞痛发作时常见心率增快、血压升高、表情焦虑、皮肤冷或出汗，有时出现第四或第三奔马律。可有暂时性心尖部收缩期杂音，是乳头肌缺血以致功能失调引起二尖瓣关闭不全所致。

（二）诊断

1. 冠心病诊断。

（1）据典型的发作特点和体征，含用硝酸甘油后缓解，结合年龄和存在冠心病易患因素，除外其他原因所致的心绞痛，一般即可确立诊断。

（2）心绞痛发作时心电图：绝大多数患者 ST 段压低 0.1 mV（1 mm）以上，T 波平坦或倒置（变异型心绞痛者则有关导联 ST 段抬高），发作过后数分钟内逐渐恢复。

（3）心电图无改变的患者可考虑做负荷试验。发作不典型者，诊断要依靠观察硝酸甘油的疗效和发作时心电图的改变；如仍不能确诊，可多次复查心电图、心电图负荷试验或 24 h 动态心电图连续监测，如心电图出现阳性变化或负荷试验诱发心绞痛发作亦可确诊。

（4）诊断有困难者可考虑行选择性冠状动脉造影或做冠状动脉 CT。考虑施行外科手术治疗者则必须行选择性冠状动脉造影。冠状动脉内超声检查可显示管壁的病变，对诊断可能更有帮助。

2. 分型诊断。根据世界卫生组织"缺血性心脏病的命名及诊断标准"，现将心绞痛作如下归类。

（1）劳累性心绞痛：是由运动或其他增加心肌需氧量的情况所诱发的心绞痛。包括 3 种类型。①稳定型劳累性心绞痛，简称稳定型心绞痛，亦称普通型心绞痛。是最常见的心绞痛。指由心肌缺血缺氧引起的典型心绞痛发作，其性质在 1～3 个月内并无改变。即每日和每周疼痛发作次数大致相同，诱发疼痛的劳累和情绪激动程度相同，每次发作疼痛的性质和疼痛部位无改变，用硝酸甘油后也在相同时间内发生疗效。②初发型劳累性心绞痛，简称初发型心绞痛。指患者过去未发生过心绞痛或心肌梗死，而现在发生由心肌缺血缺氧引起的心绞痛，时间尚在 1～2 个月内。有过稳定型心绞痛但已数月不发生心绞痛，再发生心绞痛未到 1 个月者也归入本型。③恶化型劳累性心绞痛，进行型心绞痛指原有稳定型心绞痛的患者，在 3 个月内疼痛的频率、程度、诱发因素经常变动，进行性恶化。可发展为心肌梗死与猝死。

（2）自发性心绞痛：心绞痛发作与心肌需氧量无明显关系，与劳累性心绞痛相比，疼痛持续时间一般较长，程度较重，且不易为硝酸甘油所缓解。包括四种类型。①卧位型心绞痛：在休息时或熟睡时发生的心绞痛，其发作时间较长，症状也较重，发作与体力活动或情绪激动无明显关系，常发生在半夜，偶尔在午睡或休息时发作。疼痛常剧烈难忍，患者烦躁不安、起床走动。硝酸甘油的疗效不明显或仅能暂时缓解。可能与夜梦、夜间血压降低或发生未被察觉的左心室衰竭，以致狭窄的冠状动脉远端心肌灌注不足；或平卧时静脉回流增加，心脏工作量增加，需氧增加等有关。②变异型心绞痛：本型患者心绞痛的性质、与卧位型心绞痛相似，也常在夜间发作，但发作时心电图表现不同，显示有关导联的 ST 段抬高而与之相对应的导联中则 ST 段压低。本型心绞痛是由于在冠状动脉狭窄的基础上，该支血管发生痉挛，引起一片心肌缺血所致。③中间综合征：亦称冠状动脉功能不全。指心肌缺血引起的心绞痛发作历时较长，达 30 min 或 1 h 以上，发作常在休息时或睡眠中发生，但心电图、放射性核素和血清学检查无心肌坏死的表现。本型疼痛其性质是介于心绞痛与心肌梗死之间，常是心肌梗死的前奏。④梗死后心绞痛：在急性心肌梗死后不久或数周后发生的心绞痛。由于供血的冠状动脉阻塞，发生心肌梗死，但心肌尚未完全坏死，一部分未坏死的心肌处于严重缺血状态下又发生疼痛，随时有再发生梗死的可能。

（3）混合性心绞痛：劳累性和自发性心绞痛混合出现，因冠状动脉的病变使冠状动脉血流储备固定地减少，同时又发生短暂的再减损所致，兼有劳累性和自发性心绞痛的临床表现。

（4）不稳定型心绞痛：在临床上被广泛应用并被认为是稳定型劳累性心绞痛和心肌梗死和猝死之间的中间状态。它包括了除稳定型劳累性心绞痛外的上述所有类型。其病理基础是在原有病变上发生冠状动脉内膜下出血、粥样硬化斑块破裂、血小板或纤维蛋白凝集、冠状动脉痉挛等，除了没有诊断心肌梗死的明确的心电图和心肌酶谱变化外，目前应用的不稳定心绞痛的定义根据以下 3 个病史特征做出。①在相对稳定的劳累相关性心绞痛基础上出现逐渐增强的疼痛。②新出现的心绞痛（通常 1 个月内），由很轻度的劳力活动即可引起心绞痛。③在静息和很轻劳力时出现心绞痛。

三、治疗原则

预防：主要预防动脉粥样硬化的发生和发展。

治疗原则：改善冠状动脉的血供；减低心肌的耗氧；同时治疗动脉粥样硬化。

（一）发作时的治疗

（1）休息：发作时立刻休息，经休息后症状可缓解。

（2）药物治疗：应用作用较快的硝酸酯制剂。

（3）在应用上述药物的同时，可考虑用镇静药。

（二）缓解期的治疗

系统治疗，清除诱因、注意休息、使用作用持久的抗动脉粥样硬化药物，以防心绞痛发作，可单独、交替或联合应用。调节饮食，特别是一次进食不应过饱；禁绝烟酒。调整日常生活与工作量；减轻精神负担；保持适当的体力活动，但以不致发生疼痛症状为度；一般不需卧床休息。

（三）其他治疗

低分子右旋糖酐或羟乙基淀粉注射液，作用为改善微循环的灌流，可用于心绞痛的频繁发作。抗凝药，如肝素；溶血栓药和抗血小板药可用于治疗不稳定型心绞痛。高压氧治疗增加全身的氧供应，可使顽固的心绞痛得到改善，但疗效不易巩固。体外反搏治疗可能增加冠状动脉的血供，也可考虑应用。兼有早期心力衰竭者，治疗心绞痛的同时宜用快速作用的洋地黄类制剂。

（四）外科手术治疗

主动脉 - 冠状动脉旁路移植手术（Coronary Artery Bypass Grafting，CABG）方法：取患者自身的大隐静脉或内乳动脉作为旁路移植材料。一端吻合在主动脉，另一端吻合在有病变的冠状动脉段的远端，引主动脉的血液以改善该冠状动脉所供血的心肌的血流量。

（五）经皮腔内冠状动脉成形术

经皮腔内冠状动脉成形术（Percutaneous Transluminal Coronary Angioplasty，PTCA）方法：冠状动脉造影后，针对相应病变，应用带球囊的心导管经周围动脉送到冠状动脉，在导引钢丝的指引下进入狭窄部位；向球囊内加压注入稀释的造影剂使之扩张，解除狭窄。

（六）其他冠状动脉介入性治疗

由于PTCA有较高的术后再狭窄发生率，近来采用一些其他成形方法如激光冠状动脉成形术（PTCLA）、冠状动脉斑块旋切术、冠状动脉斑块旋磨术、冠状动脉内支架安置等，期望降低再狭窄发生率。

（七）运动锻炼疗法

谨慎安排进度适宜的运动锻炼有助于促进侧支循环的发展，提高体力活动的耐受量，改善症状。

四、常见护理问题

（一）心绞痛

1. 相关因素。与心肌急剧、短暂地缺血、缺氧，冠状动脉痉挛有关。

2. 临床表现。阵发性胸骨后疼痛。

3. 护理措施。

（1）心绞痛发作时立即停止步行或工作，休息片刻即可缓解。根据疼痛发生的特点，评估心绞痛严重程度（表3-1），制定相应活动计划。频发者或严重心绞痛者，严格限制体力活动，并绝对卧床休息。

表3-1 劳累性心绞痛分级

心绞痛分级	表现
Ⅰ级：日常活动时无症状	较日常活动重的体力活动，如平地小跑步、快速或持重物上三楼、上陡坡等时引起心绞痛
Ⅱ级：日常活动稍受限制	一般体力活动，如常速步行1.5~2 km、上三楼、上坡等即引起心绞痛
Ⅲ级：日常活动明显受损	较日常活动轻的体力活动，如常速步行0.5~1 km、上二楼、上小坡等即引起心绞痛
Ⅳ级：任何体力活动均引起心绞痛	轻微体力活动（如在室内缓行）即引起心绞痛，严重者休息时亦发生心绞痛

（2）遵医嘱给予患者舌下含服硝酸甘油、吸氧，记录心电图，并通知医生。心绞痛频发或严重者遵医嘱使用硝酸甘油静脉微泵推注。由于此类药物能扩张头面部血管，有些患者使用后会出现颜面潮红、头痛等症状，应向患者说明。

（3）用药后动态观察患者胸痛变化情况，同时监测ECG，必要时进行心电监测。

（4）告知患者在心绞痛发作时的应对技巧：一是立即停止活动；另一是立即含服硝酸甘油。向患者讲解含服硝酸甘油是因为舌下有丰富的静脉丛，吸收见效比口服硝酸甘油快。若疼痛持续15 min以上不缓解，则有可能发生心肌梗死，需立即急诊就医。

（二）焦虑

1. 相关因素。与心绞痛反复频繁发作、疗效不理想有关。

2. 临床表现。睡眠不佳，缺乏自信心、思维混乱。

3. 护理措施。

（1）向患者讲解心绞痛的治疗是一个长期过程，需要有毅力，鼓励其说出内心想法，针对其具体心理情况给予指导与帮助。

（2）心绞痛发作时，尽量陪伴患者，多与患者沟通，指导患者掌握心绞痛发作的有效应对措施。

（3）及时向患者分析讲解疾病好转信息，增强患者治疗信心。

（4）告知患者不良心理状况对疾病的负面影响，鼓励患者进行舒展身心的活动（如听音乐、看报纸等活动），转移患者注意力。

（三）知识缺乏

1. 相关因素。与缺乏知识来源，认识能力有限有关。

2. 临床表现。患者不能说出心绞痛相关知识，不知如何避免相关因素。

3. 护理措施。

（1）避免诱发心绞痛的相关因素：如情绪激动、饱食、焦虑不安等不良心理状态。

（2）告知患者心绞痛的症状为胸骨后疼痛，可放射至左臂、颈、胸，常为压迫或紧缩感。

（3）指导患者硝酸甘油使用注意事项。

（4）提供简单易懂的书面或影像资料，使患者了解自身疾病的相关知识。

五、健康教育

（一）心理指导

告知患者需保持良好心态，因精神紧张、情绪激动、饱食、焦虑不安等不良心理状态，可诱发和加重病情。患者常因不适而烦躁不安，且伴恐惧，此时鼓励患者表达感觉，告知尽量做深呼吸，放松情绪才能使疾病尽快消除。

（二）饮食指导

（1）减少饮食热能，控制体重，少量多餐（每天 4～5 餐），晚餐尤应控制进食量，提倡饭后散步，切忌暴饮暴食，避免过饱；减少脂肪总量，限制饱和脂肪酸和胆固醇的摄入量，增加不饱和脂肪酸；限制单糖和双糖摄入量，供给适量的矿物质及维生素，戒烟戒酒。

（2）在食物选择方面：应适当控制主食和含糖零食。多吃粗粮、杂粮，如玉米、小米、荞麦等；禽肉、鱼类，以及核桃仁、花生、葵花子等坚果类含不饱和脂肪酸较多，可多食用；多食蔬菜和水果，不限量，尤其是超体重者，更应多选用带色蔬菜，如菠菜、油菜、番茄、茄子和带酸味的新鲜水果，如苹果、橘子、山楂，提倡吃新鲜泡菜；多用豆油、花生油、菜油及香油等植物油；蛋白质按劳动强度供给，冠心病患者蛋白质按 2 g/kg 供给。尽量多食用黄豆及其制品，如豆腐、豆干、百叶等，其他如绿豆、赤豆也很好。

（3）禁忌食物：忌烟、酒、咖啡以及辛辣的刺激性食品；少用猪油、黄油等动物油烹调；禁用动物脂肪高的食物，如猪肉、牛肉、羊肉及含胆固醇高的动物内脏、动物脂肪、脑髓、贝类、乌贼鱼、蛋黄等；食盐不宜多用，每天 2～4 g；含钠味精也应适量限用。

（三）作息指导

制定固定的日常活动计划，避免劳累。避免突发性的劳力动作，尤其在较长时间休息以后。如凌晨起来后活动动作宜慢。心绞痛发作时，应停止所有活动，卧床休息。频发或严重心绞痛患者，严格限制体力活动，应绝对卧床休息。

（四）用药指导

1. 硝酸酯类。硝酸甘油是缓解心绞痛的首选药。

（1）心绞痛发作时可用短效制剂 1 片舌下含化，1～2 min 即开始起作用，持续半小时；勿吞服。如药物不易溶解，可轻轻嚼碎继续含化。

（2）应用硝酸酯类药物时可能出现头晕、头胀痛、头部跳动感、面红、心悸，继续用药数日后可自行消失。

（3）硝酸甘油应储存在棕褐色的密闭小玻璃瓶中，防止受热、受潮，使用时应注意有效期，每用 6 个月须更换药物。如果含服药物时无舌尖麻辣、烧灼感，说明药物已失效，不宜再使用。

（4）为避免直立性低血压所引起的晕厥，用药后患者应平卧片刻，必要时吸氧。长期反复应用会产生耐药性而效力降低，但停用 10 d 以上，复用可恢复效力。

2. 长期服用 β 受体阻滞药者。如使用阿替洛尔（氨酰心安）、美托洛尔（倍他乐克）时，应指导患者用药。

（1）不能随意突然停药或漏服，否则会引起心绞痛加重或心肌梗死。

（2）应在饭前服用，因食物能延缓此类药物吸收。

（3）用药过程中注意监测心率、血压、心电图等。

3. 钙通道阻滞药。目前不土张使用短效制剂（如硝苯地平），以减少心肌耗氧量。

（五）特殊及行为指导

（1）寒冷刺激可诱发心绞痛发作，不宜用冷水洗脸，洗澡时注意水温及时间。外出应戴口罩或围巾。

（2）患者应随身携带心绞痛急救盒（内装硝酸甘油片）。心绞痛发作时，立即停止活动并休息，保持安静。及时使用硝酸甘油制剂，如片剂舌下含服，喷雾剂喷舌底 1～2 下，贴剂粘贴在心前区。如果自行用药后，心绞痛未缓解。应请求协助救护。

（3）有条件者可以氧气吸入，使用氧气时，避免明火。

（4）患者洗澡时应告诉家属，不宜在饱餐或饥饿时进行，水温勿过冷过热，时间不宜过长，门不要上锁，以防发生意外。

（5）与患者讨论引起心绞痛的发作诱因，确定需要的帮助，总结预防发作的方法。

（六）病情观察指导

注意观察胸痛的发作时间、部位、性质、有无放射性及伴随症状，定时监测心率、心律。若心绞痛发作次数增加，持续时间延长，疼痛程度加重，含服硝酸甘油无效者，有可能是心肌梗死先兆，应立即就诊。

（七）出院指导

（1）减轻体重，肥胖者需限制饮食热量及适当增加体力活动，避免采用剧烈运动防治各种可加重病情的疾病，如高血压、糖尿病、贫血、甲亢等。特别要控制血压，使血压维持在正常水平。

（2）慢性稳定型心绞痛患者大多数可继续正常性生活，为预防心绞痛发作，可在 1 h 前含服硝酸甘油 1 片。

（3）患者应随身携带硝酸甘油片以备急用，患者及家属应熟知药物的放置地点，以备急需。

第三节　心律失常

一、概述

心脏的传导系统由产生和传导冲动的特殊分化的传导组织构成。包括窦房结、结间束、房室结、希氏束、左右束支及浦肯野纤维网。

冲动由窦房结产生，沿结间束和心房肌传递，到达房室结及左心房，冲动此时传递速度极慢，当冲动传递到希氏束后传递速度再度加速，左右束支及浦肯野纤维网传递速度极快捷，使整个心室几乎同时被激动，最终冲动到达心外膜，完成一次完整的心动周期。

心脏传导系统也接受迷走神经和交感神经的支配，迷走神经兴奋性增加会使窦房结的自律性和传导性抑制，延长窦房结和周围组织的不应期，减慢房室结的传导，延长了房室结的不应期。交感神经作用与迷走神经相反。

各种原因引起心脏冲动频率、节律、起源部位、冲动传导速度和次序的异常均可引起心脏活动的规律发生紊乱，称为心律失常。

（一）分类

临床上根据心律失常发作时心率的快慢可分为快速性心律失常和缓慢性心律失常。心律失常按其发生原理可分为冲动形成异常和冲动传导异常两大类。

1. 冲动形成异常。

（1）窦性心律失常：由窦房结发出的冲动频率过快、过慢或有明显不规则形成的心律失常，如窦性心动过速、窦性心动过缓、窦性心律不齐、窦性停搏。

（2）异位心律：起源于窦房结以外（异位）的冲动，则形成期前收缩、阵发性心动过速、扑动、颤动以及逸搏心律等心律失常。

2. 冲动传导异常。

（1）生理性：干扰及房室分离。

（2）病理性传导阻滞。常见的有窦房传导阻滞、房室传导阻滞、房内传导阻滞、室内传导阻滞（左、右束支及左束支分支传导阻滞）。

（3）房室间传导途径异常：预激综合征。

（二）发病机制

心律失常有多种不同机制，如折返、异常自律性、后除极触发激动等，主要心律失常的电生理机制主要包括冲动形成异常、冲动传导异常以及二者并存。

1. 冲动形成异常。

（1）正常自律性状态：窦房结、结间束、冠状窦口周围、房室结的远端和希氏束－浦肯野系统的心肌细胞均有自律性。自主神经系统兴奋性改变或心脏传导系统的内在病变，均可导致原有正常自律性的心肌细胞发放不适当的冲动，如窦性心律失常、逸搏心律。

（2）异常自律性状态：正常情况下心房、心室肌细胞是无自律性的快反应细胞，由于病变使膜电位降低至 $-50 \sim -60 \ mV$ 时，使其出现异常自律性，而原本有自律性的快反应细胞（浦肯野纤维）的自律性也增高，异常自律性从而引起心律失常，如房性或室性快速心律失常。

（3）后除极触发激动：当局部儿茶酚胺浓度增高、低血钾、高血钙、洋地黄中毒及心肌缺血再灌注时，心房、心室与希氏束－浦肯野组织在动作电位后可产生除极活动，被称为后除极。若后除极的振幅增高并抵达阈值，便可引起反复激动，可导致持续性快速性心律失常。

2. 冲动传导异常。折返是所有快速性心律失常最常见的发病机制，传导异常是产生折返的基本条件。传导异常包括：①心脏两个或多个部位的传导性与应激性各不相同，相互连接形成一个有效的折返环路。②折返环的两支应激性不同，形成单向传导阻滞。③另一通道传导缓慢，使原先发生阻滞的通道有足够时间恢复兴奋性。④原先阻滞的通道再次激动，从而完成一次折返激动。冲动在环内反复循环，从而产生持续而快速的心律失常。

（三）实验室检查

1. 心电图检查。心电图检查是诊断心律失常最重要、最常用的无创性的检查技术。需记录十二导联，并记录显示 P 波清楚导联的心电图长条，以备分析，往往选择Ⅱ或 V_1 导联。

心电图分析主要包括：①心房、心室节律是否规则，频率如何。②P－R 间期是否恒定。③P 波、QRS 波群形态是否正常，P 波与 QRS 波的相互关系等。

2. 长时间心电图记录。

（1）动态心电图：动态心电图检查是在患者日常工作和活动情况下，连续记录患者24 h 的心电图。其作用是：①了解患者症状发生如心悸、晕厥等，是否与心律失常有关。②明确心律失常或心肌缺血的发作与活动关系、昼夜分布特征。③帮助评价抗心律失常药物的疗效、起搏器、埋藏式心脏复律除颤器的效果和功能状态。

（2）事件记录器。

1）事件记录器：应用于间歇、不频繁发作的心律失常患者，通过直接回放、电话、互联网将实时记录的发生心律失常及其发生心律失常前后的心电图传输至医院。

2）埋植皮下事件记录器：这种事件记录器可埋于患者皮下，记录器可自行启动、检测和记录心律失常，应用于发作不频繁，可能是心律失常所致的原因不明晕厥患者。

3. 运动试验。运动试验用于运动时出现心悸的患者以协助诊断。但运动试验的敏感性不如动态心电图，须注意正常人进行运动试验时亦可出现室性期前收缩。

4. 食管心电图。将食管电极导管插入食管并置于心房水平位置，能记录心房电位，并能进行心房快速起搏和程序电刺激。其作用为：①可以提供对常见室上性心动过速发生机制的判断的帮助，帮助鉴别室上性心动过速。②可以诱发和终止房室结折返性心动过速。③有助于不典型预激综合征的诊断。④评价窦房结功能。⑤评价抗心律失常药物的疗效。

5. 临床心电生理检查。

（1）心电生理检查临床作用：①诊断性应用：确立心律失常诊断及类型，了解心律失常起源部位及发生机制。②治疗性应用：以电刺激终止心动过速发作，评价某些治疗措施（如起搏器、置入式心脏复律除颤器、导管消融、手术治疗、药物治疗等）能否防止电刺激诱发心动过速；通过电极导管进行消融如射频、冷冻，达到治愈心动过速的目的。③判断预后：通过电刺激确定患者是否易于诱发室性心动过速，有无发生猝死的危险。

（2）心电生理检查适应证：①窦房结功能测定。②房室与室内传导阻滞。③心动过速。④不明原因晕厥。

二、窦性心律失常

心脏的正常起搏点位于窦房结，其冲动产生的频率是 60～100/min，产生的心律称为窦性心律。心电图特征 P 波在 I 、II 、aVF 导联直立，aVR 导联倒置，P–R 间期 0.12～0.20 s。窦性心律的频率因年龄、性别、体力活动等不同有显著的差异。

（一）窦性心动过速

成人窦性心率在 100～150/min，偶有高达 200/min，称窦性心动过速。窦性心动过速通常逐渐开始与终止。刺激迷走神经可以使其频率减慢，但刺激停止可恢复到原来的水平。

1. 病因。多数属生理现象，健康人常在吸烟、饮茶、咖啡、酒，剧烈运动或情绪激动等情况下发生。在某些病时也可发生，如发热、甲亢、贫血、心肌缺血、心力衰竭、休克等。应用肾上腺素、阿托品等药物亦常引起窦性心动过速。

2. 心电图特征。窦性 P 波规律出现，频率 >100/min，P–P 间隔 <0.6 s（图 3–1）。

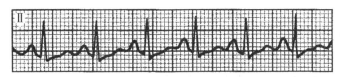

图 3–1　窦性心动过速

3. 治疗原则。一般不需特殊治疗。祛除诱发因素和针对原发病做相应处理。必要时可应用 β 受体阻滞药如美托洛尔，减慢心率。

（二）窦性心动过缓

成人窦性心律频率 < 60/min，称窦性心动过缓。常同时伴发窦性心律不齐（不同 P–P 间期的差异大于 0.12 s）。

1. 病因。多见于健康的青年人、运动员、睡眠状态，为迷走神经张力增高所致。亦可见于颅内压增高、器质性心脏病、严重缺氧、甲低、阻塞性黄疸等。服用抗心律失常药物如 β 受体阻滞药、胺碘酮、钙通道阻滞药和洋地黄过量等也可发生。

2. 心电图特征。窦性 P 波规律出现，频率 <60/min，P–P 间隔 >1 s（图 3–2）。

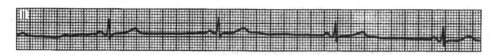

图 3 - 2   窦性心动过缓

3. 临床表现。一般无自觉症状，当心率过分缓慢，出现心排血量不足，可出现胸闷、头晕，甚至晕厥等症状。

4. 治疗原则。窦性心动过缓一般无症状也不需治疗；病理性心动过缓应针对病因采取相应治疗措施。如因心率过慢而出现症状者则可用阿托品、异丙肾上腺素等药物，但不宜长期使用。症状不能缓解者可考虑心脏起搏治疗。

（三）病态窦房结功能综合征

病态窦房结功能综合征，简称病窦综合征，是由于窦房结的病变导致功能减退，出现多种心律失常的表现。病窦综合征常并发心房自律性异常，部分患者可有房室传导功能障碍。

1. 病因。某些疾病如甲状腺功能亢进、伤寒、布氏杆菌病、淀粉样变、硬化与退行性变等，在病程中损害了窦房结，导致窦房结起搏和传导功能障碍；窦房结周围神经和心房肌的病变，减少窦房结的血液供应，影响其功能；迷走神经张力增高、某些抗心律失常药物抑制窦房结功能，亦可导致窦房结功能障碍。

2. 心电图特征。主要表现为：①非药物引起的持续的窦性心动过缓，心率 < 50/min。②窦性停搏与窦房传导阻滞。③窦房传导阻滞与房室传导阻滞同时并存。④心动过缓与房性快速心律失常交替发作。

其他表现：①心房颤动患者自行心室率减慢，或发作前后有心动过缓和（或）一度房室传导阻滞；②房室交界区性逸搏心律。

3. 临床表现。发作性头晕、黑矇、乏力，严重者可出现晕厥等，与心动过缓有关的心、脑血管供血不足的症状。有心动过速的症状者，还可有心悸、心绞痛等症状。

4. 治疗原则。对于无症状的患者，不必治疗，定期随访，对于有症状的患者，应用起搏器治疗。心动过缓 - 心动过速综合征患者应用起搏器后，仍有心动过速症状，可应用抗心律失常药物，但避免单独使用抗心律失常药物，以免加重心动过缓症状。

三、期前收缩

根据异位起搏点部位的不同，期前收缩可分为房性、房室交界性和室性期前收缩。期前收缩起源于一个异位起搏点，称为单源性，起源于多个异位起搏点，称为多源性。

临床上将偶尔出现期前收缩称偶发性期前收缩，但期前收缩 >5 个/min 称频发性期前收缩。如每一个窦性搏动后出现一个期前收缩，称为二联律；每两个窦性搏动后出现一个期前收缩，称为三联律；每一个窦性搏动后出现两个期前收缩，称为成对期前收缩。

（一）病因

各种器质性心脏病如冠心病、心肌炎、心肌病、风湿性心脏病、二尖瓣脱垂等可引起期前收缩。电解质紊乱、应用某些药物亦可引起期前收缩。另外，健康人在过度劳累、情绪激动、大量吸烟饮酒、饮浓茶、进食咖啡因等可引起期前收缩。

（二）心电图特征

1. 房性期前收缩。P 波提早出现，其形态与窦性 P 波不同，P - R 间期大于 0.12 s，QRS 波群形态与正常窦性心律的 QRS 波群相同，房性期前收缩后有不完全代偿间歇（图 3 - 3）。

2. 房室交界性期前收缩。提前出现的 QRS 波群，其形态与窦性心律相同；P 波为逆行型（在 Ⅱ、Ⅲ、aVF 导联中倒置）出现在 QRS 波群前，P - R 间期 < 0.12 s。或出现在 QRS 波后，R - P 间期 < 0.20 s。也可出现在 QRS 波之中。房室交界性期前收缩后大多有完全代偿间歇。

3. 室性期前收缩。QRS 波群提前出现，形态宽大畸形，QRS 时限 > 12 s，与前一个 P 波无相关；T 波常与 QRS 波群的主波方向相反；室性期前收缩后有完全代偿间歇（图 3 - 4）。

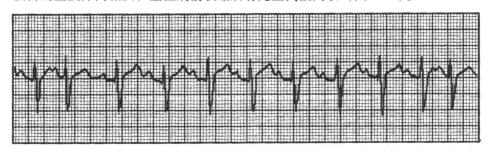

图 3 - 3　房性期前收缩

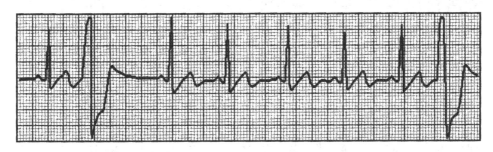

图 3 - 4　室性期前收缩

（三）临床表现

偶发期前收缩大多无症状，可有心悸或感到 1 次心跳加重或有心跳暂停感。频发期前收缩使心排血量降低，引起乏力、头晕、胸闷等。

脉搏检查可有脉搏不齐，有时期前收缩本身的脉搏减弱。听诊呈心律不齐，期前收缩的第一心音常增强，第二心音相对减弱甚至消失。

（四）治疗原则

1. 病因治疗。积极治疗病因，消除诱因。如改善心肌供血，控制炎症，纠正电解质紊乱，防止情绪紧张和过度疲劳。

2. 对症治疗。偶发期前收缩无重要临床意义，不需特殊治疗，亦可用小量镇静药或 β 受体阻滞药；对症状明显、呈联律的期前收缩需应用抗心律失常药物治疗，如频发房性、交界区性期前收缩常选用维拉帕米、β 受体阻滞药等；室性期前收缩常选用利多卡因、美西律、胺碘酮等；洋地黄中毒引起的室性期前收缩应立即停用洋地黄，并给予钾盐和苯妥英钠治疗。

四、阵发性心动过速

阵发性心动过速是指阵发性、快速而规则的异位心律，由 3 个以上包括 3 个连续发生的期前收缩形成。根据异位起搏点的部位不同，可分为房性、交界区性和室性三种，房性与交界区性心动过速有时难以区别，故统称为室上性心动过速。

（一）病因

1. 室上性心动过速。常见于无器质性心脏病的正常人，也可见于各种心脏病患者，如冠心病、高血压、风心病、甲状腺功能亢进、洋地黄中毒等患者。

2. 室性心动过速。多见于器质性心脏病患者，最常见于冠心病急性心肌梗死，其他如心肌病、心肌炎、风湿性心脏病、电解质紊乱、洋地黄中毒、Q - T 间期延长综合征、药物中毒等。

（二）心电图特征

1. 室上性心动过速。连续 3 次或以上快而规则的房性或交界区性期前收缩（QRS 波群形态正常），频率在 150 ~ 250/min，P 波为逆行性（Ⅱ、Ⅲ、aVF 导联倒置），常埋藏于 QRS 波群内或位于其终末部分，与 QRS 波群保持恒定关系，但不易分辨（图 3 - 5）。

2. 室性心动过速。连续 3 次或 3 次以上室性期前收缩；QRS 波形态畸形，时限大于 0.12 s，有继发性 ST - T 改变，T 波常与 QRS 波群主波方向相反；心室率 140 ~ 220/min，心律可以稍不规则；一般情况下 P 波与 QRS 波群无关，形成房室分离；常可见到心室夺获或室性融合波，是诊断室速的最重要依据（图 3 - 6）。

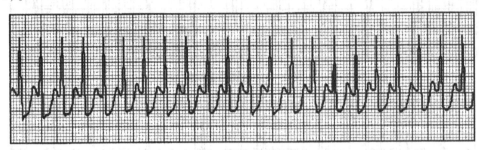

图 3 - 5　室上性心动过速

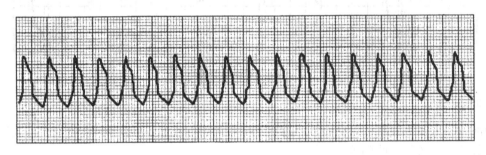

图 3 - 6　室性心动过速

（三）临床表现

1. 室上性心动过速。心率快而规则，常达 250/min。突发突止，持续数秒、数小时甚至数日不等。发作时患者可有心悸、胸闷、乏力、头晕、心绞痛，甚至发生心力衰竭、休克。症状轻重取决于发作时的心率及持续时间。

2. 室性心动过速。发作时临床症状轻重可因发作时心率、持续时间、原有心脏病变而各有不同。非持续性室性心动过速（发作持续时间少于 30 s，能自行终止）患者，可无症状；持续性室性心动过速（发作持续时间长于 30 s，不能自行终止）由于快速心率及心房、心室收缩不协调而致心排血量降低，血流动力学明显障碍，心肌缺血，可出现呼吸困难、心绞痛、血压下降、晕厥、少尿、休克甚至猝死。听诊心率增快可达 220/min，心律可有轻度不齐，第一心音强弱不一。

（四）治疗原则

1. 室上速治疗。发作时间短暂，可自行停止者，不需特殊治疗。

持续发作几分钟以上或原有心脏病患者应采取：①刺激迷走神经的方法：刺激咽部引起呕吐反射、Valsalva 动作（深吸气后屏气，再用力做呼气动作）、按压颈动脉窦、将面部浸没于冰水中等。②抗心律失常药物：首选维拉帕米，其他可选用艾司洛尔、普罗帕酮等药物。③对于并发心力衰竭的病患者，洋地黄可作首选药物，毛花苷 C 静脉注射。但其他患者洋地黄目前已少用。④应用升压药物：常用间羟胺、去甲肾上腺素等。

对于药物效果不好患者可采用食管心房起搏，效果不佳可采用同步直流电复律术。对于症状重、频繁发作、用药效果不好的患者，可应用经导管射频消融术进行治疗。

2. 室速治疗。无器质性心脏病患者非持续性室性心动过速，又无症状者，无须治疗。

持续性发作时治疗首选利多卡因静脉注射，首次剂量为 50 ~ 100 mg，必要时 5 ~ 10 min 后重复。发作控制后应继续用利多卡因静脉滴注维持 24~48 h，维持量 1~4 mg/min 防止复发。其他药物有普罗帕酮、索他洛尔、普鲁卡因胺、苯妥英钠、胺碘酮、溴苄铵等。

如应用药物无效，或患者已出现低血压、休克、心绞痛、充血性心力衰竭、脑血流灌注不足时，可用同步直流电复律。洋地黄中毒引起的室性心动过速，不宜应用电复律。

五、心房和心室扑动与颤动

当异位搏动的频率超过阵发性心动过速的范围时，形成的心律称为扑动或颤动。可分为心房扑动（简称房扑）、心房颤动（简称房颤）、心室扑动（简称室扑）、心室颤动（简称室颤）。房颤是仅次于期前收缩的常见心律失常，远比房扑多见，还是心力衰竭最常见的诱因之一。室扑、室颤是极危重的心律失常。

（一）房扑与房颤

心房内产生极快的冲动，心房内心肌纤维极不协调地乱颤，心房丧失有效的收缩，心排血量比窦性心律减少 25% 以上。

1. 病因。房扑、房颤病因基本相同，常发生于器质性心脏病患者，如风湿性心瓣膜病、冠心病、高血压性心脏病、甲状腺功能亢进、心力衰竭、心肌病等。也可发生于健康人情绪激动、手术后、急性酒精中毒、运动后。

2. 心电图特征。

（1）房扑心电图特点：P 波消失，呈规律的锯齿状扑动波（F 波），心房率 250~350/min，F 波与 QRS 波群成某种固定的比例，最常见的比例为 2∶1 房室传导，心室率规则或不规则，取决于房室传导比例，QRS 波群形态一般正常，伴有室内差异性传导或原有束支传导阻滞者 QRS 波群可宽大变形（图3-7）。

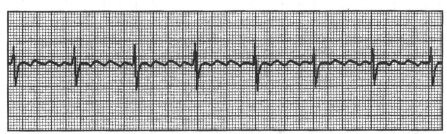

图3-7 房扑

（2）房颤心电图特点：窦性 P 波消失，代之以大小形态及规律不一的 f 波，频率 350~600/min，R-R 间隔完全不规则，心室率极不规则，通常在 100~160/min。QRS 波群形态一般正常，伴有室内差异性传导或原有束支传导阻滞者 QRS 波群可宽大变形（图3-8）。

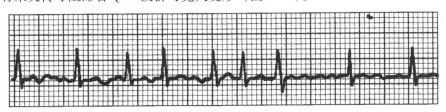

图3-8 房颤

3. 临床表现。房扑与房颤的临床症状取决于心室率的快慢，如心室率不快者可无任何症状。房颤心室率 <150/min，患者可有心悸、气促、心前区不适等症状，心室率极快者 >150/min，可因心排血量降低而发生晕厥、急性肺水肿、心绞痛或休克。持久性房颤，易形成左心房附壁血栓，若脱落可引起动脉栓塞。

房颤心脏听诊第一心音强弱不一致，心律绝对不规则。脉搏表现为快慢不均、强弱不等，发生脉搏短绌现象。

房扑心室率如极快，可诱发心绞痛和心力衰竭。

4. 治疗原则。

（1）房扑治疗：针对原发病进行治疗。应用同步直流电复律术转复房扑是最有效的方法。普罗帕酮、胺碘酮对转复、预防房扑复发有一定疗效。洋地黄类制剂是控制心室率首选药物，钙通道阻滞药对控制心室率亦有效。部分患者可行导管消融术治疗。

（2）房颤治疗：积极查出房颤的原发病及诱发原因，并给予相应的处理。急性期应首选电复律治疗。心室率不快，发作时间短暂者无须特殊治疗；如心率快，且发作时间长，可用洋地黄减慢心室率，维拉帕米、地尔硫草等药物终止房颤。对持续性房颤患者，如有恢复正常窦性心律指征时，可用同步直流电复律或药物复律。也可应用经导管射频消融进行治疗。

（二）室扑与室颤

室扑与室颤是严重的异位心律，心室丧失有效的整体收缩能力，而被各部心肌快而不协调的颤动所代替。两者的血流动力学的影响相当于心室停搏。

1. 病因。急性心肌梗死是最常见病因，洋地黄中毒、严重低血钾、心脏手术、电击伤以及胺碘酮、奎尼丁中毒等也可引起，是器质性心脏病和其他疾病危重患者临终前发生的心律失常。

2. 临床表现。室颤一旦发生，表现为迅速意识丧失、抽搐、发绀，继而呼吸停止，瞳孔散大甚至死亡。查体心音消失、脉搏触不到，血压测不到。

3. 心电图特征。

（1）室扑心电图特征：QRS - T 波群消失，带之以相对规律均齐的快速大幅波动，频率为 150 ~ 300/min（图 3 - 9）。

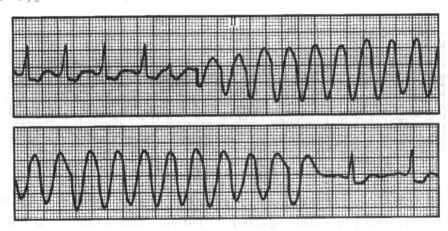

图 3 - 9　室扑

（2）室颤心电图特征：QRS 波群与 T 波消失，呈完全无规则的波浪状曲线，形状、频率、振幅高低各异（图 3 - 10）。

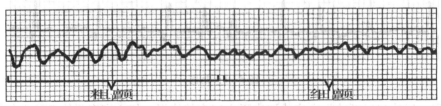

图 3 - 10　心室颤动

4. 治疗原则。室颤可致心脏停搏，一旦发生立即做非同步直流电除颤，同时胸外心脏按压及人工呼吸，保持呼吸道通畅，迅速建立静脉通路，给予复苏和抗心律失常药物等抢救措施。

六、房室传导阻滞

冲动从心房传至心室的过程中发生障碍，冲动传导延迟或不能传导，称为房室传导阻滞，按其阻滞的程度，分为三度：一度房室传导阻滞、二度房室传导阻滞，三度房室传导阻滞。一度、二度又称为不完全性房室传导阻滞，三度则为完全性房室传导阻滞，此时全部冲动均不能被传导。

（一）病因

多见于器质性心脏病，如冠心病、心肌炎、心肌病、高血压病、心内膜炎、甲状腺功能低下等。另外，电解质紊乱、药物中毒、心脏手术等也是引发房室传导阻滞的病因。偶见正常人在迷走神经张力增高时可出现不完全性房室传导阻滞。

（二）临床表现

一度房室传导阻滞患者除有原发病的症状外，一般无其他症状。

二度房室传导阻滞又分为Ⅰ型和Ⅱ型，Ⅰ型又称文氏现象或莫氏Ⅰ型，二度Ⅰ型患者常有心悸和心搏脱落感，听诊第一心音强度逐渐减弱并有心搏；二度Ⅱ型又称莫氏Ⅱ型，患者心室率较慢时，可有心悸、头晕、气急、乏力等症状，脉律可不规则或慢而规则，但第一心音强度恒定。此型易发展为完全性房室传导阻滞。

三度房室传导阻滞的临床症状轻重取决于心室率的快慢，如患者心率30~50次/分钟，则出现心跳缓慢，脉率慢而规则，有心悸、头晕、乏力的感觉，出现晕厥、心绞痛、心力衰竭和脑供血不全等表现。当心率<20次/分钟，可引起阿-斯综合征，甚至心跳暂停。

（三）心电图特征

一度房室传导阻滞P-R间隔>0.20 s，无QRS波群脱落（图3-11）。

二度房室传导阻滞莫氏Ⅰ型（文氏现象）的特征为：PR间期逐渐延长，直至QRS波群脱落；相邻的R-R间期逐渐缩短，直至P波后QRS波群脱落，之后P-R间期又恢复以前时限，如此周而复始；包含QRS波群脱落的R-R间期比两倍正常窦性P-P间期短；最常见的房室传导比例为3:2或5:4（图3-12）。

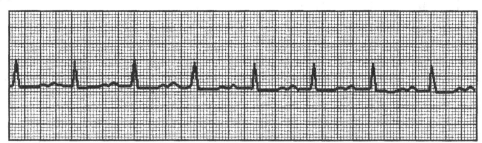

图3-11　一度房室传导阻滞

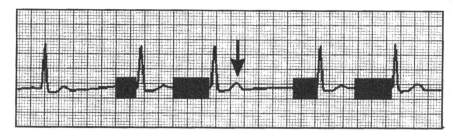

图3-12　二度房室传导阻滞莫氏Ⅰ型

莫氏Ⅱ型的特征为P-R间期固定（正常或延长），有间歇性QRS波群脱落，常呈2:1或3:1传导；QRS波群形态多数正常（图3-13）。

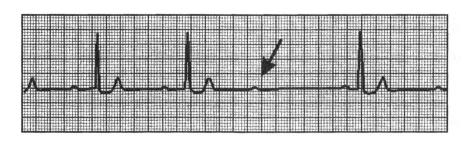

图3-13　二度房室传导阻滞莫氏Ⅱ型

三度房室传导阻滞，心房和心室独立活动，P波与QRS波群完全脱离关系；P-P距离和R-R距离各自相等；心室率慢于心房率；QRS波群形态取决于阻滞部位（图3-14）。

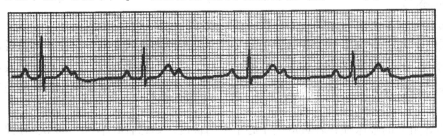

图3-14　三度房室传导阻滞

（四）治疗原则

一度及二度Ⅰ型房室传导阻滞如心室率不慢且无症状者，一般不需治疗。心室率<40/min或症状明显者，可选用阿托品、异丙肾上腺素，提高心室率。但急性心肌梗死患者应慎用，因可导致严重室性心律失常。二度Ⅱ型和三度房室传导阻滞，心室率缓慢，伴有血流动力学障碍，出现阿-斯综合征时，应立即按心脏停搏处理。对反复发作、曾有阿-斯综合征发作的患者，应及时安装临时或埋藏式心脏起搏器。

七、心律失常患者的护理措施

（一）休息与活动

影响心功能的心律失常患者应绝对卧床休息，以减少心肌耗氧量和对交感神经的刺激。协助做好生活护理，保持大便通畅，减少和避免任何不良刺激，以利身心休息。对于伴有呼吸困难、发绀等症状时，给予氧气吸入。

功能性和轻度器质性心律失常血流动力学改变不大的患者，应注意劳逸结合，避免感染，可维持正常工作和生活，积极参加体育运动，改善自主神经功能。

（二）心理护理

给予必要的解释和安慰，加强巡视，给予必要的生活护理，增加患者的安全感。

（三）饮食护理

给予低脂、易消化、营养饮食，不宜饱食，少量多餐，避免吸烟、酗酒、刺激性饮料和食物。

（四）病情观察

1. 观察生命体征。密切观察脉搏、呼吸、血压、心率、心律，以及神志、面色等变化，同时应注意患者的电解质及酸碱平衡情况变化。

2. 心电监护。严重心律失常患者应实行心电监护，注意有无引起猝死的危险征兆，如心律失常频发性、多源性、成联律、RonT室性早搏、阵发性室上性心动过速、房颤、二度Ⅱ型及三度房室传导阻滞等。如发现上述情况，立即报告医师进行处理，同时做好抢救，如吸氧、开放静脉通道、准备抗心律失常药物、除颤器、临时起搏器等。

（五）用药护理

1. 正确、准确使用抗心律失常药物。口服药应按时按量服用，静脉注射及静滴药物速度要严格按医嘱执行，用药过程及用药后要注意观察患者心律、心率、血压、脉搏、呼吸和意识，必要时行心电监测，判断疗效和有无不良反应。

2. 观察药物不良反应。利多卡因对心力衰竭、肝肾功能不全、酸中毒、老年患者，药物半衰期明显延长，应用时须注意减量。另外静脉注射利多卡因不可过快、过量，以免导致中枢神经系统毒性反应，如嗜睡、感觉异常、眩晕、视物模糊，甚至谵妄、昏迷等。还可以引起心血管系统不良反应，如传导阻滞、低血压、抽搐，甚至呼吸抑制和心脏停搏。

奎尼丁药物有较强的心脏毒性作用，使用前测血压、心率，用药期间应观察血压、心电图，如有明显血压下降、心率减慢或不规则，心电图示 Q－T 间期延长时，须暂停给药，并给予处理。

胺碘酮对心外毒性最严重的为肺纤维化，应严密观察患者的呼吸状态及早发现肺损伤的情况。

（六）健康指导

（1）向患者及家属讲明心律失常的病因、诱因和防治知识。

（2）注意休息，劳逸结合，防止增加心脏负担。无器质性心脏病的患者应积极参加体育运动，改善自主神经功能；器质性心脏病患者可根据心功能适当活动和休息。

（3）积极治疗原发病，避免诱因，如发热、寒冷、睡眠不足等。

（4）按医嘱服用抗心律失常药物，不可自行增减和撤换药物，注意药物不良反应，如有不良反应及时就医。

（5）饮食应选择低脂、易消化、富营养，少量多餐。应避免吸烟、酗酒、饱食、刺激性饮食、含咖啡因饮料以免引起心律失常。

（6）教会患者及家属测量脉搏和心律的方法，每天至少 1 次，每次至少 1 min。对于反复发生严重心律失常的患者家属，要教会其心肺复苏术以备急救。

（7）对于有晕厥史的患者要避免从事驾驶、高空作业等危险工作，当出现头晕、黑矇时，立即平卧，以免晕厥发作时摔倒。

（8）定期门诊随访，复查心电图。

第四节　心肌梗死

心肌梗死（Myocardial Infarction）是心肌缺血性坏死。为在冠状动脉病变基础上，发生冠状动脉供血急剧减少或中断，使相应的心肌严重而持久地急性缺血所致。

一、病因和发病机制

1. 病因。基本病因是冠状动脉粥样硬化（偶为冠状动脉痉挛、栓塞、炎症、先天性畸形、外伤、冠状动脉阻塞所致），造成管腔狭窄和心肌供血不足，而侧支循环尚未建立时，上述原因加重心肌缺血即可发生心肌梗死。在此基础上，一旦冠状动脉血供进一步急剧减少或中断 20～30 min，使心肌严重而持久地急性缺血达 0.5 h 以上，即可发生心肌梗死。

另心肌梗死发生严重心律失常、休克、心力衰竭，均可使冠状动脉血流量进一步下降，心肌坏死范围扩大。

2. 发病机制。冠状动脉病变：血管闭塞致其供血的心肌缺血坏死。

二、临床表现

临床表现与梗死面积大小、梗死部位、侧支循环情况密切相关。

1. 先兆。多数患者于发病前数日可有前驱症状，如原有心绞痛近日发作频繁，程度加重，持续时间较久，休息或硝酸甘油不能缓解，甚至在休息中或睡眠中发作。表现为突发胸部成上腹部剧痛、恶心、呕吐、急性心力衰竭，或严重律失常。心电图检查可显示 ST 段一过性抬高或降低，T 波高大或明显倒置。

2. 症状。

（1）疼痛：最早出现症状。少数患者可无疼痛，起病即表现休克或急性肺水肿。有些患者疼痛部位在上腹部，且伴有恶心、呕吐、易与胃穿孔、急性胰腺炎等急腹症相混淆。

（2）全身症状：发热、心动过速、白细胞增高、红细胞沉降率增快，由坏死物质吸收所引起。一般在疼痛 24~48 h 出现，程度与梗死范围呈正相关，体温 38℃ 左右，很少超过 39℃，持续约 1 周。

（3）胃肠道症状：疼痛可伴恶心、呕吐、上腹胀痛，与迷走神经受坏死物质刺激和胃肠道组织灌注不足等有关。

（4）心律失常：75%~95% 的患者伴有心律失常，以 24 h 内为最多见，以室性心律失常最多。

（5）休克：20% 患者，数小时至 1 周内发生，主要原因如下。①心肌遭受严重损害，左心室排血量急剧降低（心源性休克）。②剧烈胸痛引起神经反射性周围血管扩张。③因呕吐、大汗、摄入不足所致血容量不足。

（6）心力衰竭：主要是急性左侧心力衰竭。可在最初几天内发生，或在疼痛、休克好转阶段，为梗死后心脏收缩力减弱或不协调所致。

急性心肌梗死引起的心力衰竭称为泵衰竭。按 Killip 分级法可分为：Ⅰ级：尚无明显心力衰竭；Ⅱ级：有左侧心力衰竭；Ⅲ级：有急性肺水肿；Ⅳ级：有心源性休克。

3. 体征。

（1）心脏体征：心率多增快，第一心音减弱，出现第四心音。若心尖区出现收缩期杂音，多为乳头肌功能不全所致。反应性纤维心包炎者，有心包摩擦音。

（2）血压：均有不同程度的降低，起病前有高血压者，血压可降至正常。

（3）其他：可有心力衰竭、休克体征、心律失常有关的体征。

三、治疗原则

心肌梗死的救治原则为：①挽救濒死心肌，防止梗死扩大，缩小心肌缺血范围。②保护、维持心脏功能。③及时处理严重心律失常、泵衰竭及各种并发症。

（一）监护及一般治疗

（1）休息：卧床休息 1 周，保持安静，必要时给予镇静药。

（2）吸氧：持续吸氧 2~3 d，有并发症者须延长吸氧时间。

（3）监测：在 CCU 进行 ECG、血压、呼吸监测 5~7 d。

（4）限制活动：无并发症者，根据病情制定活动计划，详见护理部分。

（5）进食易消化食物，不宜过饱，可少量多餐；保持大便通畅，必要时给予缓泻药。

（二）解除疼痛

尽快止痛，可应用强力止痛药。

（1）哌替啶（杜冷丁）50~100 mg 紧急肌内注射。

（2）吗啡 5~10 mg 皮下注射，必要时 1~2 h 后再注射一次，以后每 4~6 h 可重复应用，注意呼吸抑制作用。

（3）轻者：可待因 0.03~0.06 g 口服或罂粟碱 0.03~0.06 g 肌内注射或口服。

（4）试用硝酸甘油 0.3 mg，异山梨酯 5~10 mg 舌下含用或静脉滴注，注意心率增快、血压下降等不良反应。

（5）顽固者，人工冬眠疗法。

（三）再灌注心肌

意义：再通疗法是目前治疗 AMI 的积极治疗措施，在起病 3 ~ 6 h 内，使闭塞的冠状动脉再通，心肌得到再灌注，挽救濒死的心肌，以缩小梗死范围，改善预后。

适应证：再通疗法只适于透壁心肌梗死，所以心电图上必须要有 2 个或 2 个以上相邻导联 ST 段抬高 >0.1 mV，方可进行再通治疗。心肌梗死发病后 6 h 内再通疗法是最理想的；发病 6 ~ 12 h ST 段抬高的 AMI，如仍有胸痛，仍可进行再通疗法。

方法：溶栓疗法，紧急施行经皮冠状动脉成形术（PTCA），随后再安置支架。

（四）控制休克

最好根据血流动力学监测结果用药。

1. 补充血容量。估计血容量不足，中心静脉压下降者，用低分子右旋糖酐、10% GS 500 mL 或 0.9% NS 500 mL 静脉滴入。输液后中心静脉压 >1.77 kPa（18 cmH$_2$O），则停止补充血容量。

2. 应用升压药。补充血容量后血压仍不升，而心排血量正常时，提示周围血管张力不足，此时可用升压药物。多巴胺或间羟胺微泵静脉使用，两者亦可合用。亦可选用多巴酚丁胺。

3. 应用血管扩张药。经上述处理后血压仍不升，周围血管收缩致四肢厥冷时可使用硝酸甘油。

4. 其他措施。纠正酸中毒，保护肾功能，避免脑缺血，必要时应用糖皮质激素和洋地黄制剂。

5. 主动脉内球囊反搏术（IABP）。上述治疗无效时可考虑应用 IABP，在 IABP 辅助循环下行冠脉造影，随即行 PTCA、冠状动脉旁路移植术（CABG）。

（五）治疗心力衰竭

主要治疗左心衰竭，见急性左心衰竭的急救。

（六）其他治疗

有助于挽救濒死心肌，防止梗死扩大，缩小缺血范围，根据患者具体情况选用。

1. β 受体阻滞药、钙通道阻滞药，血管紧张素转换酶抑制剂（ACEI）的使用。改善心肌重构，防止梗死范围扩大改善预后。

2. 抗凝疗法。口服阿司匹林、氯吡格雷等药物。

3. 极化液疗法。有利于心脏收缩，减少心律失常，有利于 ST 段恢复。极化液具体配置 10% KCl 15 mL + 胰岛素 8 U + 10% GS 500 mL。

4. 促进心肌代谢药物。维生素 C、维生素 B$_6$、1，6 - 二磷酸果糖、辅酶 Q$_{10}$ 等。

5. 右旋糖酐 - 40 或羟乙基淀粉。降低血黏度，改善微循环。

（七）并发症的处理

1. 栓塞。溶栓或抗凝治疗。

2. 心脏破裂。乳头肌断裂、室间隔缺损（VSD）者手术治疗。

3. 室壁瘤。影响心功能或引起严重心律失常者手术治疗。

4. 心肌梗死后综合征。必要时使用糖皮质激素、阿司匹林、吲哚美辛等。

（八）右室心肌梗死的处理

表现为右心衰竭伴低血压者治疗以扩容为主，维持血压治疗，不宜用利尿药。

四、常见护理问题

（一）疼痛

1. 相关因素。与心肌急剧缺血、缺氧有关。

2. 主要表现。胸骨后剧烈疼痛，伴烦躁不安、出汗、恐惧或有濒死感。

3. 护理措施。

（1）绝对卧床休息（包括精神和体力）：休息即为最好的疗法之一，病情稳定无特殊不适，且在急性期均应绝对卧床休息，严禁探视，避免精神紧张，一切活动包括翻身、进食、洗脸、大小便等均应在医护人员协助下进行，避免生扯硬拽现象。如果患者焦虑、抑郁情绪严重并有睡眠障碍等表现时，应根据病情选择没有禁忌的镇静药物，如哌替啶等。

（2）做好氧疗管理：心肌梗死时由于持续的心肌缺血缺氧，代谢物积聚或产生多肽类致痛物等，刺激神经末梢，经神经传导至大脑产生痛觉，而疼痛使患者烦躁不安、情绪恶化，加重心肌缺氧，影响治疗效果。若胸闷、疼痛剧烈或症状不缓解、持续时间长，氧流量可控制在 5～6 L/min，待症状消失后改为 3～4 L/min，一般不少于 72 h，5 d 后可根据情况间断给氧。

（3）患者的心理管理：疾病给患者带来胸闷、疼痛等压抑的感觉，再加上环境的生疏，可使患者恐惧、紧张不安，而这又导致交感神经兴奋引起血压升高，心肌耗氧量增加，诱发心律失常，加重心肌缺血坏死，因此，我们应了解患者的职业、文化、经济、家庭情况及发病的诱因，关心体贴患者，消除紧张恐惧心理，让患者树立战胜疾病的信心，使患者处于一个最佳心理状态。

（二）恐惧

1. 相关因素。可与下列因素有关。①胸闷不适、胸痛、濒死感。②因病房病友病重或死亡。③病室环境陌生/监护、抢救设备。

2. 主要表现。心情紧张、烦躁不安。

3. 护理措施。

（1）消除患者紧张与恐惧心理：救治过程中要始终关心体贴，态度和蔼，鼓励患者表达自己的感受，安慰患者，使之尽快适应环境，进入患者角色。

（2）了解患者的思想状况，向患者讲清情绪与疾病的关系，使患者明白紧张的情绪会加重病情，使病情恶化。劝慰患者消除紧张情绪，使患者处于接受治疗的最佳心理状态。

（3）向患者介绍救治心梗的特效药及先进仪器设备，肯定效果与作用，使患者得到精神上的安慰和对医护人员的信任。在治疗护理过程中做到忙而不乱，紧张而有序，迅速而准确。

（4）给患者讲解抢救成功的例子，使其树立战胜疾病的信心。

（5）针对心理反应进行耐心解释，真诚坦率地为其排忧解难，做好生活护理，给他们创造一个安静、舒适、安全、整洁的休息环境。

（三）自理缺陷

1. 相关因素。与治疗性活动受限有关。

2. 主要表现。日常生活不能自理。

3. 护理措施。

（1）心肌梗死急性期卧床期间协助患者洗漱、进食、大小便及个人卫生等生活护理。

（2）将患者经常使用的物品放在易拿取的地方，以减少患者拿东西时的体力消耗。

（3）将呼叫器放在患者手边，听到铃响立即给予答复。

（4）提供患者有关疾病治疗及预后的确切消息，强调正面效果，以增强患者自我照顾的能力和信心，并向患者说明健康程序，不要允许患者延长卧床休息时间。

（5）在患者活动耐力范围内，鼓励患者从事部分生活自理活动和运动，以增加患者的自我价值感。

（6）让患者有足够的时间，缓慢地进行自理活动或者在活动过程中提供多次短暂的休息时间；或者给予较多的协助，以避免患者过度劳累。

（四）便秘

1. 相关因素。与长期卧床、不习惯床上排便、进食量减少有关。

2. 主要表现。大便干结，超过 2 d 未排大便。

3. 护理措施。

（1）合理饮食：提醒患者饮食要节制，要选择清淡易消化、产气少、无刺激的食物。进食速度不宜过快、少食多餐。

（2）遵医嘱给予大便软化药或缓泻药。

（3）鼓励患者定时排便，安置患者于舒适体位排便。

（4）不习惯于床上排便的患者，应向其讲明病情及需要在床上排便的理由并用屏风遮挡。

（5）告知病患者排便时不要太用力，可用手掌在腹部按乙状结肠走行方向做环形按摩。

（五）潜在并发症：心力衰竭

1. 相关因素。与梗死面积过大、心肌收缩力减弱有关。

2. 主要表现。咳嗽、气短、心悸、发绀，严重者出现肺水肿表现。

3. 护理措施。

（1）避免诱发心力衰竭的因素：上感、劳累、情绪激动、感染，不适当的活动。

（2）若突然出现急性左心衰竭，应立即进行急救。

（六）潜在并发症：心源性休克

1. 相关因素。心肌梗死、心排血量减少。

2. 主要表现。血压下降，面色苍白、皮肤湿冷、脉细速、尿少。

3. 护理措施。

（1）严密观察神志、意识、血压、脉搏、呼吸、尿量等情况并做好记录。

（2）观察患者末梢循环情况，如皮肤温度、湿度、色泽。

（3）注意保暖。

（4）保持输液通畅，并根据心率、血压、呼吸及用药情况随时调整滴速。

（七）潜在并发症：心律失常

1. 相关因素。与心肌缺血、缺氧、电解质失衡有关。

2. 主要表现。室性期前收缩、快速型心律失常、缓慢型心律失常。

3. 护理措施。

（1）给予心电监护，监测患者心律、心率、血压、脉搏、呼吸及心电图改变，并做好记录。

（2）嘱患者尽量避免诱发心律失常的因素，如情绪激动、烟酒、浓茶、咖啡等。

（3）向患者说明心律失常的临床表现及感受，若出现心悸、胸闷、胸痛、心前区不适等症状，应及时告诉医护人员。

（4）遵医嘱应用抗心律失常药物，并观察药物疗效及不良反应。

（5）备好各种抢救药物和仪器：如除颤器、起搏器，抗心律失常药及复苏药。

五、健康教育

（一）心理指导

本病起病急，症状明显，患者因剧烈疼痛而有濒死感，又因担心病情及疾病预后而产生焦虑、紧张等情绪，护士应陪伴在患者身旁，允许患者表达出对死亡的恐惧如呻吟、易怒等，用亲切的态度回答患者提出的问题。解释先进的治疗方法及监护设备的作用。

（二）饮食指导

急性心梗 2~3 d 时以流质为主，每天总热能 500~800 kcal；控制液体量，减轻心脏负担，口服液体量应控制在 1 000 mL/d；用低脂、低胆固醇、低盐、适量蛋白质、高食物纤维饮食，脂肪限制在 40 g/d 以内，胆固醇应 <300 mg/d；选择容易消化吸收的食物，不宜过热过冷，保持大便通畅，排便时不可用力过猛；病情稳定 3 d 后可逐渐改半流质、低脂饮食，总热能 1 000 kcal/d 左右。避免食用辛辣或发酵食物，减少便秘和腹胀。康复期低糖、低胆固醇饮食，多吃富含维生素和钾的食物，伴有高血压病或心力衰竭者应限制钠盐摄入量。

在食物选择方面，心梗急性期主食可用藕粉、米汤、菜水、去油过筛肉汤、淡茶水、红枣泥汤；选低胆固醇及有降脂作用的食物，可食用的有鱼类、鸡蛋清、瘦肉末、嫩碎蔬菜及水果，降脂食物有山楂、香菇、大蒜、洋葱、海鱼、绿豆等。病情好转后改为半流质，可食用浓米汤、厚藕粉、枣泥汤、去油肉绒、鸡绒汤、薄面糊等。病情稳定后，可逐渐增加或进软食，如面条、面片、馄饨、面包、米粉、粥等。恢复期按冠心病饮食治疗。

禁忌食物：凡胀气、刺激性流质不宜吃，如豆浆、牛奶、浓茶、咖啡等；忌烟酒及刺激性食物和调味品，限制食盐和味精用量。

（三）作息指导

保证睡眠时间，2次活动间要有充分的休息。急性期后1~3 d应绝对卧床，第4~6 d可在床上做上下肢被动运动。1周后，无并发症的患者可床上坐起活动。每天3~5次，每次20 min，动作宜慢。有并发症者，卧床时间延长。第2周起开始床边站立→床旁活动→室内活动→完成个人卫生。根据患者对运动的反应，逐渐增加活动量。第2周后室外走廊行走，第3~4周试着上下1层楼梯。

（四）用药指导

常见治疗及用药观察如下。

1. 止痛。使用吗啡或哌替啶止痛，配合观察镇静止痛的效果及有无呼吸抑制，脉搏加快。

2. 溶栓治疗。溶栓过程中应配合监测心率、心律、呼吸、血压，注意胸痛情况和皮肤、牙龈、呕吐物及尿液有无出血现象，发现异常应及时报告医护人员，及时处理。

3. 硝酸酯类药。配合用药时间及用药剂量，使用过程中要注意观察疼痛有无缓解，有无头晕、头痛、血压下降等不良反应。

4. 抑制血小板聚集类药物。药物宜餐后服。用药期间注意有无胃部不适，有无皮下、牙龈出血，定期检查血小板数量。

（五）行为指导

（1）大便干结时忌用力排便，应用开塞露塞肛或服用缓泻药如口服酚酞等方法保持大便通畅。

（2）接受氧气吸入时，要保证氧气吸入的有效浓度以达到改善缺氧状态的效果，同时注意用氧安全，避免明火。

（3）病情未稳定时忌随意增加活动量，以免加重心脏负担，诱发或加重心肌梗死。

（4）在输液过程中，应遵循医护人员控制的静脉滴注速度，切忌随意加快输液速度。

（5）当患者严重气急，大汗，端坐呼吸，应取坐位或半坐卧位，两腿下垂，有条件者立即吸氧。并应注意用氧的安全。

（6）当患者出现心脏骤停时，应积极处理。

（7）指导患者3个月后性生活技巧。

1）选择一天中休息最充分的时刻行房事（早晨最好）。避免温度过高或过低时，避免饭后或酒后进行房事。

2）如需要，可在性生活时吸氧。

3）如果出现胸部不舒适或呼吸困难，应立即终止。

（六）病情观察指导

注意观察胸痛的性质、部位、程度、持续时间，有无向他处放射；配合监测体温、心率、心律、呼吸及血压及电解质情况，以便及时处理。

（七）出院指导

（1）养成良好的生活方式，生活规律，作息定时，保证充足的睡眠。病情稳定无并发症的急性心肌梗死，6周后可每天步行、打太极拳。8~12周可骑车、洗衣等。6个月后可部分或完全恢复工作。但不应继续从事重体力劳动、驾驶员、高空作业或工作量过大。

（2）注意保暖，适当添加衣服。

（3）饮食宜清淡，避免饱餐，忌烟酒及减肥，防止便秘。

（4）坚持按医嘱服药，随身备硝酸甘油，有多种剂型的药物，如片剂、喷雾剂，定期复诊。

（5）心肌梗死最初 3 个月内不适宜坐飞机及单独外出，原则上不过性生活。

第五节　冠状动脉粥样硬化性心脏病介入治疗

一、选择性冠状动脉造影术

（一）概述

冠状动脉造影术（Coronary Arteriography，CAG）即向冠状动脉内注入对比剂，使心脏表浅大的冠状动脉显影的方法。临床上可分为非选择性 CAG 和选择性 CAG。非选择性 CAG 即将对比剂高压注入左心室或主动脉根部，使对比剂随血流同时进入左、右冠状动脉，左、右冠状动脉同时显影。但它常常难以提供清晰的冠状动脉影像。而选择性 CAG 克服了此缺点，能够对冠状动脉解剖情况提供较满意效果，目前临床上已被广泛采用。

（二）冠状动脉解剖

冠状动脉是供给心脏的唯一动脉，分为左冠脉和右冠脉。

1. 左冠状动脉（Left Coronary Artery，LCA）。起源于升主动脉左后方的左主动脉窦，其开口位于左窦外侧中上部、窦嵴下 1 cm 处。LCA 发出后称左主干（Left Main，LM），而后分为左前降支（Left Anterior Descending，LAD）和左回旋支（Left Circumflex，LCX），LAD 沿前室间沟下行至心尖部或再向后终止在后室间沟近心尖部。沿途分出对角支（Diagonal，D）及向室间隔垂直发出多个前穿隔支（Septal，S）。LCX 沿左房室沟由心脏左前向左后绕行，沿途发出钝缘支（Obtuse Marginal，OM），左房支（Left Auricular Braneh），有些左主干还直接发出一支粗大的中间支（Intermediate Artery，或 Ramus），位于 LAD 和 LCX 夹角中央，因此左主干发出三大支，亦称"三叉型"。

2. 右冠状动脉（Right Coronary Artery，RCA）。起源于升主动脉右前方的右主动脉窦，其开口位于右窦外侧中上部、窦嵴下 1 cm 处，沿右房室沟由心脏右前方向右后绕行，沿途发出分支有：①圆锥支（Conus Branch，CB）。②窦房结支（Sinus Node，SN）。③右室支（Right Ventricular，RV）。④锐缘支（Acute Marginal，AM）。⑤房室结支（A－V Node，AVN）。⑥后降支（Posterior Descending Artery，PD 亦称 Posterior Interventricular Artery），在后室间沟内向下延伸到心尖，沿途向心脏后室间沟垂直发出多个后穿隔支。⑦左室后侧支（Posterior Lateral，PL，亦称 Retroventricular Artery）。

（三）适应证和禁忌证

1. 适应证。

（1）不典型心绞痛，或原因不明的胸痛为明确诊断者。

（2）内科治疗无效，活动能力受限（Ⅲ、Ⅳ级）的稳定型心绞痛为了手术者。

（3）不稳定型心绞痛而无心律失常、严重高血压等其他原因，为了手术需了解冠状动脉病变性质者。

（4）梗死前综合征准备紧急 PTCA 或冠状动脉旁路移植手术（CABG）者，可做急诊冠状动脉造影。

（5）陈旧性心肌梗死并发室壁瘤准备手术切除者。

（6）PTCA 或 CABG 后仍有心绞痛症状，需了解冠状动脉残余狭窄情况或移植血管通畅程度者。

（7）急性心肌梗死准备做冠状动脉内给药溶栓治疗或准备做 PTCA 者，术前了解冠状动脉病变情况。

（8）急性心肌梗死合并心源性休克，在主动脉内气囊泵反搏支持下冠状动脉造影，以便紧急冠状动脉搭桥者。

（9）年龄 40 岁以上瓣膜置换术前，需了解是否有冠状动脉病变者。

2. 禁忌证。

（1）各种急性感染期。

（2）严重心律失常及严重的高血压未加控制者。

（3）电解质紊乱，洋地黄中毒。

（4）有出血倾向者，现有出血疾病者或正在抗凝治疗者。

（5）对比剂过敏者。

（6）其他脏器功能衰竭者或严重营养不良，难以忍受者。

（7）严重肝肾功能不全。

（8）活动性心肌炎。

（四）术前护理

（1）术前宣教：向患者及家属介绍冠心病的概念，冠状动脉造影术的目的、意义、手术方法、手术环境。介绍咳嗽的目的，教患者练习床上排便。请手术成功的患者亲自介绍体会，使患者了解手术的必要性、安全性及注意事项。同时，根据患者提出的问题和引起焦虑的原因进行有针对性的心理疏导，以减轻其心理压力，满足其心理需求，以便手术顺利进行。

（2）详问过敏史：包括食物、药物和碘过敏史，麻疹和支气管哮喘病史等。

（3）检查双侧股动脉和足背动脉搏动情况。

（4）做碘过敏试验，行凝血酶原时间、肝功能、电解质等检查，停用活血及影响造影结果的药物。

（5）完善各种检查，了解各脏器的功能。

（6）双侧腹股沟、会阴部备皮。

（7）训练患者深呼吸、憋气和咳嗽动作。

（8）指导患者床上排便。

（9）手术日清晨禁食、禁水（药物除外），术前 30 min 排空膀胱。

（五）术中配合

1. 麻醉及手术体位。

（1）麻醉方式：局部麻醉。

（2）手术体位：采用平卧位，双下肢分开并外展。

2. 常用器材和物品。

（1）心导管造影手术包（表 3 - 2）。

表 3 - 2 心导管造影手术包

物品	数量	物品	数量
小治疗巾	4 块	大号不锈钢盆	1 个
中单	2 块	不锈钢碗	2 个
大单	2 块	换药碗	1 个
小药杯	1 个	三角刀柄	1 个
弯盘	1 个	刀片	2 个
持物钳	1 把	小纱布	10 块

（2）冠状动脉造影术器材（表3-3）。

表3-3 冠状动脉造影术器材

器材	数量	器材	数量
7F动脉鞘	1套	肝素	2支
0.035英寸超滑导丝	1根	非离子对比剂	200~300 mL
6F左冠状动脉造影管	1根	利多卡因	10 mL
6F右冠状动脉造影管	1根	硝酸甘油	5 mg
三联三通开关	1副	手套	2副
动脉造影连接管	1根	生理盐水	1 500 mL
带有创压力的心电监护仪	1台	注射器10 mL	2副
除颤器	1台	注射器20 mL	1副

（3）手术步骤及护理配合（表3-4）。

表3-4 手术步骤与护理配合

手术步骤	护理配合
1. 常规消毒双侧腹股沟上至脐部，下至大腿中部	连接心电监护仪、除颤仪呈备用状态，协助铺无菌手术单，同时做好心理护理
2. 腹股沟股动脉搏动处皮肤切开1~2 cm	递大号圆刀片切开皮肤及皮下组织，纱垫拭血
3. 采用seldinger法常规经股动脉穿刺插管	递动脉鞘、导丝、左右冠脉造影管、三连三通开关
4. 选择暴露狭窄病变最佳的方位进行冠状动脉造影	连接测压仪，调整零点，倒对比剂50 mL
5. 确定造影成功后，撤出导丝及导引导管，保留动脉鞘，包扎穿刺部位	协助包扎伤口，护送患者至病房

（六）术后护理

1. 心理护理。冠状动脉造影术后由于患者肢体制动时间、卧床时间均较长，容易使患者产生不舒适感，护理人员应加强沟通，做好健康教育，缓解患者的紧张心理。

2. 并发症的观察与护理。

（1）心律失常：常见有心动过缓、P-R间期传导延长、房室传导阻滞、多发性室性期前收缩，严重者可发生室性心动过速和心室颤动。大多是因为对比剂影响，可经患者用力咳嗽后缓解，个别严重者可静脉注射阿托品，若仍不能恢复则应立即用临时人工起搏器。也可因导管堵塞冠脉口造成急性缺血，一旦发生，立即将导管撤出，进行胸外按压并立即进行电除颤。

（2）心肌梗死：①导管或对比剂刺激冠脉痉挛。②导管损伤冠脉口引起内膜撕裂甚至血管急性闭塞。③栓塞：可为血栓栓塞或气体栓塞，多由导管头或到导丝带入或因排气不当，将气泡注入冠脉内。
护理上应注意：应术前肝素化；所有连接管道应严格排除所有气泡，导管操作务必轻柔，尽量减少不必要的动作；严密监测动脉压力和心电图变化。如果心肌梗死发生在术中，应尽快明确原因，给予硝酸甘油或硝苯地平治疗以解除冠脉痉挛，冠脉内溶栓治疗或急诊介入性治疗、冠脉旁路移植术等。

（3）栓塞并发症：栓子来自导管或导丝表面形成的血栓、因操作不慎所致脱落的动脉粥样斑块、注入气泡。可造成脑血管栓塞、肾动脉或肠系膜动脉栓塞、下肢动脉栓塞。一旦发生应积极治疗，包括应用血管扩张药和溶栓治疗等。

（4）死亡：因冠脉造影而致死的人数，随经验积累和设备改进已明显降低。

（5）对比剂反应：①皮肤反应，皮肤潮红、苍白、出汗、荨麻疹、血管神经性水肿等。②神经系统，头痛、头晕、肌肉抽搐、失明、失语、偏瘫、大小便失禁等，严重者可昏迷。③呼吸系统，打喷嚏、咳嗽、呼吸困难、气喘发作、喉头痉挛和水肿等，严重者呼吸暂停。④肾脏反应，腰痛、少尿、无尿、血尿、蛋白尿、肾功能不全等。⑤心血管系统，心动过缓、心动过速、严重室性心律失常、低血压、急性肺水肿、休克、心脏骤停。一旦出现变态反应，应立即给予氢化可的松、肾上腺素、氨茶碱、多巴胺等药治疗。

（6）穿刺局部并发症：主要有血肿形成、动脉内膜撕裂、穿孔、动静脉瘘等，可通过注意操作规程避免。

（7）其他并发症：导管打结或断裂、感染等。

（8）预防拔除股动脉鞘管时可能发生的心律失常、低血压或休克及冠脉痉挛，严格抗凝治疗后，股动脉伤口止血难度很大。拔管后须立即压迫止血，但若用力过度，或双侧伤口同时按压，右冠脉病变，可致迷走神经反射性心动过缓，使回心血量减少发生休克。伤口剧痛，可使心率增快，或发生冠脉痉挛，故须根据病情，备好抗心律失常、升压、解痉、扩血管的药物，必要时备尿激酶。护理方法：①采用分段减压方法压迫止血。②按压伤口力度以能触摸到足背动脉搏动为准。③两侧股动脉伤口时，严禁同时拔管、按压。④紧张、伤口剧痛的患者，必须使患者身心放松，同时在伤口处皮下注射利多卡因 50～100 mg。

3. 一般护理。患者术后改为一级护理，告知患者绝对卧床 24 h、肢体制动 12 h，止血带压迫的时间 6～8 h。术后 30 min 即可进食、水，并嘱患者多饮水，以利对比剂排空。30 min 测血压 1 次，连测 6 次，平稳后停测，观察伤口有无渗血、渗液，足背动脉搏动情况。协助患者生活护理，嘱患者如有胸闷等不适主诉及时告知医护人员。

（七）健康教育

（1）预防冠心病的危险因素：指导患者戒烟、酒，避免情绪紧张、激动、注意饮食、降低体重、积极控制高血糖、高血压及高脂血症等危险因素。

（2）定时门诊复查，如有不适主诉，及时到医院就诊。

（3）向患者介绍该病的常识，嘱患者坚持服药，定期回院复查，遵医生指导用药，忌随意停药、换服药物。指导患者自制一张个人健康联系卡与硝酸甘油（或速效救心丸）随身携带，联系卡注明：姓名、年龄、病史、家人联系电话、经治医院的联系电话及医生，卡上还可附上简单的急救要领。并随身备有硝酸甘油或速效救心丸以便发作时急用。

（4）嘱患者进食清淡、富含维生素、优质蛋白质及纤维素的食物，不宜过快过饱，可少食多餐。饮食不宜过咸，限制甜食及高脂饮食，并应忌烟酒。

二、经皮穿刺冠状动脉腔内成形术

（一）概述

经皮穿刺冠状动脉腔内成形术（Percutaneous Transluminal Coronary Angioplasty，PTCA）又称冠状动脉球囊成形术，它是指运用一种高分子物质制造的双腔球囊，在导引系统的辅助下被送至冠状动脉的狭窄部位，加压充盈球囊，借助于球囊扩张的机械性挤压作用使血管壁结构重构、内腔扩大的一种介入性治疗技术。通过治疗，原冠状动脉狭窄部位被扩张，血流增加，原缺血部位的血液循环改善，从而达到治疗效果。其治疗效果较药物治疗可靠且理想，又比心外科冠状动脉旁路移植术简便且痛苦小，是当今冠心病的主要治疗技术之一。

（二）适应证

1. 临床适应证。

（1）不稳定型心绞痛。

（2）变异型心绞痛。

（3）急性心肌梗死（溶栓治疗后或急诊 PTCA）。

（4）高危性 PTCA，即左室功能（LVEF）明显受损患者（＜30%）。

（5）冠脉搭桥术后心绞痛。

（6）高龄心绞痛患者（≥75 岁）。

2. 血管适应证。

（1）多支血管病变。

（2）冠脉搭桥术后的血管桥（包括大隐静脉桥和内乳动脉桥）及被搭桥后的冠状动脉本身病变。

（3）被保护的左主干病变。

3. 病变适应证。血管远端、管状长节段（＞10 mm）、偏心性、钙化、不规则、位于血管分叉处、一支多处病变、病变部位成角度（＞45°）、新近完全阻塞（＜3 个月）、冠脉口病变、有溃疡或血栓形成的病变等。

（三）禁忌证

（1）长期心绞痛（＞2 年），为僵硬或钙化性冠状动脉病变，长度大于 20 mm 者。

（2）冠状动脉血管扭曲，走行弯曲过大者。

（3）冠状动脉左主干狭窄或高度偏心性狭窄，或冠状动脉远端狭窄或血管完全闭塞者。

（4）病变累及主要分支点，扩张时粥样斑块可能被压入邻近分支血管而引起阻塞者。

（5）左室明显肥厚或扩大及左室功能明显减退者。

（6）狭窄大于 50％ 而临床症状不明显者。

（7）无冠状动脉搭桥条件或患者拒绝做冠状动脉旁路移植术者。

（四）术前护理

（1）请医师详尽说明过程，解除疑虑后患者和家属填妥同意书。

（2）强调有心悸、胸闷等任何不适应立即通知医师。

（3）术前晚及术日晨口服阿司匹林 300 mg，波立维 300 mg，继续服用硝酸酯类和钙离子拮抗药，当日停服 β－受体阻滞药。

（4）做青霉素皮肤过敏试验及对比剂静注过敏试验。

（5）术前禁食 6 h，穿刺部位常规皮肤准备。

（6）患者进心导管室前保持一条静脉通道。

（五）术中配合

1. 麻醉及手术体位。

（1）麻醉方式：局部麻醉。

（2）手术体位：采用平卧位，臀部垫一软枕，双下肢分开并外展。

2. 常用的器材和物品。

（1）心血管造影手术包（同冠状动脉造影术）。

（2）常用器材（表 3－5）。

3. 手术步骤及护理配合，见表 3－6。

表 3－5　心血管造影手术常用器材

器材	数量	器材	数量
普通器材同冠状动脉造影			
7F 左冠状动脉导引导管	1 根	输液物品：平衡液 5.0 mL、带调节的输液管 1 副、静脉输液延长管 1 根，尼龙针头 1 个、透明贴膜 1 张	
7F 右冠状动脉导引导管	1 根	0.014 英寸的微导丝	1 根
冠状动脉腔内成形术三件套	1 副	球囊	若干规格备用
压力泵	1 个		

表3-6 心血管造影手术步骤及护理配合

手术步骤	护理配合
1~4. 同冠状动脉造影术	
5. 根据不同情况置入导引导管可选择7F或8F，并肝素化	建立静脉通道，挂对比剂、连接输液导管并排气
6. 若有缓慢性心律失常，或扩张较大的优势型右冠状动脉，或左冠状动脉优势型的回旋支病变时，可预先放置临时起搏器	准备起搏导管和起搏器
7. 自导引导管内插入导引钢丝，沿导丝送入合适的球囊，进行预扩张	递微导丝、压力泵、三件套，递送合适的球囊
8. 确定球囊位置合适后，通过压力泵用1∶1稀释的对比剂充盈球囊，第一次扩张的球囊压力不要过大，时间亦应缩短，以防止心律失常的发生。间隔30~60 s后再做第二次扩张	动脉内注入硝酸甘油200 μg（生理盐水100 mL + 硝酸甘油5 mg）
9. 确定手术成功后，撤出导丝及导引导管，拔出动脉鞘，包扎穿刺部位或行血管封堵	协助包扎伤口，护送患者至病房

（六）术后护理

（1）持续心电监护24 h，严密观察心率、血压、心律等生命体征，注意有无心绞痛发作，心电图有无缺血性变化、心肌梗死、重症心律失常等并发症的出现。

（2）因术前禁食、过度紧张、失眠、对比剂的高渗作用，应用血管扩张药等因素，故术后易发生低血压。一旦发生应快速输入生理盐水，一般多可恢复。

（3）密切观察穿刺局部渗血情况和血肿形成以及监测足背动脉搏动情况。

（4）静脉持续滴注硝酸甘油和口服钙通道阻滞药，以预防冠状动脉痉挛。

（5）抗凝的护理：患者术后给予抗凝药以预防术后血栓形成和栓塞，进而导致血管闭塞和急性心肌梗死等并发症。术后以每小时1 000 U肝素持续静脉滴注，并根据凝血时间或部分凝血活酶时间（PTT）来调整肝素用药，持续24 h后停用，改为低分子肝素注射液皮下注射，2次/天。并严密观察全身及穿刺局部的出血情况。

（6）抗血小板制剂：常规用阿司匹林100 mg/d，以减少血小板聚集作用。

（7）动静脉穿刺套管的处理：稳定型心绞痛患者术后肝素静滴4~6 h，停药后1 h拔除鞘管；不稳定型心绞痛、急性心肌梗死、术前冠脉内有血栓、术中有血栓形成或内膜撕裂和急性闭塞等并发症处理成功者，完全阻塞病变、多支血管PTCA和长节段病变等复杂病变的PTCA者，术后给肝素24 h或更长时间，停药1 h后拔除鞘管。有些患者在拔除鞘管时因疼痛刺激迷走神经张力增高而致心动过缓和血压降低、恶心呕吐等，拔管前可在鞘管周围皮下注射少量麻醉剂，并备用阿托品。

（8）术后48 h如无任何并发症发生，可鼓励患者下床活动。

（9）并发症的护理。

1）急性血管闭塞：急性血管闭塞是最严重也最常见的并发症，多发生在术中或术后短时间内，也可发生在术后24 h甚至更长时间。急性闭塞是冠脉痉挛、血栓形成，或内膜撕裂伴血栓形成的结果。一旦发生即给予硝酸甘油、肝素、溶栓治疗，或重新PTCA治疗，严重者需进行紧急外科冠状动脉旁路移植术。

2）边支闭塞：常因球囊充盈时将从狭窄处或其附近发出的边支闭塞。若该支很小，常无临床症状，可不进行特殊处理。若该边支较大，需立即送入导丝并用球囊扩张边支口。

3）冠脉栓塞：常见为血栓栓塞，在扩张有血栓存在的病变时，尤其是机化血栓，血栓碎片或小栓子可附在球囊上，在球囊退出过程中，栓子被血流冲入血管远端或其他冠脉及分支。

4）冠脉穿孔或破裂：常因导丝操作不当而造成穿孔或因球囊过大、加压过高或过快而造成血管破裂，可导致心包积血和心脏压塞，需立即行冠状动脉旁路移植术和处理破裂处。

5）左室壁穿孔和心包积血：常因放置右室起搏导管加上术中应用大剂量肝素所致，若出现心脏压塞需立即外科手术。

6）导丝折断。

7）室性心动过速或心室颤动：在 PTCA 过程中，发生率 2%，更多发生于急性心肌梗死的 PTCA，用低渗对比剂可减少其发生率。

（七）健康教育

（1）合理膳食，饮食以低脂、低胆固醇为主，不食维生素 K 含量高的食物，如浓茶、菠菜、包心菜、动物肝脏等，避免影响抗凝药疗效。

（2）告知患者术后仍需确保长期正规的内科治疗，坚持服药。

（3）强调定期复查，门诊随访。

（4）预防冠心病的危险因素：指导患者戒烟、酒，避免情绪紧张、激动，注意饮食、降低体重，积极控制高血糖、高血压及高脂血症等危险因素。

（5）鼓励患者每日做适量运动，锻炼身体，增强抵抗力。

（6）保持愉快心情，当院外出现不适，如胸痛、出血等时立刻就诊。

三、冠状动脉内支架安置术

（一）概述

急性闭塞和再狭窄是经皮穿刺腔内冠状动脉成形术（Percutaneous Transluminal Coronary Angioplasty，PTCA）尚待解决的两大问题，冠状动脉脉内支架安置术是应此问世的另一种新介入治疗手段。它是目前唯一能通过导管输送到血管内起支撑作用的技术，能解除冠状动脉狭窄和闭塞，防止血管塌陷及夹层形成，保持血流通畅，具有手术简便、疗效确切、创伤小等优点。

（二）适应证

（1）PTCA 并发动脉夹层瘤、严重内膜撕裂、急性闭塞或濒临闭塞者。

（2）预防 PTCA 后再狭窄。

（三）禁忌证

（1）出血性疾病和出血倾向者。

（2）血管直径≤2.5 mm 者。

（3）冠状动脉开口和近端有较明显的动脉粥样硬化斑块，妨碍导引导管较深插入者。

（4）病变部位有大量未经治疗的血栓存在者。

（5）血管远端血流明显减慢者。

（四）术前护理

（1）心理护理：由于患者对支架安置术不了解，易产生恐惧心理，根据患者的年龄、文化程度、经济水平、心理状态等具体情况进行评估，制定个体化的教育计划，因人施教。通过简明易懂的语言讲解辅以发放宣传资料，请手术成功的患者介绍亲身体会等方式加深患者的感观认识，使其了解手术的必要性、方法、过程、注意事项及安全性，从而解除焦虑、紧张、恐惧心理，让患者减轻压力、建立信心、积极配合。

（2）术前晚及当日晨口服阿司匹林 300 mg，波立维 300 mg，继续服用硝酸酯类和钙离子通道拮抗药，当日停服 β–受体阻滞药。

（3）做青霉素皮肤过敏试验及对比剂静注过敏试验，签订手术知情同意书。

（4）做好各项常规检查，训练床上排便和深吸气–闭气动作以利术中取得清晰图像。

（5）术前禁食 6 h，穿刺部位常规皮肤准备，前往导管室前排空膀胱。

（6）患者进心导管室前保持一条静脉通道。

（五）术中配合

1. 麻醉及手术体位。

（1）麻醉方式：局部麻醉。

（2）手术体位：采用平卧位，臀部垫一软枕，双下肢分开并外展。

2. 常用器材和物品。

（1）心导管造影手术包（同冠状动脉造影）。

（2）冠状动脉内支架安置术特殊器材。

3. 手术步骤及护理配合。见表 3 - 7。

表 3 - 7　冠状动脉内支架安置手术步骤及护理配合

手术步骤	护理配合
1～8 同冠状动脉腔内成形术	
9. 需安置支架者，球囊撤出，沿导丝送入合适的支架至欲安置部位，充盈球囊	递合适的支架，密切观察生命体征，有低血压和室性心律失常及时处理
10. 球囊去充盈后撤至导引导管内，造影检查支架膨胀情况、血流情况、有无夹层等，并根据情况对支架进行修饰	
11. 确定手术成功后，撤出导丝及导引导管，拔出动脉鞘，包扎穿刺部位或行血管封堵	协助包扎伤口，护送至 CCU

（六）术后护理

1. CCU 监护。持续心电血压监测 24 h，严密心电监测心律、心率、血压、尿量及心电图变化，监测凝血酶原时间（PT），严密观察有无心绞痛复发、股动脉伤口出血、足背动脉搏动。

2. 支架内血栓的预防和监护。

（1）严格抗凝治疗：支架安置术最重要的并发症是急性和亚急性血栓形成。术后注意合理的抗凝治疗。凡术中未经高压球囊扩张或高压球囊扩张支架未达到理想造影结果者、高凝状态、安置多个支架者，需严密监测 PT，加强抗凝治疗。有效抗凝指标是：术后 24 h PT 要达到并维持在 24 s。护理中要给患者应用阿司匹林 + 波立维 + 肝素等药联合抗凝，其中肝素应用是否合理最关键。术后以每小时 1 000 U 肝素持续静脉滴注，并根据凝血时间或部分凝血活酶时间（PTT）来调整肝素用药，持续 24 h 后停用，改为低分子肝素注射液皮下注射，2 次/天。并严密观察全身及穿刺局部的出血情况。

（2）术后急性或亚急性支架血栓形成：一般发生在安置支架后 24 h 内及 2 周内。此阶段患者情绪紧张是导致冠脉痉挛的常见诱因。持续剧烈的冠脉痉挛可导致支架内血小板聚集、血栓形成或血管闭塞。因此，要注重手术前后的健康教育及心理护理。如术前采取讲解、放录像、发放资料，请手术成功的患者介绍亲身体会等方式，使患者了解手术的必要性、方法、过程、注意事项及安全性；告诉患者，术后住 CCU，可获安全保障。严密监护心绞痛及 ST - T 变化。心绞痛复发，预示支架血栓形成或冠脉急性再闭塞，须高度重视。要严密观察心电监护，经常询问患者有无胸闷、胸痛、出汗、心慌等。一旦患者出现上述症状或感不适，立即采取必要措施及向医生汇报病情，必要时行溶栓治疗，做好紧急 PTCA 或冠状动脉旁路移植术的各项准备。

3. 伤口出血的预防及护理。

（1）术后肝素静滴 4～6 h，停药后 1 h 拔除鞘管。

（2）伤口包扎宜采用绷带"8"字法：拔管后手压伤口 0.5～1 h，用绷带"8"字法固定 24～72 h。

（3）延长卧床时间：要求患者拔管 8 h 内手术肢体完全制动，绝对平卧 24 h，48 h 内仍卧床休息，48 h 后可坐在床边活动，72 h 后再下床，可有效地降低出血的发生率。

4. 低血压的防治及护理。

（1）预防血容量不足，合理用药。手术后极易发生低血压，考虑与患者紧张、禁食、水 14～18 h、术中失血、术中及术后应用血管扩张药、钙通道阻滞药及镁极化液有关，采取如下措施：①针对患者紧张的原因，进行心理护理。②术前禁食 4 h。③回病房后立即暂停输入血管扩张药。④术后 0.5 h 恢复进食。⑤24 h 内至少保证 2 条静脉通道，及时补足血容量，再应用血管扩张药。

（2）术前低血压不能纠正或休克者，术中、术后给予主动脉球囊反搏。

（3）选用股动脉留置鞘管加压补液，能迅速有效纠正低血容量状态。

（4）严密监测血压、心率、尿量，观察有无伤口出血。对于高血压、高龄、极低心功能患者，须认真对照其基础血压及脉压，综合分析整体状况，准确判断早期低血压。术后 0.5 ~ 3 h，恶心常为低血压或休克先兆，小便后亦有休克发生。不明原因的低血压，排除血容量不足外，如患者心电图无明显变化，要检查有无腹膜后出血（左、右下腹部疼痛）、穿刺部位内出血（如肿胀，变色，脉搏消失）、冠状动脉破裂或穿孔（心脏压塞症状）。有出血并发症时，立即调整抗凝药剂量并处理。

5. 饮食护理。术后 0.5 h 恢复饮食，可进食低盐、低脂、低胆固醇、易消化饮食，勿进食冷牛奶、鸡蛋等以避免引起肠胀气。给患者饮水 500 ~ 800 mL，促进排尿以利于对比剂的排出。

（七）健康教育

1. 制动和活动。术后肢体制动 6 h，即不可立起、弯曲，可适当稍向患侧翻身 40°左右，减轻长时间卧床给患者带来的腰酸背痛等不适；协助女患者排尿时，注意放置便盆，避免用力而诱发穿刺部位出血或血肿；对于年老体弱者为避免因压迫力大、时间长引起下肢静脉回流差，易引起血栓，建议 10 h 后进行床上下肢活动比较安全，且能有效防止下肢静脉血栓的形成。且康复运动训练可以增加冠脉血流，维持冠脉通畅，一旦病情稳定，鼓励患者下地活动，并每天能适当运动，能预防支架局部血栓形成。

2. 抗凝治疗教育。

（1）由于支架是一种金属异物，血液中的血小板和纤维蛋白质易在支架处沉积，形成血栓。为了防止支架内血栓形成，除了术中常规用肝素外，术后必须行全身肝素化治疗，因此向患者详细讲解抗凝治疗的必要性和危险性，以及出血的症状和体征，如有无皮下出血、静脉注射穿刺针眼有无瘀斑、有无牙龈出血、血尿、黑便，女性患者注意有无月经量过多、经期过长，如果患者需要看牙病时应向医生说明自己在接受抗凝治疗。

（2）按时服用抗凝药物，阿司匹林 300 mg，1 次/天，服用 1 个月后改为 100 mg，1 次/天，波立维 75 mg，1 次/天，服用 9 ~ 12 个月。指导患者了解用药的注意事项，定时复查凝血酶原时间。

3. 定时门诊复查。半年内每个月复查 1 次，半年后每 3 ~ 6 个月复查 1 次，以便及时调整药物用量，及时发现并发症，及时处理。

4. 预防冠心病的危险因素。指导患者戒烟、酒，避免情绪紧张、激动、注意饮食、降低体重、积极控制高血糖、高血压及高脂血症等危险因素。减慢冠脉粥样硬化，对支架安置术的效果是非常有益的。

第四章

消化内科疾病护理

第一节　急性胃炎

一、概述

急性胃炎指由各种原因引起的急性胃黏膜炎症，其病变可以仅局限于胃底、胃体、胃窦的任何一部分，病变深度大多局限于黏膜层，严重时则可累及黏膜下层、肌层，甚至达浆膜层。临床表现多种多样，可以有上腹痛、恶心、呕吐、上腹不适、呕血、黑便，也可无症状，而仅有胃镜下表现。急性胃炎的病因虽然多样，但各种类型在临床表现、病变的发展规律和临床诊治等方面有一些共性。大多数患者，通过及时诊治能很快痊愈，但也有部分患者其病变可以长期存在并转化为慢性胃炎。

二、护理评估

（一）健康史

评估患者既往有无胃病史，有无服用对胃有刺激的药物，如阿司匹林、保泰松、洋地黄、铁剂等，评估患者的饮食情况及睡眠。

（二）临床症状评估与观察

1. 腹痛的评估。患者主要表现为上腹痛、饱胀不适。多数患者无症状，或症状被原发疾病所掩盖。

2. 恶心、呕吐的评估。患者可有恶心、呕吐、食欲不振等症状，注意观察患者呕吐的次数及呕吐物的性质、量的情况。

3. 腹泻的评估。食用被沙门菌、嗜盐菌或葡萄球菌毒素污染的食物引起的胃炎患者常伴有腹泻。评估患者的大便次数、颜色、性状及量的情况。

4. 呕血和（或）黑便的评估。在所有上消化道出血的病例中，急性糜烂出血性胃炎所致的消化道出血占 10%～30%，仅次于消化性溃疡。

（三）辅助检查的评估

1. 病理。主要表现为中性粒细胞浸润。

2. 胃镜检查。可见胃黏膜充血、水肿、糜烂、出血及炎性渗出。

3. 实验室检查。血常规检查：糜烂性胃炎可有红细胞、血红蛋白减少。便常规检查：便潜血阳性。血电解质检查：剧烈腹泻患者可有水、电解质紊乱。

（四）心理－社会因素评估

1. 生活方式。评估患者生活是否规律，包括学习或工作、活动、休息与睡眠的规律性，有无烟酒嗜好等。评估患者是否能得到亲人及朋友的关爱。

2. 饮食习惯。评估患者是否进食过冷、过热、过于粗糙的食物；是否食用刺激性食物，如辛辣、过酸或过甜的食物，以及浓茶、浓咖啡、烈酒等；是否注意饮食卫生。

3. 焦虑或恐惧。因出现呕血、黑粪或症状反复发作而产生紧张、焦虑、恐惧心理。

4. 认知程度。是否了解急性胃炎的病因及诱发因素，以及如何防护。

（五）腹部体征评估

上腹部压痛是常见体征，有时上腹胀气明显。

三、护理问题

1. 腹痛。由于胃黏膜的炎性病变所致。

2. 营养失调：低于机体需要量。由于胃黏膜的炎性病变所致的食物摄入、吸收障碍所致。

3. 焦虑。由于呕血、黑粪及病情反复所致。

四、护理目标

（1）患者腹痛症状减轻或消失。

（2）患者住院期间保证机体所需热量，维持水电解质及酸碱平衡。

（3）患者焦虑程度减轻或消失。

五、护理措施

（一）一般护理

1. 休息。患者应注意休息，减少活动，对急性应激造成者应卧床休息，同时应做好患者的心理疏导。

2. 饮食。一般可给予无渣、半流质的温热饮食。如少量出血可给予牛奶、米汤等以中和胃酸，有利于黏膜的修复。剧烈呕吐、呕血的患者应禁食，可静脉补充营养。

3. 环境。为患者创造整洁、舒适、安静的环境，定时开窗通风，保证空气新鲜及温湿度适宜，使其心情舒畅。

（二）心理护理

1. 解释症状出现的原因。患者因出现呕血、黑粪或症状反复发作而产生紧张、焦虑、恐惧心理。护理人员应向其耐心说明出血原因，并给予解释和安慰。应告知患者，通过有效治疗，出血会很快停止；并通过自我护理和保健，可减少本病的复发次数。

2. 心理疏导。耐心解答患者及家属提出的问题，向患者解释精神紧张不利于呕吐的缓解，特别是有的呕吐与精神因素有关，紧张、焦虑还会影响食欲和消化能力，而树立信心及情绪稳定则有利于症状的缓解。

3. 应用放松技术。利用深呼吸、转移注意力等放松技术，减少呕吐的发生。

（三）治疗配合

1. 患者腹痛的时候。遵医嘱给予局部热敷、按摩、针灸，或给予止痛药物等缓解腹痛症状，同时应安慰、陪伴患者以使其精神放松，消除紧张恐惧心理，保持情绪稳定，从而增强患者对疼痛的耐受性；非药物止痛方法还可以用分散注意力法，如数数、谈话、深呼吸等；行为疗法，如放松技术、冥想、音乐疗法等。

2. 患者恶心、呕吐、上腹不适。评估症状是否与精神因素有关，关心和帮助患者消除紧张情绪。观察患者呕吐的次数及呕吐物的性质和量的情况。一般呕吐物为消化液和食物时有酸臭味。混有大量胆汁时呈绿色，混有血液呈鲜红色或棕色残渣。及时为患者清理呕吐物、更换衣物，协助患者采取舒适体位。

3. 患者呕血、黑粪。排除鼻腔出血及进食大量动物血、铁剂等所致呕吐物呈咖啡色或黑粪。观察患者呕血与黑粪的颜色性状和量的情况，必要时遵医嘱给予输血、补液、补充血容量治疗。

（四）用药护理

（1）向患者讲解药物的作用、不良反应、服用时的注意事项，如抑制胃酸的药物多于饭前服用；抗生素类多于饭后服用，并询问患者有无过敏史，严密观察用药后的反应；应用止泻药时应注意观察排便情况，观察大便的颜色、性状、次数及量，腹泻控制时应及时停药；保护胃黏膜的药物大多数是餐前服用，个别药例外；应用解痉止痛药如 654 - 2 或阿托品时，会出现口干等不良反应，并且青光眼及前列腺肥大者禁用。

（2）保证患者每日的液体入量，根据患者情况和药物性质调节滴注速度，合理安排所用药物的前后顺序。

（五）健康教育

（1）应向患者及家属讲明病因，如是药物引起，应告诫今后禁止用此药；如疾病需要必须用该药，必须遵医嘱配合服用制酸剂以及胃黏膜保护剂。

（2）嗜酒者应劝告戒酒。

（3）嘱患者进食要有规律，避免食生、冷、硬及刺激性食物和饮料。

（4）让患者及家属了解本病为急性病，应及时治疗及预防复发，防止发展为慢性胃炎。

（5）应遵医嘱按时用药，如有不适，及时来院就医。

第二节　慢性胃炎

一、概述

慢性胃炎系指不同病因引起的慢性胃黏膜炎性病变，其发病率在各种胃病中居位首。随着年龄增长而逐渐增高，男性稍多于女性。

二、护理评估

（一）健康史

评估患者既往有无其他疾病，是否长期服用 NSAID 类消炎药如阿司匹林、吲哚美辛等，有无烟酒嗜好及饮食、睡眠情况。

（二）临床症状评估与观察

1. 腹痛的评估。评估腹痛发生的原因或诱因，疼痛的部位、性质和程度；与进食、活动、体位等因素的关系，有无伴随症状。慢性胃炎进展缓慢，多无明显症状。部分患者可有上腹部隐痛与饱胀的表现。腹痛无明显节律性，通常进食后较重，空腹时较轻。

2. 恶心、呕吐的评估。评估恶心、呕吐发生的时间、频率、原因或诱因，与进食的关系；呕吐的特点及呕吐物的性质、量；有无伴随症状，是否与精神因素有关。慢性胃炎的患者进食硬、冷、辛辣或其他刺激性食物时可引发恶心、反酸、嗳气、上腹不适、食欲不振等症状。

3. 贫血的评估。慢性胃炎并发胃黏膜糜烂者可出现少量或大量上消化道出血，表现以黑便为主，持续 3~4 d 停止。长期少量出血可引发缺铁性贫血，患者可出现头晕、乏力及消瘦等症状。

（三）辅助检查的评估

1. 胃镜及黏膜活组织检查。这是最可靠的诊断方法，可直接观察黏膜病损。慢性萎缩性胃炎可见黏膜呈颗粒状、黏膜血管显露、色泽灰暗、皱襞细小；慢性浅表性胃炎可见红斑、黏膜粗糙不平、出血点（斑）。两种胃炎皆可见伴有糜烂、胆汁反流。活组织检查可进行病理诊断，同时可检测幽门螺杆菌。

2. 胃酸的测定。慢性浅表性胃炎胃酸分泌可正常或轻度降低，而萎缩性胃炎胃酸明显降低，其分泌胃酸功能随胃腺体的萎缩、肠腺化生程度的加重而降低。

3. 血清学检查。慢性胃体炎患者血清抗壁细胞抗体和内因子抗体呈阳性，血清胃泌素明显升高；慢性胃窦炎患者血清抗壁细胞抗体多呈阴性，血清胃泌素下降或正常。

4. 幽门螺杆菌检测。通过侵入性和非侵入性方法检测幽门螺杆菌。慢性胃炎患者胃黏膜中幽门螺杆菌阳性率的高低与胃炎活动与否有关，且不同部位的胃黏膜其幽门螺杆菌的检测率小不相同。幽门螺杆菌的检测对慢性胃炎患者的临床治疗有指导意义。

（四）心理-社会因素评估

1. 生活方式。评估患者生活是否有规律；生活或工作负担及承受能力；有无过度紧张、焦虑等负性情绪；睡眠的质量等。

2. 饮食习惯。评估患者平时饮食习惯及食欲，进食时间是否规律；有无特殊的食物喜好或禁忌，有无食物过敏，有无烟酒嗜好。

3. 心理-社会状况。评估患者的性格及精神状态；患病对患者日常生活、工作的影响。患者有无焦虑、抑郁、悲观等负性情绪及其程度。评估患者的家庭成员组成，家庭经济、文化、教育背景，对患者的关怀和支持程度；医疗费用来源或支付方式。

4. 认知程度。评估患者对慢性胃炎的病因、诱因及如何预防的了解程度。

（五）腹部体征的评估

慢性胃炎的体征多不明显，少数患者可出现上腹轻压痛。

三、护理问题

1. 疼痛。由胃黏膜炎性病变所致。
2. 营养失调：低于机体需要量。由厌食、消化吸收不良所致。
3. 焦虑。由病情反复、病程迁延所致。
4. 活动无耐力。由慢性胃炎引起贫血所致。
5. 知识缺乏。缺乏对慢性胃炎病因和预防知识的了解。

四、护理目标

（1）患者疼痛减轻或消失。
（2）患者住院期间能保证机体所需热量、水分、电解质的摄入。
（3）患者焦虑程度减轻或消失。
（4）患者活动耐力恢复或有所改善。
（5）患者能自述疾病的诱因及预防保健知识。

五、护理措施

（一）一般护理

1. 休息。指导患者急性发作时应卧床休息，并可用转移注意力、做深呼吸等方法来减轻。

2. 活动。病情缓解时，进行适当的锻炼，以增强机体抵抗力。嘱患者生活要有规律，避免过度劳累，注意劳逸结合。

3. 饮食。急性发作时可予少渣半流食，恢复期患者指导其食用富含营养、易消化的食物，避免食用辛辣、生冷等刺激性食物及浓茶、咖啡等饮料。嗜酒患者嘱其戒酒。指导患者加强饮食卫生并养成良好的饮食习惯，定时进餐、少量多餐、细嚼慢咽。如胃酸缺乏者可酌情食用酸性食物如山楂、食醋等。

4. 环境。为患者创造良好的休息环境，定时开窗通风，保证病室的温湿度适宜。

（二）心理护理

1. 减轻焦虑。提供安全舒适的环境，减少患者的不良刺激。避免患者与其他有焦虑情绪的患者或亲属接触。指导其散步、听音乐等转移注意力的方法。

2. 心理疏导。首先帮助患者分析这次产生焦虑的原因，了解患者内心的期待和要求；然后共同商讨这些要求是否能够实现，以及错误的应对机制所产生的后果。指导患者采取正确的应对机制。

3. 树立信心。向患者讲解疾病的病因及防治知识，指导患者如何保持合理的生活方式和去除对疾病的不利因素。并可以请有过类似疾病的患者讲解采取正确应对机制所取得的良好效果。

（三）治疗配合

1. 腹痛。评估患者疼痛的部位、性质及程度。嘱患者卧床休息，协助患者采取有利于减轻疼痛的体位。可利用局部热敷、针灸等方法来缓解疼痛。必要时遵医嘱给予药物止痛。

2. 活动无耐力。协助患者进行日常生活活动。指导患者体位改变时动作要慢，以免发生直立性低血压。根据患者病情与患者共同制定每日的活动计划，指导患者逐渐增加活动量。

3. 恶心、呕吐。协助患者采取正确体位，头偏向一侧，防止误吸。安慰患者，消除患者紧张、焦虑的情绪。呕吐后及时为患者清理，更换床单位并协助患者采取舒适体位。观察呕吐物的性质、量及呕吐次数。必要时遵医嘱给予止吐药物治疗。

附：呕吐物性质及特点分析

1. 呕吐不伴恶心。呕吐突然发生，无恶心、干呕的先兆，伴明显头痛，且呕吐于头痛剧烈时出现，常见于神经血管头痛、脑震荡、脑溢血、脑炎、脑膜炎及脑肿瘤等。

2. 呕吐伴恶心。多见于胃源性呕吐，例如胃炎、胃溃疡、胃穿孔、胃癌等，呕吐多与进食、饮酒、服用药物有关，吐后常感轻松。

3. 清晨呕吐。多见于妊娠呕吐和酒精性胃炎的呕吐。

4. 食后即恶心、呕吐。如果食物尚未到达胃内就发生呕吐，多为食管的疾病，如食管癌、食管贲门失弛缓症。食后即有恶心、呕吐伴腹痛、腹胀者常见于急性胃肠炎、阿米巴痢疾。

5. 呕吐发生于饭后 2 ~ 3 h。可见于胃炎、胃溃疡和胃癌。

6. 呕吐发生于饭后 4 ~ 6 h。可见于十二指肠溃疡。

7. 呕吐发生在夜间。呕吐发生在夜间，且量多有发酵味者，常见于幽门梗阻、胃及十二指肠溃疡、胃癌。

8. 大量呕吐。呕吐物如为大量，提示有幽门梗阻、胃潴留或十二指肠淤滞。

9. 少量呕吐。呕吐常不费力，每口吐出量不多，可有恶心，进食后可立即发生，吐完后可再进食，多见于神经官能性呕吐。

10. 呕吐物性质辨别。

（1）呕吐物酸臭：呕吐物酸臭或呕吐隔日食物见于幽门梗阻、急性胃炎。

（2）呕吐物中有血：应考虑消化性溃疡、胃癌。

（3）呕吐黄绿苦水：应考虑十二指肠梗阻。

（4）呕吐物带粪便：见于肠梗阻晚期，带有粪臭味见于小肠梗阻。

（四）用药护理

（1）向患者讲解药物的作用、不良反应及用药的注意事项，观察患者用药后的反应。

（2）根据患者的情况进行指导，避免使用对胃黏膜有刺激的药物，必须使用时应同时服用抑酸剂或胃黏膜保护剂。

（3）有幽门螺杆菌感染的患者，应向其讲解清除幽门螺杆菌的重要性，嘱其连续服药两周，停药4周后再复查。

（4）静脉给药患者，应根据患者的病情、年龄等情况调节滴注速度，保证入量。

（五）健康教育

（1）向患者及家属介绍本病的有关病因，指导患者避免诱发因素。

（2）教育患者保持良好的心理状态，平时生活要有规律，合理安排工作和休息时间，注意劳逸结合，积极配合治疗。

（3）强调饮食调理对防止疾病复发的重要性，指导患者加强饮食卫生和饮食营养，养成有规律的饮食习惯。

（4）避免刺激性食物及饮料，嗜酒患者应戒酒。

（5）向患者介绍所用药物的名称、作用、不良反应，以及服用的方法、剂量和疗程。

（6）嘱患者定期按时服药，如有不适及时就诊。

第三节　假膜性肠炎

一、概述

假膜性肠炎是一种主要发生于结肠，也可累及小肠的急性黏膜坏死、纤维素渗出性炎症，黏膜表面覆有黄白或黄绿色假膜，其多系在应用抗生素后导致正常肠道菌群失调，难辨梭状芽孢杆菌（Clostridium Difficile，CD）大量繁殖，产生毒素致病，因此，有人称其为 CD 相关性腹泻（Clostridium Difficile Associated Diarrhea，CDAD）。Henoun 报道 CDAD 占医院感染性腹泻患者的 25%。该病多发生于老年人、重症患者、免疫功能低下和外科手术后等患者。年龄多在 50～59 岁，女性稍多于男性。

二、护理评估

（一）评估患者的健康史及家族史

询问患者既往身体状况，尤其是近期是否发生过比较严重的感染，以及近期使用抗生素的情况。

（二）临床症状评估与观察

1. 评估患者腹泻的症状。临床表现可轻如一般腹泻，重至严重血便。患者表现为水泻（90%～95%），可达 10 次/天，较重病例水样便中可见漂浮的假膜，5%～10% 的患者可有血便。顽固腹泻可长达 2～4 周。

2. 评估患者腹痛的情况。80%～90% 的患者会出现腹痛。

3. 评估患者有无发热症状。近 80% 的患者有发热。

4. 评估患者营养状况。因患者腹泻、发热可致不同程度的营养不良。

5. 评估患者精神状态。有些患者可表现为精神萎靡、乏力和神志模糊，严重者可进入昏迷状态。

（三）辅助检查评估

1. 血液检查。白细胞增多，多在（10～20）×10^9/L 以上，甚至高达 40×10^9/L 或更高，以中性粒细胞增多为主。有低白蛋白血症、电解质失常或酸碱平衡失调。

2. 粪便检查。大便涂片如发现大量革兰阳性球菌，提示葡萄球菌性肠炎。难辨梭状芽孢杆菌培养及毒素测定对诊断假膜性肠炎具有非常重要的意义。

3. 内镜检查。是诊断假膜性肠炎快速而可靠的方法，轻者内镜下可无典型表现，肠黏膜可正常或仅有轻度充血水肿。严重者可见黏膜表面覆以黄白或黄绿色假膜。早期，假膜呈斑点状跳跃分布；进一步发展，病灶扩大，隆起，周围有红晕，红晕周边黏膜正常或水肿。假膜相互融合成各种形态，重者可形成假膜管型。假膜附着较紧，强行剥脱后可见其下黏膜凹陷、充血、出血。皱襞顶部最易受累，可因水肿而增粗增厚。

4. X 线检查。腹平片可见结肠扩张、结肠袋肥大、肠腔积液和指压痕。气钡灌肠双重造影显示结肠黏膜紊乱，边缘呈毛刷状，黏膜表面见许多圆形或不规则结节状阴影、指压痕及溃疡征。

5. B 超检查。可见肠腔扩张、积液。

6. CT 检查。提示肠壁增厚，皱襞增粗。

（四）心理－社会因素评估

（1）评估患者对假膜性肠炎的认识程度。

（2）评估患者心理承受能力、性格类型。

（3）评估患者是否缺少亲人及朋友的关爱。

（4）评估患者是否存在焦虑及恐惧心理。

（5）评估患者是否有经济负担。

（6）评估患者的生活方式及饮食习惯。

（五）腹部体征的评估

其中 10%～20% 的患者在查体时腹部会出现反跳痛。

三、护理问题

1. 腹泻。由于肠毒素与细胞毒素在致病过程中的协同作用，肠毒素通过黏膜上皮细胞的 cAMP 系统使水、盐分泌增加所致。

2. 腹痛。由于肠内容物通过充血、水肿的肠管而引起的刺激痛。

3. 体温过高。由于肠道炎症活动及继发感染所致。

4. 部分生活自理能力缺陷。与静脉输液有关。

5. 营养失调：低于机体需要量。由于腹泻、肠道吸收障碍所致。

6. 有体液不足的危险。与肠道炎症所致腹泻有关。

7. 有肛周皮肤完整性受损的危险。与腹泻有关。

8. 潜在的并发症：肠穿孔、中毒性巨结肠。与肠黏膜基底层受损，结肠扩张有关。

9. 潜在的并发症：水、电解质紊乱，低蛋白血症。与腹泻、肠黏膜上皮细胞脱落、基底膜受损、液体和纤维素有关。

10. 焦虑。由于腹痛腹泻所致。

四、护理目标

（1）患者主诉大便次数减少或恢复正常排便。

（2）患者主诉腹痛症状减轻或缓解。

（3）患者体温恢复正常。

（4）患者住院期间生活需要得到满足。

（5）患者住院期间体重增加，贫血症状得到改善。

（6）保持体液平衡，患者不感到口渴，皮肤弹性良好，血压和心率在正常范围。

（7）患者住院期间肛周皮肤完整无破损。

（8）患者住院期间，通过护士的密切观察，能够及早发现并发症，得到及时治疗。

（9）患者住院期间不出现水、电解质紊乱，或通过护士的密切观察，能够及早发现，得到及时纠正；血清总蛋白、白蛋白达到正常水平。

（10）患者住院期间保持良好的心理状态。

五、护理措施

（一）一般护理

（1）为患者提供舒适安静的环境，嘱患者卧床休息，避免劳累。

（2）室内定时通风，保持空气清新，调节合适的温度湿度。

（3）患者大便次数多，指导患者保护肛周皮肤，每次便后用柔软的卫生纸擦拭，并用温水清洗、软毛巾蘸干，避免用力搓擦，保持局部清洁干燥，如有发红，可局部涂抹鞣酸软膏或润肤油。

（4）将日常用品放置于患者随手可及的地方，定时巡视病房，满足患者各项生理需要。

（二）心理护理

（1）患者入院时主动接待，热情服务，向患者及家属介绍病房环境及规章制度，取得患者及家属的配合，消除恐惧心理。

（2）患者腹痛、腹泻时，应耐心倾听患者主诉，安慰患者，稳定患者情绪，帮助患者建立战胜疾病的信心。

（3）向患者讲解各项检查的目的、方法，术前准备及术后注意事项，消除患者的恐惧心理。

（三）治疗配合

（1）观察患者大便的次数、性状、量以及有无黏液脓血，及时通知医生给予药物治疗。

（2）观察患者腹痛的部位、性质、持续时间、缓解方式及腹部体征的变化，及时发现，避免肠穿孔及中毒性巨结肠的发生。

（3）观察患者生命体征变化，尤其是体温变化，注意观察热型，遵医嘱应用物理降温及药物降温。

（4）评估患者营养状况，监测血常规、电解质及人血白蛋白、总蛋白的变化，观察患者有无皮肤黏膜干燥、弹性差、尿少等脱水表现。

（5）指导患者合理选择饮食，一般给予高营养低渣饮食，适量补充维生素及微量元素。

（6）指导患者合理用药，观察药物效果及不良反应。

（四）用药护理

（1）抗菌治疗（表4-1）。

表4-1　假膜性肠炎患者的抗菌治疗

万古霉素、去甲万古霉素使用注意事项

· 输入速度不可过快：否则可产生红斑样或荨麻疹样反应

　· 浓度不可过高：可致血栓性静脉炎，应适当控制药液浓度和滴注速度

　· 不可肌内注射

　· 不良反应：可引起口麻、刺痛感、皮肤瘙痒、嗜酸粒细胞增多、药物热、感冒样反应以及血压剧降、过敏性休克反应等，与许多药物可产生沉淀反应

· 含本品的输液中不得添加其他药物

（2）保证患者每日液体入量，根据药物的性质和患者自身情况合理调节滴注速度。

（五）健康教育

（1）向患者及家属介绍假膜性肠炎的病因、疾病过程以及预防方法。

（2）指导患者合理选择饮食，避免粗纤维和刺激性食物。

（3）讲解用药的注意事项、不良反应及服用方法，教会患者自我观察。

（4）嘱患者注意腹部保暖，避免受凉，如有不适随时就医。

第五章

肾内科疾病护理

第一节　肾小球肾炎

一、急性肾小球肾炎

急性肾小球肾炎（Acute Glomerulonephritis，AGN）简称急性肾炎，是以急性肾炎综合征为主要表现的一组疾病。其特点为起病急，患者出现血尿、蛋白尿、水肿和高血压，可伴有一过性氮质血症。本病好发于儿童，男性居多。常有前驱感染，多见于链球菌感染后，其他细菌、病毒和寄生虫感染后也可引起。本部分主要介绍链球菌感染后急性肾炎。

（一）病因及发病机制

本病常发生于β-溶血性链球菌"致肾炎菌株"引起的上呼吸道感染（多为扁桃体炎）或皮肤感染（多为脓疱疮）后，感染导致机体产生免疫反应而引起双侧肾脏弥漫性的炎症反应。目前多认为，链球菌的主要致病抗原是胞质或分泌蛋白的某些成分，抗原刺激机体产生相应抗体，形成免疫复合物沉积于肾小球而致病。同时，肾小球内的免疫复合物可激活补体，引起肾小球内皮细胞及系膜细胞增生，并吸引中性粒细胞及单核细胞浸润，导致肾脏病变。

（二）临床表现

前驱感染后常有1~3周（平均10 d左右）的潜伏期。呼吸道感染的潜伏期较皮肤感染短。本病起病较急，病情轻重不一，轻者仅尿常规及血清补体C3异常，重者可出现急性肾衰竭。大多预后良好，常在数月内临床自愈。典型者呈急性肾炎综合征的表现。

1. 尿异常。几乎所有患者均有肾小球源性血尿，约30%出现肉眼血尿，且常为首发症状或患者就诊的原因。可伴有轻、中度蛋白尿，少数（<20%）患者可呈大量蛋白尿。

2. 水肿。80%以上患者可出现水肿，常为起病的首发表现，表现为晨起眼睑水肿，呈"肾炎面容"，可伴有下肢轻度凹陷性水肿，少数严重者可波及全身。

3. 高血压。约80%患者患病初期水钠潴留时，出现一过性轻、中度高血压，经利尿后血压恢复正常。少数患者可出现高血压脑病、急性左心衰竭等。

4. 肾功能异常。大部分患者起病时尿量减少（400~700 mL/d），少数为少尿（<400 mL/d）。可出现一过性轻度氮质血症。一般于1~2周后尿量增加，肾功能于利尿后数日恢复正常，极少数出现急性肾衰竭。

（三）辅助检查

1. 尿液检查。均有镜下血尿，呈多形性红细胞。尿蛋白多为+~++。尿沉渣中可有红细胞管型、颗粒管型等。早期尿中白细胞、上皮细胞稍增多。

2. 血清 C3 及总补体。发病初期下降，于 8w 内恢复正常，对本病诊断意义很大。血清抗链球菌溶血素 "O" 滴度可增高。

3. 肾功能检查。可有内生肌酐清除率（Ccr）降低，血尿素氮（BUN）、血肌酐（Cr）升高。

（四）诊断要点

链球菌感染后 1～3 周出现血尿、蛋白尿、水肿和高血压等肾炎综合征典型表现，血清 C3 降低，病情于发病 8 周内逐渐减轻至完全恢复者，即可诊断为急性肾小球肾炎。病理类型需行肾活组织检查确诊。

（五）治疗要点

本病患者的治疗以卧床休息、对症处理为主。本病为自限性疾病，不宜用糖皮质激素及细胞毒性药物。急性肾衰竭患者应予透析。

1. 对症治疗。利尿治疗可消除水肿，降低血压。利尿后高血压控制不满意时，可加用其他降压药物。

2. 控制感染灶。以往主张使用青霉素或其他抗生素 10～14 d，现其必要性存在争议。对于反复发作的慢性扁桃体炎，待肾炎病情稳定后，可作扁桃体摘除术，手术前后两周应注射青霉素。

3. 透析治疗。对于少数发生急性肾衰竭者，应予血液透析或腹膜透析治疗，帮助患者渡过急性期，一般不需长期维持透析。

（六）护理诊断/合作性问题

1. 体液过多。与肾小球滤过率下降、水钠潴留有关。

2. 活动无耐力。与疾病处于急性发作期、水肿、高血压等有关。

3. 潜在并发症。急性左心衰竭、高血压脑病、急性肾衰竭。

（七）护理措施

1. 一般护理。

（1）休息与运动：急性期患者应绝对卧床休息，以增加肾血流量和减少肾脏负担。当其卧床休息 6 周～2 月，尿液检查只有蛋白尿和镜下血尿时，方可离床活动。病情稳定后逐渐增加运动量，避免劳累和剧烈活动，坚持 1～2 年，待完全康复后才能恢复正常的体力劳动。

（2）饮食护理：当患者有水肿、高血压或心力衰竭时，应严格限制盐的摄入，一般进盐应低于 3 g/d，对于特别严重病例应完全禁盐。在急性期，为减少蛋白质的分解代谢，还应限制蛋白质的摄取量为 0.5～0.8 g/（kg·d）。当血压下降、水肿消退、尿蛋白减少后，即可逐渐增加食盐和蛋白质的量。

除限制钠盐外，也应限制进水量，进水量的控制本着宁少勿多的原则。每日进水量应为不显性失水量（约 500 mL）加上前一天 24 h 尿量，此进水量包括饮食、饮水、服药、输液等所含水分的总量。另外，饮食应注意热量充足、易于消化和吸收。

2. 病情观察。注意观察水肿的范围、程度，有无胸水、腹水，有无呼吸困难、肺部湿啰音等急性左心衰的征象；监测高血压动态变化，监测有无头痛、呕吐、颈项强直等高血压脑病的表现；观察尿的变化及肾功能的变化，及早发现有无肾衰竭的可能。

3. 用药护理。在使用降压药的过程中，要注意一定要定时、定量服用，随时监测血压的变化，还要嘱患者服药后在床边坐几分钟，然后缓慢站起，防止眩晕及直立性低血压。

4. 心理护理。患者尤其是儿童对长期的卧床会产生忧郁、烦躁等心理反应，加上担心血尿、蛋白尿是否会恶化，会进一步加重精神负担。故应尽量多关心、巡视患者，随时注意患者的情绪变化和精神需要，按照患者的要求予以尽快解决。关于卧床休息需要持续的时间和病情的变化等，应适当予以说明，并要组织一些有趣的活动活跃患者的精神生活，使患者能以愉快、乐观的态度安心接受治疗。

（八）健康指导

1. 预防指导。平时注意加强锻炼，增强体质。注意个人卫生，防止化脓性皮肤感染。有上呼吸道或皮肤感染时，应及时治疗。注意休息和保暖，限制活动量。

2. 生活指导。急性期严格卧床休息，按照病情进展调整作息制度。掌握饮食护理的意义及原则，切实遵循饮食计划。指导患者及其家属掌握本病的基本知识和观察护理方法，消除各种不利因素，防止疾病进一步加重。

3. 用药指导。遵医嘱正确使用抗生素、利尿药及降压药等，掌握不同药物的名称、剂量、给药方法，观察各种药物的疗效和不良反应。

4. 心理指导。增强战胜疾病的信心，保持良好的心境，积极配合诊疗计划。

二、急进性肾小球肾炎

急进性肾小球肾炎（Rapidly Progressive Glomerulonephnitis，RPGN），是一组病情发展急骤，由血尿、蛋白尿迅速发展为少尿或无尿直至急性肾功能衰竭的急性肾炎综合征。临床上，肾功能呈急剧进行性恶化，常在3个月内肾小球滤过率（GFR）下降50%以上，发展至终末期肾功能衰竭一般为数周或数月。该病进展迅速，病情危重，预后差。病理改变特征为肾小球囊内细胞增生、纤维蛋白沉着，表现为广泛的新月体形成，故又称新月体肾炎。这组疾病发病率较低，危险性大，及时诊断、充分治疗尚可有效改变疾病的预后，临床上应高度重视。

（一）病因及发病机制

由多种原因所致的一组疾病，包括：①原发性急进性肾小球肾炎；②继发于全身性疾病（如系统性红斑狼疮肾炎）的急进性肾小球肾炎；③在原发性肾小球病（如系膜毛细血管性肾小球肾炎）的基础上形成广泛新月体，即病理类型转化而来的新月体性肾小球肾炎。本文着重讨论原发性急进性肾小球肾炎（以下简称急进性肾炎）。

RPGN 根据免疫病理可分为三型，其病因及发病机制各不相同：① I 型又称抗肾小球基底膜型肾小球肾炎，由于抗肾小球基底膜抗体与肾小球基底膜（GBM）抗原相结合激活补体而致病。② II 型又称免疫复合物型，因肾小球内循环免疫复合物的沉积或原位免疫复合物形成，激活补体而致病。③ III 型为少或无免疫复合物型，肾小球内无或仅微量免疫球蛋白沉积。现已证实50%～80%该型患者为原发性小血管炎肾损害，肾脏可为首发、甚至唯一受累器官或与其他系统损害并存。原发性小血管炎患者血清抗中性粒细胞胞质抗体（ANCA）常呈阳性。我国以 II 型多见， I 型好发于青、中年， II 型及 III 型常见于中、老年患者，男性居多。

RPGN 患者约半数以上有上呼吸道感染的前驱病史，其中少数为典型的链球菌感染，其他多为病毒感染，但感染与 RPGN 发病的关系尚未明确。接触某些有机化学溶剂、碳氢化合物如汽油，与 RPGN I 型发病有较密切的关系。某些药物如丙硫氧嘧啶（PTU）、肼苯达嗪等可引起 RPGN III 型。RPGN 的诱发因素包括吸烟、吸毒、接触碳氢化合物等。此外，遗传的易感性在 RPGN 发病中作用也已引起重视。

（二）临床表现

患者可有前驱呼吸道感染，起病多较急，病情急骤进展。 I 型的临床特征为急性肾炎综合征（起病急、血尿、蛋白尿、少尿、水肿、高血压），且多在早期出现少尿或无尿，进行性肾功能恶化并发展成尿毒症； II 型患者约半数可伴肾病综合征； III 型患者常有不明原因的发热、乏力、关节痛或咯血等系统性血管炎的表现。

（三）辅助检查

1. 尿液检查。常见肉眼血尿，镜下大量红细胞、白细胞和红细胞管型，尿比重及渗透压降低，蛋白尿常呈阳性（+～++++）。

2. 肾功能检查。血尿素氮、肌酐浓度进行性升高，肌酐清除率进行性降低。

3. 免疫学检查。主要有抗 GBM 抗体阳性（ I 型）、ANCA 阳性（ III 型）。此外， II 型患者的血液循环免疫复合物及冷球蛋白可呈阳性，并可伴血清 C3 降低。

4. 影像学检查。半数患者 B 型超声显示双肾增大。

（四）治疗要点

包括针对急性免疫介导性炎症病变的强化治疗以及针对肾脏病变后果（如水钠潴留、高血压、尿毒症及感染等）的对症治疗两方面。尤其强调在早期做出病因诊断和免疫病理分型的基础上尽快进行强化治疗。

1. 强化疗法。

（1）强化血浆置换疗法：应用血浆置换机分离患者的血浆和血细胞并弃去血浆，再以等量正常人的血浆（或血浆白蛋白）和患者血细胞混合后重新输入患者体内。通常每日或隔日 1 次，每次置换血浆 2～4 L，直到血清抗体（如抗 GBM 抗体、ANCA）或免疫复合物转阴、病情好转，一般需置换约 6～10 次左右。该疗法需配合糖皮质激素［口服泼尼松 1 mg/（kg·d），2～3 个月后渐减］及细胞毒性药物［环磷酰胺 2～3 mg/（kg·d）口服，累积量一般不超过 8 g］，以防止在机体大量丢失免疫球蛋白后有害抗体大量合成而造成"反跳"。该疗法适用于各型急进性肾炎，但主要适用于Ⅰ型；对于 Goodpasture 综合征和原发性小血管炎所致急进性肾炎（Ⅲ型）伴有威胁生命的肺出血作用较为肯定、迅速，应首选。

（2）甲泼尼龙冲击伴环磷酰胺治疗：为强化治疗之一。甲泼尼龙 0.5～1.0 g 溶于 5% 葡萄糖中静脉滴入，每日或隔日 1 次，3 次为一疗程。必要时间隔 3～5 d 可进行下一疗程，一般不超过 3 个疗程。甲泼尼龙冲击疗法也需辅以泼尼松及环磷酰胺常规口服治疗，方法同前。近年有人用环磷酰胺（CCTX）冲击疗法（0.8～1 g 溶于 5% 葡萄糖静脉滴入，每月 1 次）替代常规口服，可减少环磷酰胺的不良反应，其确切优缺点和疗效尚待进一步总结。该疗法主要适用Ⅱ、Ⅲ型，Ⅰ型疗效较差。用甲泼尼龙冲击治疗时，应注意继发感染和水钠潴留等不良反应。

2. 替代治疗。凡急性肾衰竭已达透析指征者应及时透析。对强化治疗无效的晚期病例或肾功能已无法逆转者，则有赖于长期维持透析。肾移植应在病情静止半年（Ⅰ型、Ⅲ型患者血中抗 GBM 抗体、ANCA 需转阴）后进行。

3. 对症治疗。对水钠潴留、高血压及感染等需积极采取相应的治疗措施。

（五）护理诊断/合作性问题

1. 潜在并发症。急性肾功能衰竭。

2. 体液过多。与肾小球滤过率下降、大量激素治疗导致水钠潴留有关。

3. 有感染的危险。与激素、细胞毒性药物的应用、血浆置换、大量蛋白尿致机体抵抗力下降有关。

4. 恐惧。与疾病的病情进展快、预后差有关。

5. 知识缺乏。缺乏疾病防治的相关知识。

（六）护理措施

1. 病情监测。密切观察病情变化，及时识别急性肾功能衰竭的发生。监测项目包括：①生命体征：观察有无气促、端坐呼吸、肺部湿啰音等心衰表现。②尿量：若尿量迅速减少或出现无尿，提示发生急性肾衰。③血肌酐、尿素氮、内生肌酐清除率：急性肾衰时可出现血尿素氮、肌酐浓度迅速进行性升高，肌酐清除率快速降低。④血清电解质：重点观察有无高血钾，急性肾衰时常可出现高血钾，并诱发心律失常、心脏骤停。⑤消化道症状：了解患者有无消化道症状，如食欲减退、恶心、呕吐、呕血或黑便等表现。⑥神经系统症状：有无意识模糊、定向障碍、甚至昏迷等神经系统症状。

2. 用药护理。严格遵医嘱用药，密切观察激素、免疫抑制剂、利尿剂的效果和不良反应。糖皮质激素可导致水钠潴留、血压升高、精神兴奋、消化道出血、骨质疏松、继发感染、伤口愈合缓慢以及类肾上腺皮质功能亢进症的表现，如满月脸、水牛背、腹部脂肪堆积、多毛等。对肾脏病患者，使用糖皮质激素后应特别注意有无加重肾损害导致病情恶化的水钠潴留、血压升高和继发感染等不良反应。激素和细胞毒性药物冲击治疗时，可明显抑制机体的免疫功能，必要时需要对患者实施保护性隔离，防止感染。血浆置换和透析治疗时，应注意严格无菌操作。

（七）健康指导

1. 疾病防护指导。部分患者的发病与前驱感染病史、吸烟或接触某些有机化学溶剂有关，应积极预防，注意保暖，避免受凉和感冒。

2. 疾病知识指导。向患者家属介绍疾病特点。

3. 用药指导。对患者及家属强调遵医嘱用药的重要性，告知激素及细胞毒性药物的作用、可能出现的不良反应和服药的注意事项，鼓励患者配合治疗。

4. 病情监测指导。向患者解释如何监测病情变化和病情经治疗缓解后的长期随访，防止疾病复发及恶化。

（八）预后

患者若能得到及时明确诊断和早期强化治疗，预后可得到显著改善。早期强化治疗可使部分患者得到缓解，避免或脱离透析，甚至少数患者肾功能能得到完全恢复。若诊断不及时，早期未接受强化治疗，患者多于数周至半年内进展至不可逆肾衰竭。影响患者预后的主要因素有：①免疫病理类型：Ⅲ型较好，Ⅰ型差，Ⅱ型居中；②强化治疗是否及时：临床无少尿，血肌酐 $<530~\mu mol/L$，病理尚未显示广泛不可逆病变（纤维性新月体、肾小球硬化或间质纤维化）时，即开始治疗者预后较好，否则预后差；③老年患者预后相对较差。

本病缓解后的长期转归，以逐渐转为慢性病变并发展为慢性肾衰竭较为常见，故应特别注意采取措施保护残存肾功能，延缓疾病进展和慢性肾衰竭的发生。部分患者可长期维持并缓解。仅少数患者（以Ⅲ型多见）可复发，必要时需重复肾活检，部分患者强化治疗仍可有效。

三、慢性肾小球肾炎

慢性肾小球肾炎（Chronic Glomerulonephritis，CGN），简称慢性肾炎，是一组以血尿、蛋白尿、高血压、水肿为基本临床表现的肾小球疾病。临床特点是病程长，起病初无症状，进展缓慢，最终可发展成慢性肾衰竭。由于不同的病理类型及病程阶段不同，疾病表现可多样化。可发生于任何年龄，以青、中年男性居多。

（一）病因及发病机制

绝大多数慢性肾炎由不同病因、不同病理类型的原发性肾小球疾病发展而来，仅少数由急性链球菌感染后肾小球肾炎所致。其发病机制主要与原发病的免疫炎症损伤有关。此外，高血压、大量蛋白尿、高血脂等非免疫非炎症性因素亦参与其慢性化进程。

（二）病理类型

慢性肾炎的常见病理类型有系膜增生性肾小球肾炎（包括 IgA 肾病和非 IgA 系膜增生性肾小球肾炎）、系膜毛细血管性肾炎、膜性肾病及局灶节段性肾小球硬化等。上述所有类型均可转化为不同程度的肾小球硬化、肾小管萎缩和间质纤维化，最终肾脏体积缩小，晚期进展成硬化性肾小球肾炎，临床上进入尿毒症阶段。

（三）临床表现

本病起病多缓慢、隐匿，部分患者因感染、劳累呈急性发作。临床表现多样，病情时轻时重，逐渐发展为慢性肾衰竭。

1. 一般表现。蛋白尿、血尿、高血压、水肿为基本临床表现。早期患者可有乏力、纳差、腰部疼痛；水肿可有可无；轻度尿异常，尿蛋白定量常在 $1\sim3~g/d$，多有镜下血尿；血压可正常或轻度升高；肾功能正常或轻度受损。以上情况持续数年，甚至数十年，肾功能逐渐恶化出现相应临床表现（贫血、血压增高等）。

2. 特殊表现。有的患者可表现为血压（特别是舒张压）持续性升高，出现眼底出血、渗出，甚至视盘水肿；感染、劳累、妊娠和使用肾毒性药物可使病情急剧恶化，可能引起不可逆慢性肾衰竭。

（四）辅助检查

1. 尿液检查。尿蛋白 + ~ + + + ，24 h 尿蛋白定量常在 1 ~ 3 g。尿中可有多形性的红细胞 + ~ + + ，红细胞颗粒管型等。

2. 血液检查。肾功能不全的患者可有肾小球滤过率（GFR）下降，血尿素氮（BUN）、血肌酐（Cr）增高、内生肌酐清除率下降。贫血患者出现贫血的血常规改变。部分患者可有血脂升高，血浆白蛋白降低。另外，血清补体 C3 始终正常，或持续降低 8 周以上不恢复正常。

3. B 超检查。双肾可有结构紊乱、缩小、皮质变薄等改变。

4. 肾活组织检查。可以确定慢性肾炎的病理类型，对指导治疗和估计预后有重要价值。

（五）诊断要点

凡蛋白尿持续 1 年以上，伴血尿、水肿、高血压和肾功能不全，排除继发性肾炎、遗传性肾炎和慢性肾盂肾炎后，可诊断为慢性肾炎。

（六）治疗要点

慢性肾炎的治疗应以防止或延缓肾功能进行性恶化、改善或缓解临床症状及防治严重并发症为目标，主要治疗如下。

1. 优质低蛋白饮食和必须氨基酸治疗。限制食物中蛋白质及磷的摄入量，低蛋白及低磷饮食可减轻肾小球内高压力、高灌注及高滤过状态，延缓肾小球的硬化。根据肾功能的状况给予优质低蛋白饮食（每日 0.6 ~ 0.8 g/kg），同时控制饮食中磷的摄入。在进食低蛋白饮食时，应适当增加碳水化合物的摄入以满足机体生理代谢所需的热量，防止负氮平衡。在低蛋白饮食 2 周后可使用必须氨基酸或 α - 酮酸（每日 0.1 ~ 0.2 g/kg）。极低蛋白饮食者，0.3 g/（kg·d），应适当增加必须氨基酸（8 ~ 12 g/d）或 α - 酮酸，防止负氮平衡。有明显水肿和高血压时，需低盐饮食。

2. 对症治疗。主要是控制高血压。控制高血压尤其肾内毛细血管高血压是延缓慢性肾衰竭进展的重要措施。一般多选用血管紧张素转换酶抑制剂（ACEI）、血管紧张素 II 受体拮抗剂（ARB）或钙通道阻滞剂。临床与实验研究结果均证实，ACEI 和 ARB 具有降低肾小球内血压、减少蛋白尿及保护肾功能的作用。肾功能损害的患者使用此类药物时应注意高钾血症的防治。其他降压药如 β - 受体阻滞剂、α - 受体阻滞剂、血管扩张药及利尿剂等亦可应用。患者应限盐，有明显水钠潴留的容量依赖型高血压患者选用噻嗪类利尿药。肾功能较差时，噻嗪类利尿剂无效或疗效较差，应改用袢利尿剂。

血压控制欠佳时，可联合使用多种抗高血压药物把血压控制到靶目标值。多数学者认为肾病患者的血压应较一般患者控制更严格，尿蛋白 ≥ 1.0 g/24 h，血压应控制在 125/75 mmHg 以下；如果尿蛋白 ≤ 1.0 g/24 h，血压应控制在 130/80 mmHg 以下。应尽量选用具有肾脏保护作用的降压药如 ACEI 和 ARB。

3. 特殊治疗。目前研究结果显示，大剂量双嘧达莫（300 ~ 400 mg/d）、小剂量阿司匹林（40 ~ 300 mg/d）对系膜毛细血管性肾小球肾炎有降低尿蛋白的作用。对糖皮质激素和细胞毒性药物一般不主张积极应用，但对病理类型较轻、肾体积正常、肾功能轻度受损而尿蛋白较多的患者在无禁忌时可试用。

4. 防治肾损害因素。包括：①预防和治疗各种感染，尤其是上呼吸道感染，因其可致慢性肾炎急性发作，使肾功能急剧恶化；②纠正水电解质和酸碱平衡紊乱；③禁用肾毒性药物，包括中药（如含马兜铃酸的中药关木通、广防己等）和西药（如氨基糖苷类、两性霉素、磺胺类抗生素等）；④及时治疗高脂血症、高尿酸血症。

（七）护理诊断/合作性问题

1. 营养失调：低于机体需要量。与限制蛋白饮食、低蛋白血症等有关。

2. 有感染的危险。与皮肤水肿、营养失调、应用糖皮质激素和细胞毒性药物致机体抵抗力下降有关。

3. 焦虑。与疾病的反复发作、预后不良有关。

4. 潜在并发症。慢性肾衰竭。

（八）护理措施

1. 一般护理。

（1）休息与活动：慢性肾炎患者每日在保证充分休息和睡眠的基础上，应有适度的活动。尤其是肥胖者应通过活动减轻体重，以减少肾脏和心脏的负担。但对病情急性加重及伴有血尿、心力衰竭或并发感染的患者，应限制活动。

（2）饮食护理：慢性肾炎患者肾小管的重吸收作用不良，在排尿量达到一般标准时，应充分饮水，增加尿量以排泄体内废物。一般情况下不必限制饮食，但若肾功能已受到严重损害，伴有高血压且有发展为尿毒症的倾向时，应限制盐为 3～4 g/d，蛋白质为 0.3～0.4 g/（kg·d），且宜给予优质的动物蛋白，使之既能保证身体所需的营养，又可达到低磷饮食的要求，起到保护肾功能的作用。另外，应提供足够热量、富含维生素、易消化的饮食，适当调节高糖和脂类在饮食热量中的比例，以减轻自体蛋白质的分解，减轻肾脏负担。

2. 病情观察。密切观察血压的变化，因血压突然升高或持续高血压可加重肾功能的恶化。注意观察水肿的消长情况，注意患者有无出现胸闷、气急及腹胀等胸、腹腔积液的征象。监测患者的尿量变化及肾功能，如血肌酐（Cr）、血尿素氮（BUN）升高和尿量迅速减少，应警惕肾衰竭的发生。

3. 用药护理。使用利尿剂注意监测有无电解质、酸碱平衡紊乱，如低钾血症、低钠血症等；肾功能不全患者在应用 ACEI 降压时，应监测电解质，防止高血钾，另外注意观察有无持续性干咳的不良反应，如果发现要及时提醒医生换药；用血小板解聚药时注意观察有无出血倾向，监测出血、凝血时间等；激素或免疫抑制剂常用于慢性肾炎伴肾病综合征的患者，应观察该类药物可能出现的不良反应。

4. 心理护理。本病病程长，病情反复，长期服药疗效差、不良反应大，预后不良，患者易产生悲观、恐惧等不良情绪反应。且长期患病使患者生活、工作能力下降，经济负担加重，更进一步增加了患者及亲属的思想负担。因此心理护理尤为重要。积极主动与患者沟通，鼓励其说出内心的感受，对提出的问题予以耐心解答。与亲属一起做好患者的疏导工作，联系单位和社区解决患者的后顾之忧，使患者以良好的心态正确面对现实。

（九）健康指导

1. 预防感染指导。保持环境清洁、空气流通、阳光充足；注意休息，避免剧烈运动和过重的体力劳动；注意个人卫生，预防呼吸道和泌尿道感染，如出现感染症状时，应及时治疗。

2. 生活指导。严格按照饮食计划进餐；能够劳逸结合；学会与疾病有关的家庭护理知识，如如何控制饮水量、自我监测血压等。

3. 怀孕指导。在血压和 BUN 正常时，可安全怀孕。如曾有高血压症，且 BUN 较高，应该避孕，必要时行人工流产。

4. 用药指导。掌握利尿剂、降压药等各种药物的使用方法、用药过程中的注意事项；不使用对肾功能有害的药物，如氨基糖苷类抗生素、抗真菌药等。

5. 心理指导。能明确不良心理对疾病的危害性，学会有效的调适方法，心境平和，积极配合医护工作。

（十）预后

慢性肾炎呈持续进行性进展，最终发展至终末期肾衰竭。其进展的速度主要取决于肾脏病理类型、延缓肾功能进展的措施以及避免各种危险因素。其中长期大量蛋白尿、伴高血压或肾功能受损者预后较差。

第二节　肾病综合征

肾病综合征（Nephrotic Syndrome，NS）是指由各种肾小球疾病引起的以大量蛋白尿（尿蛋白定量＞3.5 g/d）、低蛋白血症（血浆白蛋白＜30 g/L）、水肿、高脂血症为临床表现的一组综合征。

一、病因

NS 分为原发性和继发性两大类，本节主要讨论原发性 NS。原发性 NS 为各种不同病理类型的肾小球病，常见的有：①微小病变肾病；②系膜增生性肾小球肾炎；③局灶节段性肾小球硬化；④膜性肾病；⑤系膜毛细血管性肾小球肾炎。

二、临床表现

引起原发性 NS 的肾小球疾病的病理类型有五种，各种病理类型的临床特征、对激素的治疗反应和预后不尽相同。

1. 微小病变型肾病。微小病变型肾病占儿童原发性 NS 的 80% ~ 90%，占成人原发性 NS 的 5% ~ 10%。好发于儿童，男性多于女性。典型临床表现为 NS，15% 左右伴镜下血尿，一般无持续性高血压及肾功能减退。60 岁以上的患者，高血压和肾功能损害较多见。90% 对糖皮质激素治疗敏感，但复发率高达 60%。

2. 系膜增生性肾小球肾炎。此类型在我国的发病率显著高于西方国家，占原发性 NS 的 30%，男性多于女性，好发于青少年。约 50% 于前驱感染后急性起病，甚至出现急性肾炎的表现。如为非 IgA 系膜增生性肾小球肾炎，约 50% 表现为 NS，约 70% 伴有血尿；如为 IgA 肾病，约 15% 出现 NS，几乎均有血尿。肾功能不全和高血压随着病变程度加重会逐渐增加。对糖皮质激素及细胞毒性药物的治疗反应与病理改变轻重有关，轻者疗效好，重者疗效差。50% 以上的患者经激素治疗后可获完全缓解。

3. 系膜毛细血管性肾小球肾炎。此类型占我国原发性 NS 的 10%，男性多于女性，好发于青壮年。约半数患者有上呼吸道的前驱感染史。约 50% ~ 60% 表现为 NS，30% 的患者表现为无症状蛋白尿，常伴有反复发作的镜下血尿或肉眼血尿。20% ~ 30% 的患者表现为急性肾炎综合征。高血压、贫血及肾功能损害常见，常呈持续进行性进展。75% 的患者有持续性低补体血症，是本病的重要特征之一。糖皮质激素及细胞毒性药物对成人疗效差，发病 10 年后约 50% 的病例将进展为慢性肾衰竭。肾移植术后常复发。

4. 膜性肾病。此型占我国原发性 NS 的 25% ~ 30%，男性多于女性，好发于中老年。起病隐匿，约 70% ~ 80% 表现为 NS，约 30% 可伴有镜下血尿。肾静脉血栓发生率可高达 40% ~ 50%，肾静脉血栓最常见。有自发缓解倾向，约 25% 的患者会在 5 年内自发缓解。单用激素治疗无效；必须与细胞毒性药物联合使用可使部分患者缓解，但长期和大剂量使用激素和细胞毒性药物有较多的不良反应，因此必须权衡利弊，慎重选择。此外，应适当使用调脂药和抗凝治疗。患者常在发病 5 ~ 10 年后逐渐出现肾功能损害。

5. 局灶性节段性肾小球硬化。此型占我国原发性 NS 的 20% ~ 25%，好发于青少年男性。多隐匿起病，NS 为主要临床表现，其中约 3/4 伴有血尿，约 20% 可见肉眼血尿。确诊时约半数伴高血压、约 30% 有肾功能减退，部分患者可伴有近曲小管功能障碍。部分患者可由微小病变型肾病转变而来。对激素和细胞毒性药物治疗的反应性较差，激素治疗无效者达 60% 以上，疗程要较其他病理类型的 NS 适当延长。预后与激素治疗的效果及蛋白尿的程度密切相关。激素治疗反应性好者，预后较好。

三、辅助检查

1. 尿液检查。尿蛋白定性一般为 ＋＋＋ ~ ＋＋＋＋，尿中可有红细胞、管型等。24 h 尿蛋白定量超过 3.5 g。

2. 血液检查。血浆白蛋白低于 30 g/L，血中胆固醇、甘油三酯、低及极低密度脂蛋白增高。肾衰竭时血尿素氮、血肌酐升高。

3. 肾活检。可明确肾小球的病理类型。

4. 肾 B 超检查。双肾正常或缩小。

四、诊断要点

根据大量蛋白尿、低蛋白血症、高脂血症、水肿等临床表现，排除继发性 NS 即可确立诊断，其中尿蛋白 > 3.5 g/d、血浆白蛋白 <30 g/L 为诊断的必备条件。NS 的病理类型有赖于肾活组织病理检查。

五、治疗要点

治疗原则以抑制免疫与炎症反应为主，同时防治并发症。

1. 一般治疗。

（1）适当休息，预防感染：NS 患者应注意休息，避免到公共场所并预防感染。病情稳定者适当活动是必须的，以防止静脉血栓形成。

（2）限制水钠，优质蛋白饮食：水肿明显者应适当限制水钠摄入（NaCl < 3 g/d）。肾功能良好者不必限制蛋白的摄入，但 NS 患者摄入高蛋白饮食会加重蛋白尿，促进肾脏病变的进展。因此，主张给予 NS 患者正常量 0.8 ~ 1.0 g/（kg·d）的优质蛋白（富含必须氨基酸的动物蛋白）饮食。

2. 对症治疗。

（1）利尿消肿：一般患者在使用激素并限制水、钠摄入后可达到利尿消肿的目的。对于水肿明显，经上述处理仍无效者可适当选用利尿剂。利尿治疗的原则是不宜过快、过猛，以免引起有效血容量不足、加重血液高黏倾向，诱发血栓、栓塞并发症。常用噻嗪类利尿剂（氢氯噻嗪）和保钾利尿剂（螺内酯）作基础治疗，二者并用可提高利尿的效果，同时可减少钾代谢紊乱。上述治疗无效时，改为渗透性利尿剂（低分子右旋糖酐、羟乙基淀粉）并用祥利尿剂（呋塞米），可获良好利尿效果。注意在通过输注血浆或血浆白蛋白利尿时要严格掌握适应证，只有对病情严重的患者在必须利尿时方可使用，且要避免过频、过多。对伴有心脏病的患者应慎用此法利尿。

（2）提高血浆胶体渗透压：血浆或白蛋白等静脉输注均可提高血浆胶体渗透压，促进组织中水分回吸收并利尿，如继而使用呋塞米 60 ~ 120 mg 加于葡萄糖溶液中缓慢静脉滴注，有时能获得良好的利尿效果。但由于输入的蛋白均将于 48 h 内由尿中排出，可引起肾小球高滤过及肾小管高代谢造成肾小球脏层及肾小管上皮细胞损伤、促进肾间质纤维化，轻者影响糖皮质激素疗效，延迟疾病缓解，重者可损害肾功能，多数学者认为非必要时不宜多用。故应严格掌握适应证，对严重低蛋白血症、高度水肿而又少尿（尿量 <400 mL/d）的 NS 患者，在必须利尿的情况下方可考虑使用，但也要避免过频、过多使用。心力衰竭者慎用。

（3）减少尿蛋白：持续性大量蛋白尿本身可导致肾小球高滤过、加重肾小管及间质损伤、促进肾小球硬化，是影响肾小球病预后的重要因素。已证实减少尿蛋白可以有效延缓肾功能的恶化。应用 ACEI 如贝那普利和（或）ARB 如氯沙坦，可通过有效地控制高血压，降低肾小球内压和直接影响肾小球基底膜对大分子蛋白的通透性，有不依赖于降低全身血压而减少尿蛋白作用。所用剂量一般应比常规降压药剂量大，才能获得良好疗效。

（4）调脂：高脂血症可加速肾小球疾病的发展，增加心、脑血管疾病的发生率，因此，NS 患者合并高脂血症应使用调脂药，尤其是有高血压及冠心病家族史、高 LDL 及低 HDL 血症的患者更需积极治疗。常用降脂药有：①3 - 羟基 - 3 - 甲基戊二酸单酰辅酶 A 还原酶抑制剂，如洛伐他汀、辛伐他汀；②纤维酸类药物，如非诺贝特、吉非贝齐；③普罗布考，本品除降脂作用外还具有抗氧化作用，可防止低密度脂蛋白的氧化修饰，抑制粥样斑块的形成，长期使用可预防肾小球硬化。若 NS 缓解后高脂血症自行缓解则不必使用调脂药。

（5）抗凝：由于凝血因子的改变及激素的使用，常处于高凝状态，有较高血栓并发症的发生率，尤其是在血浆白蛋白＜20 g/L 时，更易合并静脉血栓的形成。建议当血浆白蛋白＜20 g/L 时常规使用抗凝剂，可使用普通肝素或低分子肝素，维持 APTT 在正常的 2 倍。此外，也可使用口服抗血小板药如双嘧达莫、阿司匹林。一旦出现血栓或栓塞时，应及早予尿激酶或链激酶溶栓，并配合应用抗凝药。治疗期间应密切观察出、凝血情况，避免药物过量而致出血。

（6）抗感染：用激素治疗时，不必预防性使用抗生素，因其不能预防感染，反而可能诱发真菌双重感染。一旦出现感染，应及时选用敏感、强效及无肾毒性的抗生素。

（7）透析：急性肾衰竭时，利尿无效且达到透析指征时应进行血液透析。

3. 抑制免疫与炎症反应。

（1）糖皮质激素：该药可能是通过抑制免疫与炎症反应，抑制醛固酮和抗利尿激素的分泌，影响肾小球基底膜通透性而达到治疗作用。应用激素时应注意以下几点：①起始用量要足：如泼尼松起始量为 1 mg/（kg·d），共服 8～12 周。②撤减药要慢：足量治疗后每 1～2 周减少原用量的 10%，当减至 20 mg/d 时疾病易反跳，应更加缓慢减量。③维持用药要久：最后以最小有效剂量（10 mg/d）作为维持量，再服半年至 1 年或更久。激素可采用全日量顿服，维持用药期间两日量隔日一次顿服，以减轻激素的不良反应。

NS 患者对激素治疗的反应可分为三种类型：①激素敏感型：即治疗 12 周内 NS 缓解。②激素依赖型：即药量减到一定程度即复发。③激素抵抗型：即对激素治疗无效。

（2）细胞毒性药物：目前国内外最常用的细胞毒性药物为 CTX，细胞毒性药物常用于"激素依赖型"或"激素抵抗型"NS，配合激素治疗有可能提高缓解率。一般不首选及单独应用。

（3）环孢素：该药可选择性抑制辅助性 T 细胞及细胞毒效应 T 细胞。近年来已开始用该药治疗激素及细胞毒性药物都无效的难治性 NS，但此药昂贵，不良反应大，停药后病情易复发：因而限制了它的广泛应用。

（4）霉酚酸酯：霉酚酸酯（Mycophenolate Mofetil，MMF）是一种新型有效的免疫抑制剂，在体内代谢为霉酚酸，通过抑制次黄嘌呤单核苷酸脱氢酶、减少鸟嘌呤核苷酸的合成，从而抑制 T、B 淋巴细胞的增殖。可用于激素抵抗及细胞毒性药物治疗无效的 NS 患者。推荐剂量为 1.5～2.0 g/d，分两次口服，共用 3～6 个月，减量维持半年。不良反应相对较少，有腹泻及胃肠道反应等，偶有骨髓抑制作用。其确切的临床效果及不良反应还需要更多临床资料证实。

4. 中医中药治疗。一般主张与激素及细胞毒性药物联合使用，不但可降尿蛋白，还可拮抗激素及细胞毒性药物的不良反应，如雷公藤总苷、真武汤等。

六、护理评估

1. 健康史。

（1）病史：询问本病的有关病因，如有无原发性肾疾病、糖尿病、过敏性紫癜、系统性红斑狼疮等病史。询问有关的临床表现，如水肿部位、程度、特点及消长情况，有无出现胸闷、气促、腹胀等胸腔、心包、腹腔积液的表现；有无肉眼血尿、高血压、尿量减少等。注意有无发热、咳嗽、咳痰、尿路刺激征、腹痛等感染征象；有无腰痛、下肢疼痛等肾静脉血栓、下肢静脉血栓的表现。

（2）治疗经过：询问患者的用药情况，如激素的剂量、用法、减药情况、疗程、治疗效果、有无副作用等；有无用过细胞毒性药及其他免疫抑制剂，其用法、剂量及疗效等。

2. 身心状况。

（1）身体评估：评估患者的一般状态，如精神状态、营养状况、生命体征、体重等有无异常。评估水肿范围、特点，有无胸腔、腹腔、阴囊水肿和心包积液。

（2）心理－社会状况：患者有无因形象的改变产生自卑、悲观、失望等不良的情绪反应；患者及家属的应对能力；患者的社会支持情况、患者出院后的社区保健资源等。

3. 辅助检查。观察实验室及其他检查结果，如 24 h 尿蛋白定量结果、血浆白蛋白浓度的变化、肝肾功能、血清电解质、血脂浓度的变化、凝血功能等；肾组织活检的病理检查结果等。

七、护理诊断/合作性问题

1. 体液过多。与低蛋白血症致血浆胶体渗透压下降等有关。
2. 营养失调：低于机体需要量。与大量蛋白质的丢失、胃肠黏膜水肿致蛋白质吸收障碍等因素有关。
3. 焦虑。与疾病造成的形象改变及病情复杂，易反复发作有关。
4. 有感染的危险。与皮肤水肿，大量蛋白尿致机体营养不良，激素、细胞毒性药物的应用致机体免疫功能低下有关。
5. 潜在并发症。血栓形成、急性肾衰竭、心脑血管并发症等。

八、护理目标

（1）患者能积极配合治疗，水肿程度减轻或消失。
（2）能按照饮食原则进食，营养状况逐步改善。
（3）能正确应对疾病带来的各种问题，焦虑程度减轻。
（4）无感染发生。
（5）无血栓形成及急性肾衰竭、心脑血管疾病等并发症的发生。

九、护理措施

（一）一般护理

（1）休息与活动：NS 如有全身严重水肿、胸腹腔积液时应绝对卧床休息，并取半坐卧位。护理人员可协助患者在床上作关节的全范围运动，以防止关节僵硬及挛缩，并可防止肢体血栓形成。对于有高血压的患者，应适当限制活动量。老年患者改变体位时不可过快，以防止直立性低血压。

水肿减轻后患者可进行简单的室内活动，尿蛋白定量下降到 2 g/d 以下时可恢复适量的室外活动，恢复期的患者应在其体能范围内适当进行活动。但需注意在整个治疗、护理及恢复阶段，患者应避免剧烈运动，如跑、跳、提取重物等。

（2）饮食护理：NS 患者的饮食要求既能改善患者的营养状况，又不增加肾脏的负担。饮食原则如下：①蛋白质：高蛋白饮食可增加肾脏负担，对肾不利，故提倡正常量的优质蛋白（富含必须氨基酸的动物蛋白）摄入，按 1 g/（kg·d）供给。但当肾功能不全时，应根据肌酐清除率调整蛋白质的摄入量。②热量供给要充足，不少于 126 ~ 147 kJ（30 ~ 35 kcal）/（kg·d）。③为减轻高脂血症，应少食富含饱和脂肪酸的食物如动物油脂，而多吃富含多聚不饱和脂肪酸的食物如植物油及鱼油，以及富含可溶性纤维的食物如燕麦、豆类等。④水肿时低盐饮食，勿食腌制食品。⑤注意各种维生素及微量元素（如铁、钙）的补充。且应定期测量血浆白蛋白、血红蛋白等指标以反映机体营养状态。

由于 NS 患者一般食欲欠佳，因此可采用增加餐次的方法以提高摄入量。同时在食谱内容上注意色、香、味。在烹调方法上可用糖醋汁、番茄汁等进行调味以改善低盐膳食的味道。

（二）病情观察

监测生命体征、体重、腹围、出入量的变化，定时查看各种辅助检查结果，结合临床表现判断病情进展情况。如根据体温有无升高，患者有无出现咳嗽、咳痰、肺部湿啰音、尿路刺激征、皮肤破溃化脓等判断是否并发感染；根据患者有无腰痛、下肢疼痛、胸痛、头痛等判断是否并发肾静脉、下肢静脉、冠状血管及脑血管血栓；根据患者有无少尿、无尿及血 BUN、血肌酐升高等判断有无肾衰竭。同时，注意观察有无营养不良、内分泌紊乱及微量元素缺乏的改变。

（三）感染的预防及护理

保持水肿皮肤清洁、干燥，避免皮肤受摩擦或损伤；指导和协助患者进行口腔黏膜、眼睑结膜及阴部等的清洁；定期作好病室的空气消毒，用消毒药水拖地板、湿擦桌椅等；尽量减少病区的探访人次，对有上呼吸道感染者应限制探访；同时指导患者少去公共场所等人多聚集的地方；遇寒冷季节，嘱患者减少外出，注意保暖。出现感染情况时，按医嘱正确采集患者的血、尿、痰、腹水等标本送检，根据药敏试验使用有效的抗生素，观察用药后感染有无得到有效控制。

（四）用药护理

（1）激素和细胞毒性药物：应用环孢素的患者，服药期间应注意监测血药浓度，观察有无副作用出现，如肝肾毒性、高血压、高尿酸血症、高血钾、多毛及牙龈增生等。

（2）抗凝药：如在使用肝素、双嘧达莫等的过程中，若出现皮肤黏膜、口腔、胃肠道等的出血倾向时，应及时减药并给予对症处理，必要时停药。

（3）中药：使用雷公藤制剂时，应注意监测尿量、性功能及肝肾功能、血常规的变化。因其可造成性腺抑制、肝肾损害及外周血白细胞减少等不良反应。

（五）心理护理

针对本病病程长、表现复杂、易反复发作带给患者及家属的忧虑。首先允许患者发泄自己的郁闷，对患者的表现表示理解；还要引导患者多说话，随时将自己的需要说出来，这样消极的情绪会逐渐变为积极的配合；在此期间，随时向患者及家属报告疾病的进展情形，对任何微小的进步都应给予充分的认可，使他们重建信心。同时，要根据评估资料，调动患者的社会支持系统，为患者提供最大限度的物质和精神支持。

十、护理评价

（1）患者水肿程度有无减轻并逐渐消退。
（2）营养状况有无改善。
（3）焦虑程度有无减轻。
（4）是否发生感染。
（5）有无血栓形成、急性肾衰竭、心脑血管疾病等并发症的发生。

十一、健康指导

1. 预防指导。认识到积极预防感染的重要性，能够加强营养、注意休息、保持个人卫生，积极采取措施防止外界环境中病原微生物的侵入。

2. 生活指导。能够根据病情适度活动，注意避免肢体血栓等并发症的产生。饮食上注意限盐，每日不会摄入过多蛋白。

3. 病情监测指导。学会每日用浓缩晨尿自测尿蛋白，出院后坚持定期门诊随访，密切观察肾功能的变化。

4. 用药指导。坚持遵医嘱用药，勿自行减量或停用激素，了解激素及细胞毒性药物的常见不良反应。

5. 心理指导。意识到良好的心理状态有利于提高机体的抵抗力，增强适应能力。能保持乐观开朗的心态，对疾病治疗充满信心。

十二、预后

影响 NS 预后的因素主要有：①病理类型：微小病变型肾病和轻度系膜增生性肾小球肾炎预后较好，系膜毛细血管性肾炎、局灶节段性肾小球硬化、重度系膜增生性肾小球肾炎预后较差。早期膜性肾病也有一定的缓解率，晚期则难于缓解；②临床表现：大量蛋白尿、严重高血压及肾功能损害者预后较差；③激素治疗效果：激素敏感者预后相对较好，激素抵抗者预后差；④并发症：反复感染导致 NS 经常复发者预后差。

第三节 急性肾衰竭

急性肾衰竭（Acute Renal Failure，ARF）是由于各种病因引起的短期内（数小时或数日）肾功能急剧、进行性减退而出现的临床综合征。当肾衰竭发生时，原来应由尿液排出的废物，因为尿少或无尿而积存于体内，导致血肌酐（Cr）、尿素氮（BUN）升高，水、电解质和酸碱平衡失调，以及全身各系统并发症。

一、病因及发病机制

1. 病因。分三类：①肾前性：主要病因包括有效循环血容量减少和肾内血流动力学改变（包括肾前小动脉收缩或肾后小动脉扩张）等。②肾后性：肾后性肾衰竭的原因是急性尿路梗阻，梗阻可发生于从肾盂到尿道的任一水平。③肾性：肾性肾衰竭有肾实质损伤，包括急性肾小管坏死（acute tubular necrosis，ATN）、急性肾间质病变及肾小球和肾血管病变。其中急性肾小管坏死是最常见的急性肾衰竭类型，可由肾缺血或肾毒性物质损伤肾小管上皮细胞引起，其结局高度依赖于并发症的严重程度。如无并发症，肾小管坏死的死亡率为7%~23%，而在手术后或并发多器官功能衰竭时，肾小管坏死的死亡率高达50%~80%。在此主要以急性肾小管坏死为代表进行叙述。

2. 发病机制。不同病因、病理类型的急性肾小管坏死有不同的发病机制。中毒所致的急性肾小管坏死，是年龄、糖尿病等多种因素的综合作用。对于缺血所致急性肾小管坏死的发病机制，当前主要有三种解释：①肾血流动力学异常：主要表现为肾皮质血流量减少，肾髓质瘀血等。目前认为造成以上结果最主要的原因为：血管收缩因子产生过多，舒张因子产生相对过少。②肾小管上皮细胞代谢障碍：缺血引起缺氧，进而影响到上皮细胞的代谢。③肾小管上皮脱落，管腔中管型形成：肾小管管型造成管腔堵塞，使肾小管内压力过高，进一步降低了肾小球滤过，加剧了肾小管间质缺血性障碍。

二、临床表现

临床典型病程可分为三期。

1. 起始期。此期急性肾衰竭是可以预防的，患者常有诸如低血压、缺血、脓毒病和肾毒素等病因，无明显的肾实质损伤。但随着肾小管上皮损伤的进一步加重，GFR下降，临床表现开始明显，进入维持期。

2. 维持期。又称少尿期。持续7~14 d，也可短至几日，长达4~6周。患者可出现少尿，也可没有少尿，称非少尿型急性肾衰竭，其病情较轻，预后较好。但无论尿量是否减少，随着肾功能减退，可出现一系列尿毒症表现。

（1）全身并发症。

1）消化系统症状：食欲降低、恶心、呕吐、腹胀、腹泻等，严重者有消化道出血。

2）呼吸系统症状：除感染的并发症外，尚可因容量负荷增大出现呼吸困难、咳嗽、憋气、胸闷等。

3）循环系统症状：多因尿少和未控制饮水，导致体液过多，出现高血压和心力衰竭；可因毒素滞留、电解质紊乱、贫血及酸中毒引起各种心律失常及心肌病变。

4）其他：常伴有肺部、尿路感染，感染是急性肾衰竭的主要死亡原因之一，死亡率高达70%。此外，患者也可出现神经系统表现，如意识不清、昏迷等。严重患者可有出血倾向，如DIC等。

（2）水、电解质和酸碱平衡失调：其中高钾血症、代谢性酸中毒最为常见。

1）高钾血症：其发生与肾排钾减少、组织分解过快、酸中毒等因素有关。高钾血症对心肌细胞有毒性作用，可诱发各种心律失常，严重者出现心室颤动、心搏骤停。

2）代谢性酸中毒：主要因酸性代谢产物排出减少引起，同时急性肾衰竭常并发高分解代谢状态，又使酸性产物明显增多。

3）其他：主要有低钠血症，由水潴留过多引起。还可有低钙、高磷血症，但远不如慢性肾衰竭明显。

3. 恢复期。肾小管细胞再生、修复，肾小管完整性恢复，肾小球滤过率逐渐恢复正常或接近正常范围。患者开始利尿，可有多尿表现，每日尿量可达 3 000 ~ 5 000 mL，通常持续 1 ~ 3 周，继而再恢复正常。少数患者可遗留不同程度的肾结构和功能缺陷。

三、辅助检查

1. 血液检查。少尿期可有轻、中度贫血；血肌酐每日升高 44.2 ~ 88.4 μmol/L（0.5 ~ 1.0 mg/dl），血 BUN 每日可升高 3.6 ~ 10.7 mmol/L（10 ~ 30 mg/dl）；血清钾浓度常大于 5.5 mmol/L，可有低钠、低钙、高磷血症；血气分析提示代谢性酸中毒。

2. 尿液检查。尿常规检查尿蛋白多为 + ~ + +，尿沉渣可见肾小管上皮细胞，少许红、白细胞，上皮细胞管型、颗粒管型等；尿比重降低且固定，多在 1.015 以下；尿渗透浓度低于 350 mmol/L；尿钠增高，多在 20 ~ 60 mmol/L。

3. 其他。尿路超声显像对排除尿路梗阻和慢性肾功能不全很有帮助。如有足够理由怀疑梗阻所致，可做逆行性或下行性肾盂造影。另外，肾活检是进一步明确致病原因的重要手段。

四、诊断要点

患者尿量突然明显减少，肾功能急剧恶化（即血肌酐每天升高超过 44.2 μmol/L 或在 24 ~ 72 h 内血肌酐值相对增加 25% ~ 100%），结合临床表现、原发病因和实验室检查，一般不难做出诊断。

五、治疗要点

1. 起始期治疗。治疗重点是纠正可逆的病因，预防额外的损伤。对于严重外伤、心力衰竭、急性失血等都应进行治疗，同时停用影响肾灌注或肾毒性的药物。

2. 维持期治疗。治疗重点为调节水、电解质和酸碱平衡、控制氮质潴留、供给足够营养和治疗原发病。

（1）高钾血症的处理：当血钾超过 6.5 mmol/L，心电图表现异常变化时，应紧急处理如下：①10% 葡萄糖酸钙 10 ~ 20 mL 稀释后缓慢静注。②5% NaHCO_3 100 ~ 200 mL 静滴。③50% 葡萄糖液 50 mL 加普通胰岛素 10 U 缓慢静脉注射。④用钠型离子交换树脂 15 ~ 30 g，每日 3 次口服。⑤透析疗法是治疗高钾血症最有效的方法，适用于以上措施无效和伴有高分解代谢的患者。

（2）透析疗法：凡具有明显尿毒症综合征者都是透析疗法的指征，具体包括：心包炎、严重脑病、高钾血症、严重代谢性酸中毒及容量负荷过重对利尿剂治疗无效。重症患者主张早期进行透析。对非高分解型、尿量正常的患者可试行内科保守治疗。

（3）其他：纠正水、电解质和酸碱平衡紊乱，控制心力衰竭，预防和治疗感染。

3. 多尿期治疗。此期治疗重点仍为维持水、电解质和酸碱平衡，控制氮质血症，防治各种并发症。对已进行透析者，应维持透析，当一般情况明显改善后可逐渐减少透析，直至病情稳定后停止透析。

4. 恢复期治疗。一般无须特殊处理，定期复查肾功能，避免肾毒性药物的使用。

六、护理诊断/合作性问题

1. 体液过多。与急性肾衰竭所致肾小球滤过功能受损、水分控制不严等因素有关。
2. 营养失调：低于机体需要量。与患者食欲低下、限制饮食中的蛋白质、透析、原发疾病等因素有关。
3. 有感染的危险。与限制蛋白质饮食、透析、机体抵抗力降低等有关。
4. 恐惧。与肾功能急骤恶化、症状重等因素有关。

5. 潜在并发症。高血压脑病、急性左心衰竭、心律失常、心包炎、DIC、多脏器功能衰竭等。

七、护理措施

（一）一般护理

1. 休息与活动：少尿期要绝对卧床休息，保持安静，以减轻肾脏的负担，对意识障碍者，应加床护栏。当尿量增加、病情好转时，可逐渐增加活动量，但应注意利尿后的过分代谢，患者会有肌肉无力的现象，应避免独自下床。患者若因活动使病情恶化，应恢复前一日的活动量，甚至卧床休息。

2. 饮食护理。

（1）糖及热量：对发病初期因恶心、呕吐无法由口进食者，应由静脉补充葡萄糖，以维持基本热量。少尿期应给予足够的糖类（150 g/d）。若患者能进食，可将乳糖75 g、葡萄糖和蔗糖各37.5 g溶于指定溶液中，使患者在一日中饮完。多尿期可自由进食。

（2）蛋白质：对一般少尿期的患者，蛋白质限制为0.5 g/（kg·d），其中60%以上应为优质蛋白，如尿素氮太高，则应给予无蛋白饮食。接受透析的患者予高蛋白饮食，血液透析患者的蛋白质摄入量为1.0~1.2 g/（kg·d），腹膜透析为1.2~1.3 g/（kg·d）。对多尿期的患者，如尿素氮低于8.0 mmol/L时，可给予正常量的蛋白质。

（3）其他：对少尿期患者，尽可能减少钠、钾、磷和氯的摄入量。多尿期时不必过度限制。

3. 维持水平衡：急性肾衰竭少尿时，对于水分的出入量应严格测量和记录，按照"量出为入"的原则补充入液量。补液量的计算一般以500 mL为基础补液量，加前一日的出液量。在利尿的早期，应努力使患者免于发生脱水，给予适当补充水分，以维持利尿作用。当氮质血症消失后，肾小管对盐和水分的再吸收能力改善，即不需要再供给大量的液体。

（二）病情观察

应对急性肾衰竭的患者进行临床监护。监测患者的神志、生命体征、尿量、体重，注意尿常规、肾功能、电解质及血气分析的变化。观察有无高血钾、低血钠或代谢性酸中毒的发生；有无严重头痛、恶心、呕吐及不同意识障碍等高血压脑病的表现；有无气促、端坐呼吸、肺部湿啰音等急性左心衰竭的征象；有无出现水中毒或稀释性低钠血症的症状，如头痛、嗜睡、意识障碍、共济失调、昏迷、抽搐等。

（三）用药护理

用甘露醇、呋塞米利尿治疗时应观察有无脑萎缩、溶血、耳聋等不良反应；使用血管扩张剂时注意监测血压的变化，防止低血压发生；纠正高血钾及酸中毒时，要随时监测电解质；使用肝素或双嘧达莫要注意有无皮下或内脏出血；输血要禁用库血；抗感染治疗时避免选用有肾毒性的抗生素。

（四）预防感染

感染是急性肾衰竭少尿期的主要死亡原因，故应采取切实措施，在护理的各个环节预防感染的发生。具体措施为：①尽量将患者安置在单人房间，做好病室的清洁消毒，避免与有上呼吸道感染者接触。②避免任意插放保留导尿管，可利用每24~48 h导尿一次，获得每日尿量。③需留置尿管的患者应加强消毒、定期更换尿管和进行尿液检查以确定有无尿路感染。④卧床及虚弱的患者应定期翻身，协助做好全身皮肤的清洁，防止皮肤感染的发生。⑤意识清醒者，鼓励患者每小时进行深呼吸及有效排痰；意识不清者，定时抽取气管内分泌物，以预防肺部感染的发生。⑥唾液中的尿素可引起口角炎及腮腺炎，应协助做好口腔护理，保持口腔清洁、舒适。⑦对使用腹膜或血液透析治疗的患者，应按外科无菌技术操作。⑧避免其他意外损伤。

（五）心理护理

病情的危重会使患者产生对于死亡和失去工作的恐惧，同时因治疗费用的昂贵又会进一步加重患者及家属的心理负担。观察了解患者的心理变化及家庭经济状况，通过讲述各种检查和治疗进展信息，解除患者的恐惧，树立患者战胜疾病的信心；通过与社会机构的联系取得对患者的帮助，解除患者的经济忧患。还应给予患者高度同情、安慰和鼓励，以高度的责任心认真护理，使患者具有安全感、信赖感及良好的心理状态。

八、健康指导

1. 生活指导。合理休息，劳逸结合、防止劳累；严格遵守饮食计划，并注意加强营养；注意个人清洁卫生，注意保暖。

2. 病情监测。学会自测体重、尿量；明确高血压脑病、左心衰竭、高钾血症及代谢性酸中毒的表现；定期门诊随访，监测肾功能、电解质等。

3. 心理指导。在日常生活中能理智调节自己的情绪，保持愉快的心境；遇到病情变化时不恐慌，能及时采取积极的应对措施。

4. 预防指导。禁用库血；慎用氨基糖苷类抗生素；避免妊娠、手术、外伤；避免接触重金属、工业毒物等；误服或误食毒物，立即进行洗胃或导泻，并采用有效解毒剂。

第四节　慢性肾衰竭

慢性肾衰竭（Chronic Renal Failure，CRF）简称肾衰，是在各种慢性肾脏病的基础上，肾功能缓慢减退至衰竭而出现的临床综合征。据统计，每1万人口中，每年约有1人发生肾衰。

随着病情的进展，根据肾小球滤过功能降低的程度，将慢性肾衰竭分为四期：①肾储备能力下降期：GFR减至正常的约50%～80%，血肌酐正常，患者无症状。②氮质血症期：是肾衰早期，GFR降至正常的25%～50%，出现氮质血症，血肌酐已升高，但小于450 μmol/L，无明显症状。③肾衰竭期：GFR降至正常的10%～25%，血肌酐显著升高（约为450～707 μmol/L），患者贫血较明显，夜尿增多及水电解质失调，并可有轻度胃肠道、心血管和中枢神经系统症状。④尿毒症期：是肾衰的晚期，GFR减至正常的10%以下，血肌酐大于707 μmol/L，临床出现显著的各系统症状和血生化异常。

一、病因及发病机制

任何能破坏肾的正常结构和功能的泌尿系统疾病，均可导致肾衰。国外最常见的病因依次为：糖尿病肾病、高血压肾病、肾小球肾炎、多囊肾等；在我国则为：原发性慢性肾小球肾炎、糖尿病肾病、高血压肾病、多囊肾、梗阻性肾病等。有些由于起病隐匿、到肾衰晚期才就诊的患者，往往因双侧肾已固缩而不能确定病因。

肾功能恶化的机制尚未完全明了。目前多数学者认为，当肾单位破坏至一定数量，"健存"肾单位代偿性地增加排泄负荷，因此发生肾小球内"三高"，即肾小球毛细血管的高灌注、高压力和高滤过，而肾小球内"三高"会引起肾小球硬化、肾小球通透性增加，使肾功能进一步恶化。此外，血管紧张素Ⅱ、蛋白尿、遗传因素都在肾衰的恶化中起着重要的作用。尿毒症各种症状的发生与水电解质酸碱平衡失调、尿毒症毒素、肾的内分泌功能障碍等有关。

二、临床表现

肾衰早期仅表现为基础疾病的症状，到残余肾单位不能调节适应机体的最低要求时，尿毒症使各器官功能失调的症状才表现出来。

1. 水、电解质和酸碱平衡失调。可表现为钠、水平衡失调，如高钠或低钠血症、水肿或脱水；钾平衡失调，如高钾或低钾血症；代谢性酸中毒；低钙血症、高磷血症；高镁血症等。

2. 各系统表现。

（1）心血管和肺症状：心血管病变是肾衰最常见的死因，可有以下几个方面。

1）高血压和左心室肥大：大部分患者存在不同程度的高血压，个别可为恶性高血压。高血压主要是由于水钠潴留引起的，也与肾素活性增高有关，使用重组人红细胞生成素（Recombinant Human Erythropoietin, rHuEPO）、环孢素等药物也会发生高血压。高血压可引起动脉硬化、左心室肥大、心力衰竭，并可加重肾损害。

2）心力衰竭：是常见死亡原因之一。其原因大多与水钠潴留及高血压有关，部分患者亦与尿毒症性心肌病有关。尿毒症心肌病的病因可能与代谢废物的潴留和贫血等有关。

3）心包炎：主要见于透析不充分者（透析相关性心包炎），临床表现与一般心包炎相同，但心包积液多为血性，可能与毛细血管破裂有关。严重者有心包填塞征。

4）动脉粥样硬化：本病患者常有高甘油三酯血症及轻度胆固醇升高，动脉粥样硬化发展迅速，是主要的死亡原因之一。

5）肺症状：体液过多可引起肺水肿，尿毒症毒素可引起"尿毒症肺炎"。后者表现为肺充血，肺部 X 线检查出现"蝴蝶翼"征。

（2）血液系统表现。

1）贫血：尿毒症患者常有贫血，为正常色素性正细胞性贫血，主要原因有：①肾脏产生红细胞生成激素（Erythropoietin, EPO）减少。②铁摄入不足；叶酸、蛋白质缺乏。③血透时失血及经常性的抽血检查。④肾衰时红细胞生存时间缩短。⑤有抑制血细胞生成的物质等因素。

2）出血倾向：常表现为皮下出血、鼻出血、月经过多等。出血倾向与外周血小板破坏增多、出血时间延长、血小板聚集和黏附能力下降等有关。

3）白细胞异常：中性粒细胞趋化、吞噬和杀菌的能力减弱，因而容易发生感染。部分患者白细胞减少。

（3）神经、肌肉系统表现：早期常有疲乏、失眠、注意力不集中等精神症状，后期可出现性格改变、抑郁、记忆力下降、谵妄、幻觉、昏迷等。晚期患者常有周围神经病变，患者可出现肢体麻木、深反射迟钝或消失、肌无力等。但最常见的是肢端袜套样分布的感觉丧失。

（4）胃肠道表现：食欲不振是常见的早期表现。另外，患者可出现口腔有尿味、恶心、呕吐、腹胀、腹泻、舌和口腔黏膜溃疡等。上消化道出血在本病患者也很常见，主要与胃黏膜糜烂和消化性溃疡有关，尤以前者常见。慢性肾衰竭患者的消化性溃疡发生率较正常人为高。

（5）皮肤症状：常见皮肤瘙痒。患者面色较深而萎黄，轻度水肿，称尿毒症面容，与贫血、尿素霜的沉积等有关。

（6）肾性骨营养不良症：简称肾性骨病，是尿毒症时骨骼改变的总称。依常见顺序排列包括：纤维囊性骨炎、肾性骨软化症、骨质疏松症和肾性骨硬化症。骨病有症状者少见。早期诊断主要靠骨活组织检查。肾性骨病的发生与继发性甲状旁腺功能亢进、骨化三醇缺乏、营养不良、代谢性酸中毒等有关。

（7）内分泌失调：肾衰时内分泌功能出现紊乱。患者常有性功能障碍，小儿性成熟延迟，女性性欲差，晚期可闭经、不孕，男性性欲缺乏和阳痿。

（8）易于并发感染：尿毒症患者易并发严重感染，与机体免疫功能低下、白细胞功能异常等有关。以肺部和尿路感染常见，透析患者易发生动静脉瘘或腹膜入口感染、肝炎病毒感染等。

（9）其他：可有体温过低、碳水化合物代谢异常、高尿酸血症、脂代谢异常等。

三、辅助检查

1. 血液检查。血常规可见红细胞数目下降，血红蛋白含量降低，白细胞可升高或降低；肾功能检查结果为内生肌酐清除率降低，血肌酐增高；血清电解质增高或降低；血气分析有代谢性酸中毒等。

2. 尿液检查。尿比重低，为 1.010。尿沉渣中有红细胞、白细胞、颗粒管型、蜡样管型等。

3. B 超或 X 线平片。显示双肾缩小。

四、诊断要点

根据慢性肾衰竭的临床表现，内生肌酐清除率下降，血肌酐、血尿素氮升高、B 超等示双肾缩小，即可做出诊断。之后应进一步查明原发病。

五、治疗要点

1. 治疗原发疾病和纠正加重肾衰竭的因素。如治疗狼疮性肾炎可使肾功能有所改善，纠正水钠缺失、控制感染、解除尿路梗阻、控制心力衰竭、停止使用肾毒性药物等可使肾功能有不同程度的恢复。

2. 延缓慢性肾衰竭的发展。应在肾衰的早期进行。

（1）饮食治疗：饮食治疗可以延缓肾单位的破坏速度，缓解尿毒症的症状，因此，慢性肾衰竭的饮食治疗非常关键。要注意严格按照饮食治疗方案，保证蛋白质、热量、钠、钾、磷及水的合理摄入。

（2）必须氨基酸的应用：对于因各种原因不能透析、摄入蛋白质太少的尿毒症患者，为了使其维持良好的营养状态，必须加用必须氨基酸（Essential Amino Acid，EAA）或必须氨基酸与 α - 酮酸混合制剂。α - 酮酸可与氨结合成相应的 EAA，EAA 在合成蛋白过程中，可利用一部分尿素，故可减少血中的尿素氮水平，改善尿毒症症状。EAA 的适应证为肾衰晚期患者。

（3）控制高血压和（或）肾小球内高压力：肾小球内高压力会促使肾小球硬化，高血压不仅会促使肾小球硬化，且能增加心血管并发症的发生，故必须控制。首选血管紧张素 II 抑制药。

（4）其他：积极治疗高脂血症、有痛风的高尿酸血症。

3. 并发症的治疗。

（1）水、电解质和酸碱平衡失调。

1）钠、水平衡失调：对单纯水肿者，除限制盐和水的摄入外，可使用呋塞米利尿处理；对水肿伴稀释性低钠血症者，需严格限制水的摄入；透析者加强超滤并限制钠水摄入。

2）高钾血症：如血钾中度升高，主要治疗引起高钾的原因，并限制钾的摄入。如血钾 >6.5 mmol/L，心电图有高钾表现，则应紧急处理。

3）钙、磷失调和肾性骨病：为防止继发性甲旁亢和肾性骨病，肾衰早期应积极限磷饮食，并使用肠道磷结合物，如口服碳酸钙 2 g，每日 3 次。活性维生素 D_3（骨化三醇）主要用于长期透析的肾性骨病患者，使用过程中要注意监测血钙、磷浓度，防止异位钙化的发生。对与铝中毒有关的肾性骨病，主要是避免铝的摄入，并可通过血液透析降低血铝水平。目前对透析相关性淀粉样变骨病还没有好的治疗方案。

4）代谢性酸中毒：一般口服碳酸氢钠，严重者静脉补碱。透析疗法能纠正各种水、电解质、酸碱平衡失调。

（2）心血管和肺。

1）高血压：通过减少水和钠盐的摄入，及对尿量较多者选用利尿剂清除水、钠潴留，多数患者的血压可恢复正常。对透析者可用透析超滤脱水降压。其他的降压方法与一般高血压相同，首选 ACEI。

2）心力衰竭：除应特别强调清除水、钠潴留外，其他与一般心力衰竭治疗相同，但疗效较差。

3）心包炎：积极透析可望改善，当出现心包填塞时，应紧急心包穿刺或心包切开引流。

4）尿毒症肺炎：透析可迅速获得疗效。

（3）血液系统：透析、补充叶酸和铁剂均能改善肾衰性贫血。而使用 rHuEPO 皮下注射疗效更为显著，同时注意补充造血原料，如铁、叶酸等。

（4）感染：治疗与一般感染相同，但要注意在疗效相近时，尽量选择对肾毒性小的药物。

（5）其他：充分透析、肾移植、使用骨化三醇和 EPO 可改善肾衰患者神经、精神和肌肉系统症状；外用乳化油剂、口服抗组胺药及强化透析对部分患者的皮肤瘙痒有效。

4. 替代治疗。透析（血液透析、腹膜透析）和肾移植是替代肾功能的治疗方法。尿毒症患者经药物治疗无效时，便应透析治疗。血液透析和腹膜透析的疗效相近，各有优缺点，应综合考虑患者的情况来选用。透析一个时期后，可考虑是否做肾移植。

六、护理评估

询问本病的有关病史，如有无各种原发性肾脏病史；有无其他导致继发性肾脏病的疾病史；有无导致肾功能进一步恶化的诱因。评估患者的临床症状，如有无出现厌食、恶心、呕吐、口臭等消化道症状；有无头晕、胸闷、气促等缺血的表现；有无出现皮肤瘙痒，及鼻、牙龈、皮下等部位出血等症状；有无兴奋、淡漠、嗜睡等精神症状。评估患者的体征，如生命体征、精神意识状态有无异常；有无出现贫血面容，尿毒症面容；皮肤有无出血点、瘀斑、尿素霜的沉积等；皮肤水肿的部位、程度、特点，有无出现胸腔、心包积液，腹水征；有无心力衰竭、心包填塞征的征象；肾区有无叩击痛；神经反射有无异常等。判断患者的辅助检查结果，如有无血红蛋白含量降低；血尿素氮及血肌酐升高的程度；肾小管功能有无异常；血电解质和二氧化碳结合力的变化；肾影像学检查的结果。此外，应注意评估患者及其家属的心理变化及社会支持情况，如有无抑郁、恐惧、绝望等负面情绪；家庭、单位、社区的支持度如何等。

七、护理诊断/合作性问题

1. 营养失调：低于机体需要量。与长期限制蛋白质摄入、消化功能紊乱、水电解质紊乱、贫血等因素有关。

2. 体液过多。与肾小球滤过功能降低导致水钠潴留，多饮水或补液不当等因素有关。

3. 活动无耐力。与心脏病变，贫血，水、电解质和酸碱平衡紊乱有关。

4. 有感染的危险。与白细胞功能降低、透析等有关。

5. 绝望。与病情危重及预后差有关。

八、护理目标

（1）患者能保持足够营养物质的摄入，身体营养状况有所改善。

（2）能遵守饮食计划，水肿减轻或消退。

（3）自诉活动耐力增强。

（4）住院期间不发生感染。

（5）能按照诊疗计划配合治疗和护理，对治疗有信心。

九、护理措施

（一）一般护理

1. 休息与活动：慢性肾衰竭患者以休息为主，尽量减少对患者的干扰，并协助其做好日常的生活护理，如对视力模糊的患者，将物品放在固定易取的地方，对因尿素霜沉积而皮肤瘙痒的患者，每日用温水擦澡。但对病情程度不同的患者还应有所区别，如症状不明显、病情稳定者，可在护理人员或亲属的陪伴下活动，活动以不出现疲劳、胸痛、呼吸困难、头晕为度；对症状明显、病情加重者，应绝对卧床休息，且应保证患者的安全与舒适，如对意识不清者，加床护栏，防止患者跌落；对长期卧床者，定时为患者翻身和做被动肢体活动，防止压疮或肌肉萎缩。

2. 饮食护理。

（1）蛋白质：在高热量的前提下，应根据患者的 GFR 来调整蛋白质的摄入量。当 GFR < 50 mL/min 时，就应开始限制蛋白质的摄入，其中 50% ~ 60% 以上的蛋白质必须是富含必须氨基酸的蛋白（即高生物价优质蛋白），如鸡蛋、鱼、牛奶、瘦肉等。当 GFR < 5 mL/min 时，每日摄入蛋白约为 20 g（0.3 g/kg），此时患者需应用 EAA 疗法；当 GFR 在 5 ~ 10 mL/min 时，每日摄入的蛋白约为 25 g（0.4 g/kg）；GFR 在 10 ~ 20 mL/min 者约为 35 g（0.6 g/kg）；GFR > 20 mL/min 者，可加 5 g。尽量少摄入植物蛋白，如花生、豆类及其制品，因其含非必须氨基酸多。米、面中所含的植物蛋白也要设法去除，如可部分采用麦淀粉作主食。

静脉输入必须氨基酸应注意输液速度。输液过程中若有恶心、呕吐应给予止吐剂，同时减慢输液速度。切勿在氨基酸内加入其他药物，以免引起不良反应。

（2）热量与糖类：患者每日应摄取足够的热量，以防止体内蛋白质过度分解。每日供应热量至少

125.6 kJ/kg（30 kcal/kg），主要由碳水化合物和脂肪供给。低蛋白摄入会引起患者的饥饿感，这时可食芋头、马铃薯、苹果、马蹄粉等补充糖类。

（3）盐分与水分：肾衰早期，患者无法排出浓缩的尿液，需要比正常人摄入或排出更多的水分和盐分，才能处理尿中溶质。又因肾小管对钠的重吸收能力减退，而每日从尿中流失的钠增加，所以应增加水分和盐分的摄入。到肾衰末期，由于肾小球的滤过率降低，尿量减少，钠由尿的丢失已不明显，应注意限制水分和盐分的摄入。

（4）其他：低蛋白饮食时，钙、铁及维生素 B_{12} 含量不足，应注意补充；避免摄取含钾量高的食物，如白菜、萝卜、梨、桃、葡萄、西瓜等；低磷饮食，不超过 600 mg/d；还应注意供给富含维生素 C、B 族维生素的食物。

（二）病情观察

认真观察身体症状和体征的变化；严密监测意识状态、生命体征；每日定时测量体重，准确记录出入水量。注意观察有无液体量过多的症状和体征：如短期内体重迅速增加、血压升高、意识改变、心率加快、肺底湿啰音、颈静脉怒张等；结合肾功能、血清电解质、血气分析结果，观察有无高血压脑病、心力衰竭、尿毒症性肺炎及电解质代谢紊乱和酸碱平衡失调等并发症的表现。观察有无感染的征象，如体温升高、寒战、疲乏无力、咳嗽、咳脓性痰，肺部湿啰音，尿路刺激征，血白细胞增高等。

（三）预防感染

要注意慢性肾衰竭患者皮肤和口腔护理的特殊性。慢性肾衰竭患者由于尿素霜的刺激，常感皮肤瘙痒，注意勿用力搔抓，可每日用温水清洗后涂抹止痒剂。此外，慢性肾衰竭患者口腔容易发生溃疡、出血及口唇干裂，应加强口腔护理，保持口腔湿润，可增进食欲。

（四）用药护理

用红细胞生成激素纠正患者的贫血时，注意观察用药后副反应，如头痛、高血压、癫痫发作等，定期查血红蛋白和血细胞比容等。使用骨化三醇治疗肾性骨病时，要随时监测血钙、磷的浓度，防止内脏、皮下、关节血管钙化和肾功能恶化。用降压、强心、降脂等其他药物时，注意观察其副反应。

（五）心理护理

慢性肾衰患者的预后不佳，加上身体形象改变以及性方面的问题，常会有退缩、消极、自杀等行为。护理人员应以热情、关切的态度去接近他，使其感受到真诚与温暖。并应鼓励家属理解并接受患者的改变，安排有意义的知觉刺激环境或鼓励其参加社交活动，使患者意识到自身的价值，积极接受疾病的挑战。对于患者的病情和治疗，应使患者和家属都有所了解，因为在漫长的治疗过程中，需要家人的支持、鼓励和细心的照顾。

十、护理评价

（1）患者的贫血状况有无好转，血红蛋白、人血白蛋白在正常范围。
（2）机体的水肿程度是否减轻或消退。
（3）自诉活动耐力是否增强。
（4）体温是否正常，有无发生感染。
（5）患者情绪稳定，生活规律，定时服药或透析。

十一、健康指导

1. 生活指导。注意劳逸结合，避免劳累和重体力活动。严格遵从饮食治疗的原则，注意水钠限制和蛋白质的合理摄入。

2. 预防指导。注意个人卫生，保持口腔、皮肤及会阴部的清洁。皮肤痒时避免用力搔抓。注意保暖，避免受凉。尽量避免妊娠。

3. 病情观察指导。准确记录每日的尿量、血压、体重。定期复查肾功能、血清电解质等。

4. 用药指导。严格遵医嘱用药，避免使用肾毒性较大的药物，如氨基糖苷类抗生素等。

5. 透析指导。慢性肾衰竭患者应注意保护和有计划地使用血管，尽量保留前臂、肘等部位的大静脉，以备用于血透治疗。已行透析治疗的患者，血液透析者应注意保护好动-静脉瘘管，腹膜透析者保护好腹膜透析管道。

6. 心理指导。注重心理调节，保持良好的心态，培养积极的应对能力。

第六章

神经内科疾病护理

第一节　头痛

头痛是临床常见的症状，一般泛指各种原因刺激颅内外的疼痛敏感结构而引起的头颅上半部即眉毛以上至枕下部这一范围内的疼痛。

一、评估

1. 病因评估。

（1）血管性头痛：包括偏头痛、脑血管病性头痛及高血压性头痛。

（2）颅内压变化性头痛：如腰椎穿刺后低颅内压头痛、自发性颅内低压症、颅内压增高头痛及脑肿瘤引起头痛。

（3）颅内外感染性头痛：如脑炎、脑膜炎、颞动脉炎等。

（4）紧张性头痛：无固定部位。

（5）其他头痛：如癫痫性头痛、精神性头痛、五官及颈椎病变所致头痛和颅面神经痛等。

2. 症状评估。评估患者头痛的部位、性质、程度、规律、起始与持续时间，头痛发生的方式与经过，加重、减轻或激发头痛的因素，有无先兆以及伴随的症状体征。

二、护理措施

（1）了解患者头痛是否与紧张、饥饿、精神压力、噪声、强光刺激、气候变化以及进食某些食物如巧克力、红酒等因素有关；是否因情绪紧张、咳嗽、大笑以及用力性动作而加剧；评估患者是否因长期反复头痛而出现恐惧、焦虑或忧郁心理。

（2）避免诱因：告知患者可能诱发或加重头痛的因素，如情绪紧张、进食某些食物与酒、月经来潮、用力性动作等；保持环境安静、舒适、光线柔和。

（3）选择减轻头痛的方法：如指导患者缓慢深呼吸，听轻音乐，行气功、生物反馈治疗，引导式想象，冷、热敷以及理疗、按摩、指压止痛法等。

（4）心理支持：长期反复发作的头痛，可使患者出现焦虑、紧张心理，要理解、同情患者的痛苦，耐心解释，适当诱导，解除其思想顾虑，训练身心放松，鼓励患者树立信心，积极配合治疗。

（5）用药护理：指导患者按医嘱服药，告知药物作用、不良反应，让患者了解药物依赖性或成瘾性的特点。如大量使用止痛剂、滥用麦角胺咖啡因可致药物依赖。

第二节　眩晕

眩晕是机体对于空间关系的定向感觉障碍或平衡障碍，是一种运动幻觉或运动错觉。

一、评估

1. 病因评估。

（1）前庭性眩晕（真性眩晕）：由前庭神经病变引起，表现为有运动幻觉的眩晕，如旋转、移动、摇晃感。

（2）非前庭性眩晕（头晕）：常为头昏（诉说眼花、头重脚轻），并无外境或自身旋转的运动感。

2. 症状评估。评估患者眩晕发作的类型、频率、持续时间、有无诱因以及伴发症状，评估患者对疾病的认识程度，了解有无紧张、害怕心理以及受伤情况。

二、护理措施

1. 预防受伤。发作时应尽量卧位，避免搬动；保持安静，不要惊慌，尽量少与患者说话，少探视；经常发作的患者，应避免重体力劳动，尽量勿单独外出，扭头或仰头动作不宜过急，幅度不要太大，防止诱发发作或跌伤；平时生活起居要有规律，坚持适当的体育锻炼和运动，注意劳逸结合。

2. 生活护理。发作时如出现呕吐，应及时清除呕吐物，防止误吸；眩晕严重时额部可放置冷毛巾或冰袋，以减轻症状；眩晕发作时消化能力减低，故应给予清淡易消化半流质饮食，同时还应协助做好进食、洗漱、大小便等护理，保持体位舒适。

3. 心理支持。鼓励患者保持心情愉快，情绪稳定，避免精神紧张和过度操劳。

第三节　意识障碍

意识障碍是人体高级神经活动异常的一种临床表现，是指人体对外界环境刺激缺乏反应的一种精神状态。

一、评估

1. 病因评估。

（1）中枢神经系统感染性疾病：如脑膜炎、脑炎、脑脓肿。

（2）脑血管疾病：如脑出血、脑梗死、蛛网膜下腔出血。

（3）颅脑外伤：如脑震荡、脑挫裂伤、硬膜外血肿、硬膜下血肿。

（4）颅内肿瘤：如垂体腺瘤、颅咽管瘤。

（5）中毒：如酒精、一氧化碳中毒。

（6）重要脏器系统疾病：如肝性脑病、肺性脑病、尿毒症、心肌梗死、休克、重症感染等。

（7）其他：如癫痫、晕厥、中暑等。

2. 症状评估。意识障碍程度。根据患者睁眼、言语、肢体运动情况制定的 GCS（Glasgow's Comascale）分级计分法评估（表 6-1）。

表 6-1　GCS 昏迷分级计分法

睁眼反应	计分	言语反应	计分	运动反应	计分
自动睁眼	4	回答正确	5	按吩咐动作	6
呼唤睁眼	3	回答有错误	4	刺痛定位	5
刺痛睁眼	2	回答含糊不清	3	刺痛躲避	4
不睁眼	1	只能发音	2	刺痛屈肢（去皮质）	3
		不能言语	1	刺痛时过伸（去脑强直）	2
				肢体不动	1

（1）以觉醒度改变为主的意识障碍：包括嗜睡、昏迷、浅昏迷、深昏迷。

（2）以意识内容改变为主的意识障碍：包括意识模糊和谵妄状态。

（3）特殊类型的意识障碍。

1）去皮层综合征：患者对外界刺激无反应，无自发性言语及有目的动作，能无意识地睁眼闭眼或吞咽动作，瞳孔对光反射和角膜反射存在。

2）无动性缄默症：又称睁眼昏迷。患者可以注视检查者和周围的人，貌似觉醒，但缄默不语，不能活动。四肢肌张力低，腱反射消失，肌肉松弛，大小便失禁，无病理征。对任何刺激无意识反应，睡眠觉醒周期存在。

二、护理措施

1. 严密监测。记录患者意识、瞳孔、生命体征的变化，观察有无恶心、呕吐及呕吐物的性状与量，及时报告医生，并配合采取相应抢救措施。

2. 体位。患者取侧卧或平卧头侧位，以利于分泌物引流；意识障碍伴有窒息、严重出血、休克或脑疝者不宜搬动，以免造成呼吸心搏骤停；颅内高压无禁忌患者，给予抬高床头 15°～30°，以利于颅内静脉回流，减轻脑水肿；休克患者采取头低足高位，以保证脑的血液供应。定时翻身及改变头部位置，防止压疮形成。肢体瘫痪者，协助并指导家属进行肢体按摩和被动运动，并保持肢体功能位置，防止足下垂、肌肉萎缩及关节僵直，一般被动运动及按摩肢体，每日 2～3 次，每次 15～30 min。

3. 加强呼吸道管理。意识障碍时，呼吸中枢处于抑制状态，呼吸反射及呼吸道纤毛运动减弱，使分泌物积聚。应保持呼吸道通畅，及时给予氧气吸入，以减少、预防呼吸道并发症，保证脑的血液供应。应及时去除义齿，吸除口鼻分泌物、痰液或呕吐物，以免进入呼吸道造成梗阻或肺炎发生。吸痰尽可能彻底、动作轻柔、方法正确，防止损伤气管黏膜并使吸痰有效；舌根后坠患者使用口咽通气管、托起下颌或以舌钳拉出舌前端。深度昏迷患者应尽早行气管切开，必要时行机械通气并加强呼吸机应用的护理。

4. 做好生活护理。卧气垫床，保持床单位整洁、干燥，减少皮肤的机械性刺激，洗脸、擦浴每日 1 次，每次翻身时按摩骨突部并予以拍背；注意口腔卫生，口腔护理每日 2～3 次；眼睑闭合不全患者，以 0.25% 氯霉素眼药水滴患眼每日 3 次，四环素眼膏涂眼每晚 1 次，并用眼罩遮盖患眼，必要时行上下眼睑缝合术。防止压疮、口腔感染、暴露性角膜炎发生。

5. 营养供给。给予高维生素、高热量饮食，补充足够的水分；遵医嘱静脉补充营养的同时，给予鼻饲流质饮食者，不可经口喂饮食，以免发生窒息、吸入性肺炎等意外，鼻饲饮食应严格遵守操作规程，喂食每日 6～7 次，每次量不超过 200 mL，对于胃液反流的患者，每次喂食量减少，并注意抬高床头 30°～60°，喂食时和喂食后 30 min 内尽量避免给患者翻身、吸痰，防止食物反流。

6. 监测水、电解质，维持酸碱平衡。意识障碍尤其是昏迷患者遵医嘱输液，并及时抽血查电解质，防止因电解质平衡紊乱而加重病情；必要时准确记录 24 h 出入液量，预防消化道出血和脑疝的发生。

7. 大小便护理。保持大小便通畅，保持外阴部皮肤清洁，预防尿路感染，便秘时以开塞露或肥皂水低压灌肠，不可高压大量液体灌肠，以免反射性引起颅内压增高而加重病情。腹泻时，用烧伤湿润膏或氧化锌软膏保护肛周，防止肛周及会阴部糜烂。小便失禁、潴留而留置导尿管时，严格无菌操作，以 0.1% 碘伏消毒尿道口每日 2 次，女性患者会阴部冲洗每日 2 次。

8. 安全护理。伴有抽搐、躁动、谵妄、精神错乱患者，应加强保护措施，使用床栏，必要时作适当的约束，防止坠床；指导患者家属关心体贴患者，预防患者伤人或自伤、外出；及时修剪患者指甲、防止抓伤。慎用热水袋，防止烫伤。

第四节　言语障碍

言语障碍分为构音障碍（Dysarthria）和失语症（Aphasia）。构音障碍患者表达的内容与语法正常，也能理解他人的语言；失语症患者理解形成和表达语言的能力受损。

一、评估

1. 病因评估。

（1）构音障碍是因神经肌肉的器质性损害所致口语（说话）动作控制失常而产生的语言障碍。

（2）失语症是患者理解形成和表达语言的能力受损，而并非由于感觉障碍或肌力下降。是脑部病变所致语言功能的丧失或障碍。

2. 症状评估。

（1）构音障碍：构音障碍为发音含糊不清而用词正确，是一种纯言语障碍，表现为发声困难，发音不清，声音、音调及语速异常。可分为迟缓性构音障碍、痉挛性构音障碍、运动过少性构音障碍、运动过多性构音障碍、运动失调性构音障碍、混合性构音障碍。

（2）Broca 失语：又称运动性失语或表达性失语，口语表达障碍为其突出的临床特点。患者不能说话，或者只能讲一两个简单的字，且不流畅，常用错字，自己也知道；对别人的语言能理解；对书写的词语、句子也能理解，但读出来有困难，也不能流利地朗读、唱歌。多伴有上肢的轻瘫。

（3）Wernicke 失语：又称感觉性失语或感受性失语。口语理解严重障碍为其突出特点。患者发音清晰、语言流畅，但内容不正确，如将"帽子"说成"袜子"；无听力障碍，却不能理解别人和自己所说的话。在用词方面有错误，严重时说出的话，别人完全听不懂。多同时出现视野缺损。

（4）传导性失语（Conduction Aphasia，CA）：复述不成比例受损为其最大特点。患者口语清晰，能自发讲出语意完整、语法结构正确的句子，且听理解正常；但不能复述出在自发谈话时较易说出的词、句子或以错语复述，多为语音错语，如将"铅笔"说成"先北"，自发谈话常因找词困难并有较多的语音错语出现犹豫、中断。命名及朗读中出现明显的语音错语，伴不同程度的书写障碍。

（5）命名性失语（Anomic Aphasia，AA）：又称遗忘性失语。患者不能说出物件的名称及人名，但可说该物件的用途及如何使用，当别人提示物件的名称时，他能辨别是否正确。

（6）完全性失语（Global Aphasia，GA）：又称混合性失语。其特点是所有语言功能均有明显障碍。

（7）失写症（Agraphia）：失写是不能书写。患者无手部肌肉瘫痪，但不能书写或者写出的句子常有遗漏错误，却仍保存抄写能力。

（8）失读症（Alexia）：患者尽管无失明，但由于对视觉性符号丧失认识能力，故不识文字、语句、图画。

二、护理措施

1. 护理评估。了解患者言语障碍的类型、程度，注意有无言语交流方面的困难，能否进行自发性谈话、命名及复述，有无音调、速度及韵律的改变；是否语言含糊不清、发音不准或错语；能否理解他人语言等；评估患者的心理状态、精神状态及行为表现，观察有无孤独、烦躁及悲观情绪；观察患者有无面部表情改变、流涎或口腔滞留食物等。

2. 心理支持。耐心向患者及家属解释不能说话或说话吐词不清的原因，体贴、关心、尊重患者，避免挫伤患者自尊心的言行；鼓励患者克服害羞心理，大声说话，当患者进行尝试和获得成功时给予肯定和表扬；鼓励家属、朋友多与患者交谈，并耐心、缓慢、清楚地逐个问题解释，直至患者理解、满意；营造一种和谐的亲情氛围和轻松、安静的语言学习环境。

3. 康复训练。由患者及参与语言康复训练的医护人员共同制定语言康复计划，让患者、家属理解康复目标，既要考虑到患者要达到的主观要求，又要兼顾康复效果的客观可能性；遵循由少到多、由易到难、由简单到复杂的原则，根据病情轻重及患者的情绪状态，选择适当的训练方法，循序渐进地进行训练。避免训练的复杂化、多样化，避免患者产生疲劳感、注意力不集中、厌烦或失望情绪，使其能体会到成功的乐趣。原则上轻症者以直接改善其功能为目标，而重症者则重点放在活化其残存功能或进行试验性治疗。

（1）对于 Broca 失语者，训练重点为口语表达。

（2）对于 Wernicke 失语者，训练重点为听理解、会话、复述。

（3）对于传导性失语者，重点训练听写、复述。

（4）对于命名性失语者，重点训练口语命名、文字称呼等。

（5）失读、失写者，可将日常用语、短语、短句或词、字写在卡片上，让其反复朗读、背诵和（或）抄写、默写。

（6）对于构音障碍的患者，训练越早，效果越好，训练重点为构音器官运动功能训练和构音训练。

（7）根据患者的情况，还可选择一些实用性的非语言交流，如手势的运用，利用符号、图画、交流画板等，也可利用电脑、电话等训练患者实用交流能力。语言的康复训练是一个由少到多、由易到难、由简单到复杂的过程，训练中应根据患者病情及情绪状态，循序渐进地进行训练。一般正确回答率约80%时即可进入下一组训练课题，使其既有成功感，又有求知欲，而不至于产生厌烦和失望情绪。

第五节　感觉障碍

感觉障碍是指机体对各种形式（痛、温、触、压、位置、震动等）的刺激无感知、感知减退或异常的综合征。

一、评估

1. 病因评估。

（1）抑制性感觉障碍：指感觉缺失或感觉减退，是由于感觉传导通路被破坏或功能被抑制所致。

（2）刺激性感觉障碍：表现为感觉过敏、感觉过度、感觉倒错、感觉异常和疼痛，是因为感觉传导通路受到刺激或兴奋性增高所致。

2. 症状评估。

（1）抑制性症状：感觉缺失或感觉减退。

（2）感觉过敏（Hyperesthesia）：轻微刺激引起强烈的感觉。

（3）感觉过度（Hyperpathia）：感觉的刺激阈增高，反应剧烈，时间延长。

（4）感觉异常（Paresthesia）：没有任何外界刺激而出现的感觉。

（5）感觉倒错（Dysesthesia）：热觉刺激引起冷觉感，非疼痛刺激而出现疼痛感。

（6）疼痛（Pain）：疼痛为临床上最常见的症状。

二、护理措施

1. 护理评估。了解患者感觉障碍的部位、类型及性质；注意有无认知、情感或意识行为方面的异常，是否疲劳或注意力不集中；观察患者的全身情况及伴随症状，注意相应区域的皮肤颜色、毛发分布，有无烫伤、外伤及皮疹、出汗情况；评估患者是否因感觉异常而烦闷、忧虑甚至失眠。

2. 生活护理。保持床单整洁、干燥、无渣屑，防止感觉障碍的身体部位受压或机械性刺激；避免高温或过冷刺激，慎用热水袋或冰袋，防止烫伤或冻伤，肢体保暖需用热水袋时，水温不宜超过50℃；对感觉过敏的患者尽量避免不必要的刺激。

3. 感觉训练。每日用温水擦洗感觉障碍的身体部位，以促进血液循环和刺激感觉恢复；同时可进行肢体的拍打、被动运动、按摩、理疗、针灸和各种冷、热、电的刺激。被动活动关节时，反复适当挤压关节、牵拉肌肉、韧带，让患者注视患肢并认真体会其位置、方向及运动感觉。让患者闭目寻找停滞在不同位置的患肢的不同部位，多次重复直至找准，这些方法可以促进患者本体感觉的恢复。

4. 心理护理。感觉障碍常使患者缺乏正确的判断而产生紧张、恐惧心理或烦躁情绪，严重影响患者的运动能力和兴趣，应关心、体贴患者，主动协助日常生活活动；多与患者沟通，取得患者信任，使其正确面对，积极配合治疗和训练。

第七章

内分泌系统疾病护理

第一节　糖尿病

一、概述

糖尿病是由于多种原因引起的胰岛素分泌不足和（或）其作用缺陷而导致的一组以慢性血糖水平增高为特征的代谢性疾病。临床表现为代谢紊乱症候群，久病可引起多系统损害，导致眼、肾、神经、心脏、血管等组织器官的慢性进行性病变，引起功能缺陷及衰竭。重症或应激时可发生酮症酸中毒、高渗性昏迷等急性代谢紊乱。世界卫生组织将糖尿病分为 1 型糖尿病、2 型糖尿病、其他特殊类型和妊娠期糖尿病四种。

二、护理措施

（一）一般护理

1. 适当运动。循序渐进并长期坚持，运动方式以有氧运动为宜，结合患者的爱好，老年人以散步为宜，不应超过心肺及关节的耐受能力。运动时间的计算：从吃第一口饭开始计时，以餐后 0.5 ~ 1 h 开始为宜。肥胖患者可适当增加活动次数。

2. 明确饮食控制的重要性。计算标准体重，控制总热量，碳水化合物占 50% ~ 60%，蛋白质占 15% ~ 20%，脂肪占 20% ~ 25%。注意定时定量进餐，饮食搭配合理，热量分配一般为早、中、晚餐各占 1/5、2/5、2/5 或 1/3、1/3、1/3。在血糖稳定的情况下，尽量供给营养全面的膳食。禁食甜食。多食含纤维素高的食物，保持大便通畅。

3. 注射胰岛素的护理，主要分为以下几点。

（1）贮存：备用胰岛素需置于 2 ~ 8℃ 冰箱存放。使用中的胰岛素笔芯放于 30℃ 以下的室温中即可，有效期为 4 周，避免阳光直射。

（2）抽吸：抽吸胰岛素剂量必须准确，两种胰岛素合用时，先抽短效胰岛素，后抽中效或长效胰岛素，注射前充分混匀。注射预混胰岛素以前，要摇匀并避免剧烈振荡。

（3）注射部位：腹部以肚脐为中心直径 6 cm 以外、上臂中外侧、大腿前外侧、臀大肌，其中腹部吸收最快。注意更换注射部位，两次注射之间应间隔 2 cm 以上。

（4）消毒液：用浓度为 75% 酒精消毒，不宜用含碘的消毒剂。

（5）观察胰岛素不良反应：如低血糖反应、胰岛素过敏及注射部位皮下脂肪萎缩。

（6）注射胰岛素时应严格无菌操作，使用一次性注射器，防止感染。

4. 按时测体重。必要时记录出入量。如体重改变 >2 kg，应报告医师。

5. 生活有规律。戒烟，限制饮酒。

6. 用药护理。使用口服降糖药物的患者，应向其说明服药的时间、方法等注意事项及药物的不良反应。

（二）症状护理

（1）皮肤护理：注意个人卫生，保持全身和局部清洁，加强口腔、皮肤和会阴部清洁，勤换内衣。诊疗操作应严格无菌技术，发生皮肤感染时不可随意用药。

（2）足部护理：注意保护足部，鞋子、袜口不宜过紧，保持趾间清洁、干燥，穿浅色袜子，每天检查足部有无外伤、鸡眼、水泡、趾甲异常，有无感觉及足背动脉搏动异常。剪趾甲时注意不要修剪过短。冬天注意足部保暖，避免长时间暴露于冷空气中。

（3）眼部病变的护理：出现视物模糊，应减少活动，加强日常生活的协助和安全护理。

（4）保持口腔清洁，预防上呼吸道感染，避免与肺炎、肺结核、感冒者接触。

（5）保持会阴部清洁、干燥，防止瘙痒和湿疹发生。需导尿时应严格无菌技术。

三、健康教育

（1）糖尿病为慢性终身性疾病，目前尚不能根治。患者要在饮食控制和运动治疗的基础上进行综合治疗，以减少或延迟并发症的发生和发展，提高生活质量。

（2）食物品种多样化，主食粗细粮搭配，副食荤素食搭配。避免进食浓缩的碳水化合物。避免食用动物内脏等高胆固醇食物。少喝或不喝稀饭，可用牛奶、豆浆等代替。

（3）运动能降低血糖，并可增强胰岛素的敏感性。运动时随身携带糖果，当出现低血糖症状时及时食用。身体不适时应暂停运动。

（4）遵医嘱使用降糖药物，指导所使用胰岛素的注射方法、作用时间及注意事项。

（5）每天检查足部皮肤，以早期发现病变。避免穿拖鞋、凉鞋、赤脚走路，禁用热水袋，以免因感觉迟钝而造成烫伤。

（6）指导患者正确掌握血糖监测的方法，了解糖尿病控制良好的标准。

（7）定期复查：一般每3个月复查糖化血红蛋白，以了解疾病控制情况，及时调整用药剂量。每年进行全身检查，以便尽早防治慢性并发症。

第二节　糖尿病酮症酸中毒

一、概述

糖尿病酮症酸中毒（Diabetic Ketoacidosis，DKA）是糖尿病患者最常见的急性并发症，具有发病急、病情重、变化快的特点。占糖尿病住院患者的 8%～29%，每千名糖尿病患者年发生 DKA 者占 4%～8%，多由各种应激状态诱发，也可无明显诱因，延误诊断或者治疗可致死亡。

由于糖尿病代谢紊乱加重，脂肪分解加速，产生的以血糖及血酮体明显增高及水、电解质平衡失调和代谢性酸中毒为主要表现的临床综合征。严重者常致昏迷及死亡。

二、临床表现与诊断

糖尿病酮症酸中毒按其程度可分为轻度、中度及重度。轻度实际上是指单纯酮症并无酸中毒，有轻中度酸中毒者可列为中度；重度则是指酮症酸中毒伴有昏迷，或虽无昏迷但二氧化碳结合低于 10 mmol/L时，患者极易进入昏迷状态。较重的酮症酸中毒临床表现包括以下几个方面。

（1）糖尿病症状加重：多饮多尿、体力及体重下降的症状加重。

（2）胃肠道症状：包括食欲下降、恶心呕吐。有的患者，尤其是 1 型糖尿病患者可出现腹痛症状，有时甚至被误为急腹症。造成腹痛的原因尚不明了，有人认为可能与脱水及低血钾所致胃肠道扩张和麻痹性肠梗阻有关。

（3）呼吸改变：酸中毒所致，当血 pH 值 <7.2 时呼吸深快，以利排酸；当 pH 值 <7.0 时则发生呼吸中枢受抑制，部分患者呼吸中可有类似烂苹果气味的酮臭味。

（4）脱水与休克症状：中、重度酮症酸中毒患者常有脱水症状，脱水达 5% 者可有脱水表现，如尿量减少、皮肤干燥、眼球下陷等。脱水超过体重 15% 时则可有循环衰竭，症状包括心率加快、脉搏细弱、血压及体温下降等，严重者可危及生命。

（5）神志改变：临床表现个体差异较大，早期有头痛、头晕、萎靡，继而烦躁、嗜睡、昏迷，造成昏迷的原因包括乙酰乙酸过多、脑缺氧、脱水、血浆渗透压升高、循环衰竭等。

（6）诱发疾病表现：各种诱发疾病均有特殊表现应予以注意以免与酮症酸中毒互相掩盖，贻误病情。

三、治疗要点

糖尿病酮症酸中毒发病急、进展快，处理时应注意针对内分泌代谢紊乱，去除诱因，阻止各种并发症的发生，减少或尽量避免治疗过程中发生意外，降低病死率等。其中包括：补液、胰岛素的应用、补充钾及碱性药物，其他对症处理和消除诱因。

1. 补液：抢救 DKA 极为关键的措施。

（1）在开始 2 h 内可补充生理盐水 1 000～2 000 mL，以后根据脱水程度和尿量每 4～6 h 给予 500～1 000 mL，一般 24 h 内补液 4 000～5 000 mL，严重脱水但有排尿者可酌情增加。

（2）当血糖下降至 13.9 mmol/L 时，改用 5% 葡萄糖生理盐水。对有心功能不全及高龄患者，有条件的应在中心静脉压监护下调整滴速和补液量，补液应持续至病情稳定，可以进食为止。

2. 胰岛素治疗。

（1）最常采用短效胰岛素持续静脉滴注。开始时以 0.1 U/（kg·h）（成人 5～7 U/h），控制血糖快速、稳定下降。

（2）当血糖降至 13.9 mmol/L（250 mg/dl）时可将输液的生理盐水改为 5% 葡萄糖或糖盐水，按每 3～4 g 葡萄糖加 1 U 胰岛素计算。

（3）至尿酮转阴后，可过渡到平时的治疗。

3. 纠正电解质紊乱。

（1）通过输注生理盐水，低钠低氯血症一般可获纠正。

（2）除非经测定血钾高于 5.5 mmol/L、心电图有高钾表现或明显少尿、严重肾功能不全者暂不补钾外，一般应在开始胰岛素及补液后，只要患者已有排尿均应补钾。一般在血钾测定监测下，每小时补充氯化钾 1.0～1.5 g（13～20 mmol/L），24 h 总量 3～6 g。待患者能进食时，改为口服钾盐。

4. 纠正酸中毒。

（1）轻、中度患者，一般经上述综合措施后，酸中毒可随代谢紊乱的纠正而恢复。仅严重酸中毒（pH 值 ≤7.0）时，应酌情给予小剂量碳酸氢钠，但补碱忌过快过多，以免诱发脑水肿。

（2）当 pH 值 >7.1 时，即应停止补碱药物。

5. 其他治疗。

（1）休克：如休克严重，经快速补液后仍未纠正，考虑可能合并感染性休克或急性心肌梗死，应仔细鉴别，及时给予相应的处理。

（2）感染：常为本症的诱因，又可为其并发症，以呼吸道及泌尿系感染最为常见，应积极选用合适的抗生素治疗。

（3）心力衰竭、心律失常：老年或合并冠状动脉性心脏病者，尤其合并有急性心肌梗死或因输液过多、过快等，可导致急性心力衰竭和肺水肿，应注意预防，一旦发生应及时治疗。血钾过低、过高均可引起严重的心律失常，应在全程中加强心电图监护，一旦出现及时治疗。

（4）肾衰竭：因失水、休克或原已有肾脏病变或治疗延误等，均可引起急性肾衰竭，强调重在预防，一旦发生及时处理。

（5）脑水肿：为本症最严重的并发症，病死率高。可能与脑缺氧、补碱不当、血糖下降过快、补液过多等因素有关。若患者经综合治疗后，血糖已下降，酸中毒改善，但昏迷反而加重，应警惕脑水肿的可能。可用脱水剂、呋塞米和地塞米松等积极治疗。

（6）急性胃扩张：因酸中毒引起呕吐可伴急性胃扩张，用5%碳酸氢钠液洗胃，用胃管吸附清除胃内残留物，预防吸入性肺炎。

四、护理评估与观察要点

（一）护理评估

（1）病史：询问患者或者其家属有无糖尿病病史或者家族史、起病时间、主要症状及特点，如极度口渴、厌食、恶心、呕吐、昏睡及意识改变者等。注意询问有无感染、胰岛素治疗不当、饮食不当以及有无应激状态等诱发因素。

（2）心理社会状况：评估患者对疾病知识的了解程度，有无焦虑、恐惧等心理变化，家庭成员对疾病的认识和态度等。

（3）身体状况：评估患者的生命体征、精神和神志状态，已有昏迷的患者，注意监测患者的瞳孔大小和对光反射情况；患者的营养状况；皮肤湿度和温度的改变和有无感染灶或不易愈合的伤口等。

（二）观察要点

注意观察病情，当患者出现显著软弱无力、呼吸加速、呼气时有烂苹果样味道、极度口渴、厌食、恶心、呕吐及意识改变者应警惕酮症酸中毒的发生。已经诊断为DKA的患者应密切监测生命体征和意识状态，详细记录24 h出入量，每2 h测血糖1次，及时抽查尿糖、酮体，注意血常规、电解质和血气变化。

第三节　腺垂体功能减退症

一、概述

腺垂体功能减退症是由于腺垂体激素分泌减少或缺乏所致的复合症群，可以是单种激素减少如生长激素（GH）、催乳素（PRL）缺乏，或多种激素如促性腺激素（Gn）、促甲状腺激素（TSH）、促肾上腺皮质激素（ACTH）同时缺乏。腺垂体功能减退症可原发于垂体病变，或继发于下丘脑病变，表现为甲状腺、肾上腺、性腺等功能减退和（或）蝶鞍区占位性病变。临床表现变化较大，容易造成诊断延误，但补充所缺乏的激素治疗后症状可迅速缓解。

二、病因与发病机制

1. 垂体瘤。为成人最常见原因，大都属于良性肿瘤。腺瘤可分功能性和非功能性。腺瘤增大可压迫正常垂体组织，引起腺垂体功能减退。颅咽管瘤可压迫邻近神经血管组织，导致生长迟缓、视力减弱、视野缺损、尿崩症等。

2. 下丘脑病变。如肿瘤、炎症、浸润性病变（如淋巴瘤、白血病）、肉芽肿（如结节病）等，可直接破坏下丘脑神经分泌细胞，使释放激素分泌减少，从而减少腺垂体分泌各种促靶腺激素、生长激素和催乳素等。

3. 垂体缺血性坏死。妊娠期垂体呈生理性肥大，血供丰富，若围生期因前置胎盘、胎盘早期剥离、胎盘滞留、子宫收缩无力等引起大出血、休克、血栓形成，使腺垂体大部缺血坏死和纤维化，以致腺垂体功能低下，临床称为希恩（Sheehan）综合征。

4. 蝶鞍区手术、放疗和创伤。垂体瘤切除、术后放疗以及乳腺癌作垂体切除治疗等，均可导致垂体损伤。颅骨骨折可损毁垂体柄和垂体门静脉血液供应。鼻咽癌放疗也可损坏下丘脑和垂体，引起垂体功能减退。

5. 感染和炎症。各种感染如病毒、细菌、真菌等引起的脑炎、脑膜炎、流行性出血热、结核等均可引起下丘脑 - 垂体损伤而导致功能减退。

6. 其他。长期使用糖皮质激素、垂体卒中以及空泡蝶鞍、海绵窦处颈内动脉瘤等均可引起本病。

三、临床表现

据估计，约50%以上腺垂体组织破坏后才有症状，75%破坏时有明显临床表现，破坏达95%可有严重垂体功能减退。最早表现为促性腺激素、生长激素和催乳素缺乏；促甲状腺激素缺乏次之；然后可伴有 ACTH 缺乏。希恩综合征患者多表现为全垂体功能减退，但无占位性病变表现。垂体功能减退主要表现为各靶腺（性腺、甲状腺、肾上腺）功能减退。

1. 性腺功能减退。常最早出现。女性多有产后大出血、休克、昏迷病史，表现为产后无乳、乳房萎缩、月经不再来潮、性欲减退、不育、性交痛等；检查有阴道分泌物减少，外阴、子宫和阴道萎缩，毛发脱落，尤以阴毛、腋毛为甚。成年男子性欲减退、勃起功能障碍，检查睾丸松软缩小，胡须、腋毛和阴毛稀少，无男性气质，皮脂分泌减少，骨质疏松。

2. 甲状腺功能减退。患者怕冷、嗜睡、思维迟钝、精神淡漠，皮肤干燥变粗、苍白、少汗、弹性差。严重者可呈黏液性水肿、食欲减退、便秘、抑郁、精神失常、心率缓慢等。

3. 肾上腺皮质功能减退。患者常有明显疲乏、软弱无力、食欲不振、恶心、呕吐、体重减轻，血压偏低。因黑色素细胞刺激素减少可有皮肤色素减退，面色苍白，乳晕色素浅淡，有别于慢性肾上腺功能减退症。对胰岛素敏感者可有血糖降低，生长激素缺乏可加重低血糖发作。

4. 垂体功能减退性危象（简称垂体危象）。在全垂体功能减退症基础上，各种应激如感染、败血症、腹泻、呕吐、失水、饥饿、寒冷、急性心肌梗死、脑卒中、手术、外伤、麻醉及使用镇静剂、催眠药、降糖药等均可诱发垂体危象。临床表现为：①高热型（体温高于40℃）；②低温型（体温低于30℃）；③低血糖型；④低血压、循环虚脱型；⑤水中毒型；⑥混合型。各种类型可伴有相应的症状，突出表现为循环系统、消化系统和神经精神方面的症状，如高热、循环衰竭、休克、恶心、呕吐、头痛、神志不清、谵妄、抽搐、昏迷等严重垂危状态。

另外，生长激素不足成人一般无特殊症状，儿童可引起侏儒症。垂体内或其附近肿瘤压迫症群除有垂体功能减退外，还伴有占位性病变的体征，如视野缺损、眼外肌麻痹、视力减退、头痛、嗜睡、多饮多尿、多食等下丘脑综合征。

四、辅助检查

1. 性腺功能测定。女性有血雌二醇水平降低，没有排卵及基础体温改变，阴道涂片未见雌激素作用的周期性变化，男性见血睾酮水平降低或正常低值，精子数量减少、形态改变、活动度差、精液量少。

2. 肾上腺皮质功能测定。24 h 尿 17 - 羟皮质类固醇及游离皮质醇排量减少，血浆皮质醇浓度降低，但节律正常，葡萄糖耐量试验示血糖呈低平曲线改变。

3. 甲状腺功能测定。血清总 T_4、游离 T_4、均降低，总 T_3 和游离 T_3 正常或降低。

4. 腺垂体激素测定。卵泡生成激素（FSH）、黄体生成激素（LH）、促甲状腺激素（TSH）、促肾上腺皮质激素（ACTH）、催乳激素（PRL）及生长激素（GH）血浆水平低于正常低限。

5. 其他检查。可用 X 线、CT、MRI 了解病变部位、大小、性质及其对邻近组织的侵犯程度。

五、诊断要点

根据病史、症状、体征结合实验室检查和影像学发现，可做出诊断。需排除以下疾病：多发性内分泌腺功能减退症、神经性厌食、失母爱综合征等。

六、治疗要点

1. 病因治疗。垂体功能减退症可有多种病因引起，应针对病因治疗。肿瘤患者可通过手术、化疗或放疗等措施治疗。对颅内占位性病变，必须先解除压迫及破坏作用，减轻和缓解颅内高压症状，提高生活质量。对于出血、休克而引起缺血性垂体坏死，关键在于预防，加强产妇围生期的监护，及时纠正产科病理状态。国内自采用新法接生及重视围生医学、加强产前保健后，因分娩所致大出血的发生率已显著下降，产后垂体坏死已大为减少。

2. 激素替代治疗。多采用靶腺激素替代治疗，需要长期、甚至终身维持治疗。治疗过程中应先补给糖皮质激素，然后再补充甲状腺激素，以防肾上腺危象发生。所有替代治疗宜经口服给药。

（1）肾上腺糖皮质激素：多选用氢化可的松，生理剂量为 20~30 mg/d，剂量随病情变化而调节，应激状态下需适当增加用量。

（2）甲状腺激素：生理剂量为左甲状腺素 50~150 µg/d 或甲状腺干粉片 40~120 mg/d，对于老年人、冠心病、骨密度低的患者，宜从最小剂量开始，并缓慢递增剂量，以免加重肾上腺皮质负担，诱发危象。

（3）性激素：病情较轻的育龄女性需采用人工月经周期治疗，可维持第二性征和性功能，促进排卵和生育。男性患者用丙酸睾酮治疗，可促进蛋白质合成、增强体质、改善性功能与性生活，但不能生育。

3. 垂体危象处理。首先给予 50% 葡萄糖 40~60 mL 迅速静注以抢救低血糖，然后用 5% 葡萄糖盐水，500~1 000 mL 中加入氢化可的松 50~100 mg 静滴，以解除急性肾上腺功能减退危象。有循环衰竭者按休克原则治疗，感染败血症者应积极抗感染治疗，水中毒患者应加强利尿，可给予泼尼松或氢化可的松。低温与甲状腺功能减退有关，可给小剂量甲状腺激素，并采取保暖措施使患者体温回升。高温者应予降温治疗。禁用或慎用麻醉剂、镇静剂、催眠药或降糖药等，以防止诱发昏迷。

七、护理措施

1. 饮食护理。指导患者进食高热量、高蛋白、高维生素，易消化的饮食，少量多餐，以增强机体抵抗力。

2. 垂体危象的护理。

（1）避免诱因：避免感染、失水、饥饿、寒冷、外伤、手术、不恰当用药等诱因。

（2）病情监测：密切观察患者的意识状态、生命体征的变化，注意有无低血糖、低血压、低体温等情况。评估患者神经系统体征以及瞳孔大小、对光反射的变化。

（3）紧急处理配合：一旦发生垂体危象，立即报告医师并协助抢救。主要措施有：①迅速建立静脉通路，补充适当的水分，保证激素类药及时准确使用；②保持呼吸道通畅，给予氧气吸入；③低温者应保暖，高热型患者给予降温处理；④做好口腔护理、皮肤护理，保持排尿通畅，防止尿路感染。

八、健康教育

1. 避免诱因。指导患者保持情绪稳定，注意生活规律，避免过度劳累。冬天注意保暖，更换体位时动作应缓慢，以免发生晕厥。平时注意皮肤的清洁，预防外伤，少到公共场所或人多之处，以防发生感染。

2. 用药指导。教会患者认识所服药物的名称、剂量、用法及不良反应，如肾上腺糖皮质激素过量易致欣快感、失眠；服甲状腺激素应注意心率、心律、体温、体重变化等。指导患者认识到随意停药的危险性，必须严格遵医嘱按时按量服用药物，不得随意增减药物剂量。

3. 观察与随访。指导患者识别垂体危象的征兆，若有感染、发热、外伤、腹泻、呕吐、头痛等情况发生时，应立即就医。外出时随身携带识别卡，以防意外发生。

九、预后

积极防治产后大出血及产褥热，在垂体瘤手术、放疗时也应预防此症的发生。本病多采用靶腺激素长期替代治疗，可适应日常生活。

第四节　肾上腺性高血压

一、概述

许多内分泌疾病可以出现高血压的症状，因而内分泌性高血压成了常见的继发性高血压的一种，尤其是某些肾上腺疾病，更是以高血压作为主要症候的，故本节以此为重点加以叙述。常见的肾上腺性高血压包括皮质醇增多症、醛固酮增多症和嗜铬细胞瘤，它们分别是由肾上腺皮质分泌过多的皮质醇、醛固酮和肾上腺髓质分泌过多的肾上腺素或去甲肾上腺素所引发。

皮质醇增多症又称库欣综合征，是由肾上腺皮质分泌过多量的糖皮质激素（主要是皮质醇）所致。

醛固酮增多症分为原发性、继发性两大类。原发性醛固酮增多症是由于肾上腺皮质肿瘤或增生，醛固酮分泌增多而导致水钠潴留，体液容量扩张，抑制了肾素－血管紧张素系统。继发性醛固酮增多症的病因在肾上腺外，乃因有效血容量降低、肾血液量减少等原因致肾素－血管紧张素－醛固酮系统功能亢进，过多的血管紧张素兴奋肾上腺皮质球状带，于是醛固酮分泌过多。在高血压病中，原发性醛固酮增多症占 $0.4\% \sim 2.0\%$。

嗜铬细胞瘤起源于肾上腺髓质、交感神经节或其他部位的嗜铬组织。由于瘤细胞阵发性或持续性地分泌大量去甲肾上腺素和肾上腺素，引起阵发性或持续性高血压和多个器官功能及代谢紊乱。在较大范围内的高血压普查中，发现本病所占比例为 0.64%。

二、病因与发病机理

（一）库欣综合征

本病病因不明，仅能根据肾上腺皮质病理及其发病原理作如下分类。

1. 肾上腺皮质双侧增生。在本病中约占 70%。这是由于下丘脑－垂体功能紊乱，分泌 ACTH 过多，刺激肾上腺皮质增生和分泌过量的皮质醇所致。垂体中有分泌促肾上腺皮质激素（ACTH）的肿瘤者约占 12%，主要是嗜碱细胞瘤和嫌色细胞瘤，也有两种细胞的混合瘤，其分泌功能紊乱。垂体 ACTH 细胞分泌 ACTH 受下丘脑中促肾上腺皮质激素释放激素（CRH）调节，而 CRH 又受两类神经递质所调节，血清素（5－羟色胺）和乙酰胆碱起兴奋作用，多巴胺和去甲肾上腺素起抑制作用。神经递质的调节失常可能与中枢神经功能紊乱有关。确切原因尚不明。肾上腺皮质增生可以是单纯性，也可以是结节性。

少数病例是由肾上腺外肿瘤合成有生物活性的 ACTH；不具生物活性的 ACTH 片段，有时也能分泌 CRH 活性物质，而引起异源性 ACTH 综合征。这类肿瘤包括肺燕麦细胞瘤（占 50%）、胸腺瘤、胰岛细胞瘤、类癌（肺、肠、胰，卵巢）、甲状腺髓样癌和嗜铬细胞瘤等。

2. 肾上腺皮质肿瘤。肾上腺皮质腺瘤（占库欣综合征的 $20\% \sim 30\%$）、肾上腺皮质癌（占 $5\% \sim 10\%$）。大部分腺瘤和腺癌的生长和分泌功能都属自主性，不受下丘脑－垂体的调节。

（二）原发性醛固酮增多症

病因不明。结合症状分类有醛固酮瘤，最多见，约占原发性醛固酮增多症的 $60\% \sim 90\%$；其次常见的是特发性醛固酮增多症，占 $10\% \sim 40\%$，为双侧肾上腺球状带增生，可伴有结节。糖皮质激素能抑制特发性醛固酮增多症，多见于青少年男性，为家族性或散发性，家族性者以常染色体显性方式遗传。本型发病机制也不明，可能与垂体异常有关。其他罕见的有醛固酮癌、异位分泌醛固酮的肿瘤。

（三）嗜铬细胞瘤

嗜铬细胞瘤是嗜铬组织的肿瘤，多见于肾上腺髓质，其次发生于交感神经节和副交感神经节，其他部位嗜铬组织也有发生，良性者占80%～90%，恶性者占10%～20%，也有双侧髓质增生所致者。瘤细胞分泌儿茶酚胺（主要是肾上腺素和去甲肾上腺素）而引起高血压。由于肾上腺素合成时必须有高浓度糖类皮质激素存在，故除肾上腺内及主动脉旁嗜铬细胞瘤产生较多肾上腺素外，其他部位仅能合成去甲肾上腺素。

三、评估发现

1. 典型症状。高血压有关症状如头痛、头昏。嗜铬细胞瘤阵发严重时可伴恶心、呕吐、心悸等，易误诊断高血压危象。由于高皮质醇血症的蛋白分解增加，以及这类患者的低钾血症，可明显表现软弱无力，甚至影响起立、上楼。其高糖血症、低钾血症表现多饮，多尿。嗜铬细胞瘤有高代谢症状，表现怕热、多汗和消瘦。库欣综合征患者可月经稀少，神经精神系统表现抑郁，妄想、欣快和精神分裂症等症状。原发性醛固酮增多症可有低血钾性周期性麻痹、肢端麻木和手足搐搦。

2. 体格检查。必须注意全身情况、精神状态、血压改变情况，有无甲亢体征，有无面色苍白抑或潮红，有无心衰、心律失常及腹部肿物。测基础代谢，部分患者可发生低血压，甚至休克，或出现高血压和低血压相交替的现象。

典型体征有持续性高血压，嗜铬细胞瘤也可呈阵发性，并可因之伴发心界增大，心尖冲动增强、心率增快和有心尖收缩期杂音、各种心律失常。嗜铬细胞瘤有时又可表现为低血压、休克，则心率快，脉搏细弱，面色苍白，四肢厥冷，皮肤因出虚汗而潮湿。

库欣综合征有向心性肥胖、满月脸、角口样嘴、面部多血质、水牛肩（锁骨上窝和肩颈部脂肪堆积）、多毛、痤疮、皮肤菲薄和紫纹、出血倾向，肢体近端肌肉萎缩，尤其下肢明显。

嗜铬细胞瘤有时可触及腹部肿块。

3. 检查。

（1）血、尿生化检查：①低血钾。突出见于原发性醛固酮增多症，也见于库欣综合征，偶见于嗜铬细胞瘤。同时可伴有高尿钾，尤见于原发性醛固酮增多症。一般血钾低于3.5 mmol/L，24 h尿钾在25 mmol/L以上就属于高尿钾。②高血钠。常在正常高限，或略高于正常，见于原发性醛固酮增多症和库欣综合征。③碱血症。血 pH 和 CO_2 结合力正常高限或略高于正常，尿 pH 亦为中性或偏碱性，见于两种肾上腺皮质激素增多症。④空腹血糖高或糖耐量降低，尤多见于库欣综合征，偶见于原发性醛固酮增多症。

尿常规可有少量蛋白质，尿比重较固定而且偏低，呈等渗尿，是由于慢性低血钾或长期高血压致肾小管浓缩功能障碍所致。

（2）特殊检查：库欣综合征糖皮质激素增多，失去昼夜分泌节律，且不能被小剂量地塞米松抑制。①24 h 尿17 - 羟皮质类固醇（17 - OHCS）和尿游离皮质醇升高，尤其后者，因为它反映血中游离皮质醇水平，而且不受其他激素干扰，故诊断价值优于尿17 - OHCS。②血浆皮质醇：早晨8：00 值高于正常，16：00 和夜间值无明显低于清晨值，表示正常昼夜节律消失。③地塞米松抑制试验：过夜试验，次晨血皮质醇不能明显抑制，小剂量试验不能抑制，大剂量试验，垂体性库欣综合征能被抑制，肾上腺肿瘤、异位 ACTH 综合征仍不能被抑制。

1）原发性醛固酮增多症：①肾素 - 血管紧张素 - 醛固酮系统检查。在普食条件下（含钠160 mmol/d，钾60 mmol/d），尿醛固酮排出量高于正常，3～7 d 后，血浆醛固酮上午8：00值高于正常，肾素 - 血管紧张素活性降低。立位4 h 或立位呋塞米激发试验后，正常人肾素 - 血管紧张素及醛固酮均增高，但本症之醛固酮瘤无反应。即使少数病例站立后血浆醛固酮上升，也反应微弱。增加下列1倍，如在高钠饮食下作激发试验，血浆醛固酮不再呈上升反应。增生型原发性醛固酮增多症激发试验后则醛固酮明显超过正常。②螺内酯试验。螺内酯可拮抗醛固酮对肾小管的作用，每日320～400 mg（微扩型，分3～4

次口服，历时1～2周，可使患者电解质得到纠正，血压往往有不同程度的下降）。③低钠、高钠试验。低钠（每日摄入钠限制在 20 mmol 以下）试验，本症患者数日内尿钠下降到接近摄入量，低血钾、高血压减轻；高钠（每日摄入钠 240 mmol）试验，轻型联发性醛固酮增多症患者低血钾更为明显。对血钾已明显降低的本症患者，不宜进行本试验。

2）嗜铬细胞瘤：①血、尿儿茶酚胺及其代谢产物测定。持续性高血压型患者24 h 尿儿茶酚胺（肾上腺素和去甲肾上腺素）及其代谢产物香草扁桃酸（VMA）等可升高，阵发型则发作时升高。血儿茶酚胺较易受情绪等影响，一般患者发作期升高显著。②酚妥拉明试验。系阻滞试验，用于血压高于 22.7/14.74 kPa 的持续性高血压，患者呈阳性反应。③胰高糖素试验。静注胰高糖素 1 mg 后，1～3 min内本病患者血浆儿茶酚胺增加 3 倍以上，血压上升较冷压试验中加压反应增高 2.6/2 kPa 以上。

（3）定位诊断试验：除库欣综合征应作蝶鞍摄片、CT 检查外，这三种肾上腺性高血压均应做肾上腺 B 超、CT、MRI 检查。此外，原发性醛固酮增多症可做放射性碘化胆固醇肾上腺扫描，嗜铬细胞瘤可做同位素标记的间碘苄胍（MIBC）闪烁扫描检查。在做后两种扫描前，患者应先用碘剂封闭甲状腺摄碘功能。

4. 有关的并发症，主要有以下几种。

（1）高血压危象：当伴有严重高血压，尤其嗜铬细胞瘤患者阵发严重高血压时，可出现高血压危象。患者有剧烈头痛、恶心、呕吐和视力模糊，继而烦躁不安、嗜睡、昏迷、抽搐，舒张压在 18.7 kPa 以上。

（2）心律失常：长期高血压累及心脏，尤其嗜铬细胞瘤高儿茶酚胺血症对心脏的直接作用，或原发性醛固酮增多症严重的低血钾，都可引起期前收缩、室上性或室性阵发性心动过速，有时可发生心室颤动。

5. 心理和社会反应。高血压和可能伴有严重心律失常会造成患者心理负担重，产生恐惧感，尤其嗜铬细胞瘤的严重阵发者。由于体力减退，不能正常参加工作和社交活动，库欣综合征因其面容、体型的变化，都会使患者背上沉重的思想包袱。

四、主要护理诊断

1. 活动无耐力。由于蛋白质分解增加、严重低血钾（原发性醛固酮增多症）和严重高血压以及有关的心血管症状引起。

2. 舒适的改变：疼痛。由高血压、自发性骨折所致。

3. 性功能障碍。因内分泌紊乱所致。

4. 潜在感染。由高皮质醇状态、高糖血症等原因引起。

5. 焦虑。由严重心血管症候，发作性软瘫以及将要接受手术治疗等原因引起。

6. 缺乏知识。缺乏对检查、诊断、治疗诸方面的认识。

五、主要护理措施

（一）一般护理

1. 休息。头痛、头昏、血压显著升高时，应嘱患者卧床休息；病情轻者可正常活动，并进行体力能适应的体育锻炼。

2. 精神治疗。对患者因受疾病折磨产生的痛苦，库欣综合征患者的外貌变化，应给予耐心劝慰、鼓励和疏导，消除其紧张情绪；避免精神刺激，以调整心理平衡。库欣综合征伴精神症状时，应设专人护理，密切观察病情，按医嘱服用镇静药。可用床栏或约束带保护患者，防止发生意外。

3. 饮食护理。一般给高蛋白质、高维生素、低脂、低钠、高钾和高钙饮食；血糖高者则需低糖，可按糖尿病饮食治疗。

4. 预防感染。注意皮肤清洁，防止外伤，以免皮肤感染；注意与传染病患者隔离；防止上呼吸道感染。

5. 电解质紊乱。若发现患者软弱无力、精神萎靡、嗜睡、恶心、呕吐等情况，应注意血钾、钠、氯浓度，并补充钾盐。

（二）高血压治疗中的护理

原发性醛固酮增多症术前常用抗醛固酮制剂安替舒通治疗，纠正低血钾并降低高血压。每日给安替舒通 120～240 mg，分次口服，需要时适当补钾。嗜铬细胞瘤术前应用 β 肾上腺素能阻滞剂治疗，以减少手术并发症，降低死亡率。用 β 肾上腺素能阻滞剂能使血压下降，减轻心脏的负担，并使原来缩小的血管内容量扩大。常用长效的酚苄明，开始 10 mg/d，以后逐渐加量直至高血压得到控制。但用药过程中应注意直立性低血压、鼻黏膜充血等不良反应。亦可用哌唑嗪，开始用 0.5～1 mg 的首次剂量，观察血压数小时，根据患者对此药的反应程度，逐步调整用药量。患者在阵发性高血压时，可立即静脉推注酚妥拉明 1～5 mg，同时密切观察血压，当血压降至 21/13 kPa 左右即停止推注，继之以 5～10 mg 溶于 5% 葡萄糖等渗盐水 250 mL 中缓慢滴注，根据血压调整滴速。若同时有心律失常或心动过速，可用肾上腺素能 β 阻滞剂及其他抗心律失常药。一般 β 阻滞剂不常用，术前必须先用 β 阻滞剂使血压下降，若单独使用可引起 β 肾上腺素能兴奋而致血压升高。虽然有阻断皮质醇合成药物，但库欣综合征一般不用。仅根据血压口服降压、利尿剂。

第八章

肿瘤内科疾病护理

第一节 食管癌

一、病因与发病机制

关于食管癌的发病因素，近年来有许多深入的研究和调查，但尚无公认的结论。一般认为可能与饮食习惯、吸烟、饮酒、营养、食管慢性炎症、口腔卫生不佳和遗传易感性有关。食物的物理刺激如粗、硬、烫的饮食，吸烟、饮酒、吃酸菜、咀嚼烟叶、槟榔被认为可反复刺激食管，引起慢性炎症，最终发生恶变。在我国食管癌高发区，人们喜爱食用腌制的蔬菜，这些食品常被真菌污染，真菌除产生毒素外，与亚硝胺的合成有密切关系。亚硝胺是致癌物质，大量存在于饮水和食物中，也能在体内合成。根据国内外研究，水及饮食中缺乏钼、锌、钛等微量元素，可能使植物中硝酸盐聚集，为合成亚硝胺提供前体物，从而直接或间接与食管癌的发生有关系。此外口腔、食管的长期慢性炎症，导致上皮增生，最后可能发生癌变。扩散途径可通过直接扩散、淋巴道转移和血行转移。

二、临床表现与诊断

食管癌可发生在食管任何位置，但中段最多，约占 50%；下段次之，占 30%；上段最少，占 20%。

（一）症状与体征

食管癌早期有大口进硬食时的梗阻感、进食后食管异物感、吞咽时食管内疼痛及胸骨后闷胀不适感，这些症状时轻时重，呈进行性加重，但进展缓慢。食管癌中期是以进行性吞咽困难为特征的典型症状。有些患者梗阻较重会出现进食后呕吐。晚期食管癌多为癌肿的并发症和压迫症状，表现为压迫气管导致咳嗽、呼吸困难；癌肿侵犯气管发生食管气管漏时，有进食呛咳、发热、咳脓痰、肺炎和肺脓肿形成；侵犯喉返神经出现声音嘶哑；侵犯膈神经导致膈肌麻痹时出现呼吸困难、膈肌反常运动；癌肿远处转移时，则出现锁骨上淋巴结肿大、肝大、黄疸、腹腔肿块及腹水等。身体多处持续性疼痛，应考虑骨骼转移可能；出现恶病质，表现为极度消瘦和衰竭。

（二）诊断

1. X 线检查。早期食管癌的病变仅侵犯食管黏膜或黏膜下层。早期食管癌的 X 线征象为：局限性食管黏膜皱襞增粗、中断，潜在的龛影，小的充盈缺损。晚期则为充盈缺损、管腔狭窄和梗阻。

按食管癌形态特点可分为 5 型（图 8-1）：①髓质型，约占 60%，肿瘤累及食管壁的全层，向腔内外生长，伴有中重度梗阻，食管造影显示明显的充盈缺损，晚期可见肿瘤的软组织阴影。②蕈伞型，占 15%～20%，肿瘤向腔内突出，呈扁平状肿块，累及食管壁一部分，梗阻症状轻，食管造影显示部分管壁呈不对称的蝶影充盈缺损。③溃疡型，占 10%～15%，肿瘤在食管壁上呈大小不等的溃疡，梗阻症状轻，食管造影显示较大的溃疡龛影。④缩窄型，占 10% 左右，肿瘤呈环形或短管形狭窄，食管造影显示对称性高度梗阻，梗阻以上的食管显著扩张。⑤腔内型，约占 2%，瘤体呈管腔内巨大包块，可有蒂、息肉状，表面可有溃疡，食管壁浸润不明显，病变段食管明显扩张，腔内可见椭圆形或腊肠状肿块阴影。

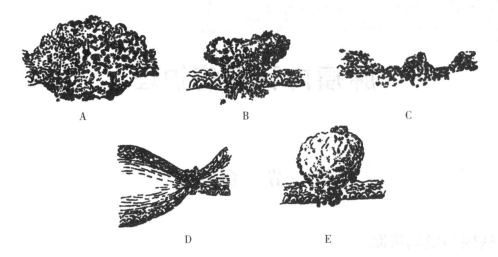

A. 髓质型；B. 蕈伞型；C. 溃疡型；D. 缩窄型；E. 腔内型

图 8-1 食管癌分型

2. 细胞学检查。检查工具为带网的气囊，拉网获取食管脱落细胞，做脱落细胞巴氏染色检查，两次阳性结果才能确诊。

3. 食管镜检查。早期食管癌在食管镜下显示黏膜充血水肿、糜烂或小的菜花样突起。

4. CT 检查。了解食管癌向腔外扩展情况和有无腹腔内器官或淋巴结转移，对决定手术有参考价值。

三、治疗原则

食管癌的治疗包括外科治疗、放射及药物治疗以及手术加放射和药物综合治疗。

（一）手术治疗

1. 根治性切除手术。适于早期病例，可彻底切除肿瘤，以胃、结肠或空肠做食管重建术（图 8-2）。

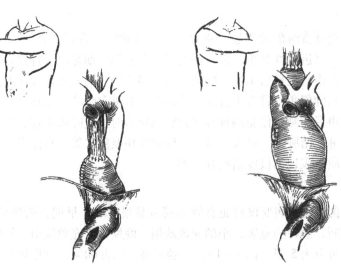

左胸进路   右胸进路

图 8-2 食管切除胃代食管

2. 姑息性切除手术。多为中晚期病例，虽可切除肿瘤，但不易彻底切净。

3. 姑息性手术。晚期肿瘤不能切除的病例，为减轻患者的吞咽困难，可采用食管腔内置管术、胃造口术、食管胃转流或食管结肠转流吻合术，这些手术对延长患者生存时间效果不大。

（二）放射治疗

1. 术前放疗加手术。术前放疗可使癌肿缩小，减少淋巴结转移，可提高手术切除率，减少术中癌肿扩散。病例选择的标准是食管中段或上中段癌，根据病史、食管造影所见手术切除可能性小，一般情况好，可进半流饮食者，放疗后休息 2 ~ 3 周再行手术。

2. 单纯放射。病例选择的标准是颈、上胸段食管癌及其他不宜手术的中晚期食管癌，一般情况较好。放疗的危险性较小，常见并发症有放射性肺炎、放疗后狭窄、气管食管漏、放射性骨髓炎、出血等详见本节护理问题部分。

（三）药物治疗

可用于缓解晚期癌肿患者的症状，常与其他疗法综合应用，但食管癌化疗效果不佳。

四、常见护理问题

（一）疼痛

1. 相关因素。①手术后各种管道的刺激。②手术造成的组织及神经末梢的损伤，物理切割等引起的炎症反应。③手术后患者深呼吸、咳嗽及主动或被动变换体位等的基本活动牵拉震荡胸廓及胸壁伤口。

2. 临床表现。患者自诉疼痛，一般在术后 1 ~ 3 d 内显著，以后逐日递减，疼痛性质多为刺痛或刀割样疼痛，呈持续性或阵发性加重，常在深呼吸、咳嗽或变换体位后加剧，疼痛剧烈时可放射到同侧的肩部或背部。

3. 护理措施。

（1）向患者及家属解释疼痛的原因、持续时间和治疗护理措施，解除患者的顾虑，稳定其情绪。

（2）协助患者采取舒适卧位，并定时调整，协助患者进行呼吸训练和有效咳嗽。

（3）避免外界不良刺激，为患者提供安静、舒适的休息、睡眠环境。

（4）妥善固定胸腔闭式引流管，防止牵拉引起疼痛，患者有明显刺激疼痛时，应及时调整其位置。

（5）做各项治疗护理操作时，动作要轻柔，避免牵拉伤口引起疼痛。

（6）鼓励患者描述疼痛的部位、性质、程度、范围和自我耐受力，观察患者疼痛情况，正确评估疼痛，必要时遵医嘱应用镇静或止痛药物。

（7）教会并指导患者及家属正确使用分散注意力的方法来降低患者对疼痛的敏感性。

（二）清理呼吸道无效

1. 相关因素。①开胸手术后伤口剧烈疼痛致使患者惧怕咳嗽。②全身麻醉后引起呼吸道分泌物增多，纤毛运动减弱。③全身麻醉使膈肌受抑制，术后患者疲乏无力，排痰困难。

2. 临床表现。患者呼吸急促，胸闷，发绀，听诊呼吸音减弱或消失并伴有干湿啰音；患者咳嗽无效或没有咳嗽。

3. 护理措施。

（1）戒烟：术前应戒烟 3 周以上，指导患者进行深呼吸训练，教会其有效咳痰的方法：咳嗽时让患者采取坐位，深吸气后屏气 3 ~ 5 s 后用力从胸部深处咳嗽，不要从口腔后面或咽喉部咳嗽，也可轻轻进行肺深部咳嗽，将痰引至大气管处，再用力咳出。

（2）术前雾化吸入：术前行雾化吸入能有效排除肺底部分泌物，预防术后肺炎、肺不张的发生。

（3）体位引流（图 8 - 3）：对痰量多的患者，在病情许可的情况下可采用体位引流的方法，使患侧肺朝上，引流支气管开口朝下，2 ~ 3 次/天，每次 5 ~ 10 min，同时鼓励患者深呼吸及有效咳嗽，减少肺部并发症的发生。

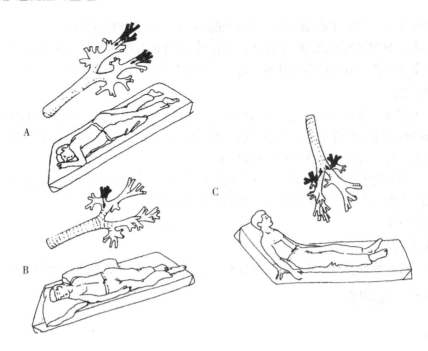

图 8 - 3 体位引流

（4）指导并协助患者深呼吸、有效咳嗽：有效咳痰方法如下。①叩拍胸背震动支气管内痰液，使其松动，以利排出。护士应协助患者采取坐位或患侧朝上的侧卧位，五指并拢，掌指关节屈曲，有节律地、由下至上、由外至内叩拍患者胸背部（图 8 - 4）。叩拍时用力适度，避免在肋骨、伤口、乳房等处拍打，以免引起患者损伤或剧烈疼痛。②扶持前胸后背。护士站在非手术侧，从前后胸壁扶持术侧胸廓，轻压伤口，以不限制胸廓膨胀为宜。嘱患者深吸气后用力咳嗽。③腹部加压。护士站在手术侧，双手扶住患者的左上腹，在患者咳嗽的同时辅以压力，可增加膈肌作用力，促进排痰（图 8 - 5）。

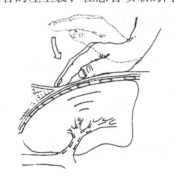

图 8 - 4 叩拍胸背部辅助排痰

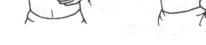
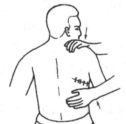
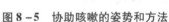

图 8 - 5 协助咳嗽的姿势和方法

（5）术后雾化吸入：2 ~ 4 次/天，常用的雾化吸入药物有庆大霉素 8 万 U、糜蛋白酶 5 mg、地塞米松 5 mg、异丙托溴铵 500 μg 等加入生理盐水 5 mL。氧气驱动雾化吸入调节氧流量为 6 ~ 8 L/min，每次 15 ~ 20 min。

（6）合理止痛：准确评估患者的疼痛程度，主动及时给予止痛，减轻患者的疼痛和不适，有利于患者休息和恢复体力，主动咳嗽和排痰。

（7）其他：保持病室内适宜的温湿度，防止患者黏膜干燥，注意保暖，防止上呼吸道感染引起呼吸道分泌物增多而影响痰液的排出。

（三）低效型呼吸形态

1. 相关因素。①疼痛。②手术操作对肺部的牵拉。③麻醉后呼吸功能的障碍。④胸腔积液或积气。

2. 临床表现。①呼吸浅快。②脉搏增快。③端坐呼吸。

3. 护理措施。

（1）评估患者的呼吸形态（频率、节律、幅度及呼吸音等情况），观察患者有无胸闷、气急、口唇发绀等缺氧症状。

（2）指导鼓励患者进行有效的呼吸、深呼吸及腹式呼吸，每 2～4 h 行有效咳痰，及时排除呼吸道分泌物，保持呼吸道通畅。腹式呼吸的方法：患者取仰卧位，双手置于腹部，吸气时保持胸部不动，腹部上升鼓起，呼气时尽量将腹壁下降呈舟腹状，呼吸缓慢均匀，频率≤8～12/min。

（3）向患者解释低效型呼吸形态的原因、呼吸锻炼和有效咳嗽的重要性，解除顾虑，使其主动配合。

（4）移动体位或咳嗽时给予有效的胸部保护，减轻胸部疼痛，必要时应用镇静或止痛药物。

（5）遵医嘱给予吸氧 2～4 L/min，血压平稳后取半卧位。

（6）痰液黏稠不易咳出者，给予雾化吸入 2～4 次/天，以促进痰液排出。

（7）保持室内适宜的温湿度，定时开窗通风。

（8）必要时配合医师行胸腔穿刺或胸腔闭式引流，解除积液和积气。

（四）生活自理能力缺陷

1. 相关因素。①疼痛。②手术创伤。③活动耐力下降。④术后留置多根管道。

2. 临床表现。①自我进食缺陷。②沐浴自理缺陷。③穿衣自理缺陷。④如厕自理缺陷。⑤使用器具自理缺陷。

3. 护理措施。

（1）评估患者自理缺陷的项目、程度、范围，制定生活护理计划，满足患者需求。

（2）做好与患者的沟通工作，解释说明加强自我护理对促进康复的意义，鼓励患者主动参与自理活动。

（3）与患者及家属共同讨论患者能够自理的范围、程度，制定自我护理计划，促进自理能力的恢复。

（4）妥善固定各引流管道，为患者活动提供方便。

（5）观察患者活动时有无呼吸困难、心悸、发绀等症状，掌握其自理能力的恢复情况及时给予帮助和支持。

（五）潜在并发症：出血

1. 相关因素。与手术创面大，患者凝血功能障碍或肿瘤破裂有关。

2. 临床表现。引流液呈血性、量多，患者烦躁不安、皮肤黏膜苍白、末梢湿冷、脉搏快而细数、血压下降、尿量减少等血容量不足的表现。

3. 护理措施。

（1）观察胃肠减压引流液的颜色、性状及量，并做好 24 h 总结。食管癌术后一般 6～12 h 可从胃管内引流少量血性胃液，术后第一个 24 h 引流量 100～200 mL，术后 48 h 引流量约 300 mL，如引流大量血性液，应考虑有活动性出血，应减小负压吸引力，并及时报告医生，及时处理。

（2）观察胸腔闭式引流液的颜色、性状及量，并做好 24 h 总结。食管癌术后一般 24 h 引流量约为 500 mL，如术后胸腔引流液突然增多，呈鲜红色，超过 200 mL/h，且呈递增趋势，连续 3 h，患者表现为面色苍白、表情淡漠、心率加快，应考虑胸腔内活动性出血可能，应立即报告医生，遵医嘱给予止血及补充血容量等措施，必要时做好开胸止血的准备。

（3）严密监测生命体征，观察神志、皮肤黏膜、末梢情况，发现异常及时处理。

（4）定时观察切口渗血情况。

（5）保持引流管通畅，定时挤压，防止血凝块阻塞管道，影响病情观察，延误抢救时机。

（6）妥善固定胃管，每日检查胃管固定情况，防止因胃管压迫鼻腔黏膜引起损伤或出血。

（六）潜在并发症：感染

1. 相关因素。与手术创伤、呼吸道分泌物增加、使用侵入性插管、抵抗力降低、皮肤受损有关。

2. 临床表现。①体温升高。②脉搏增快。③白细胞计数升高。④引流液浑浊。⑤胸痛、胸闷。⑥乏力、食欲下降。⑦伤口感染可见脓性分泌物，局部红、肿、热、痛。

3. 护理措施。

（1）密切观察体温的变化。

（2）指导患者注意保暖，预防感冒。

（3）指导协助患者进行有效的深呼吸及咳痰，彻底清除呼吸道分泌物，预防肺部感染。

（4）术前当日认真备皮，切勿损伤皮肤，预防切口感染。

（5）注意保持伤口敷料清洁、干燥、定期换药，观察切口愈合情况，发现感染迹象及时处理。

（6）保持胸腔闭式引流管通畅，防止阻塞；妥善固定，防止引流管口及衔接处脱落；水封瓶液面应低于胸腔 60 cm 左右，搬动患者或更换胸腔闭式引流瓶时须先夹闭引流管，防止引流液倒流引起逆行感染。胸腔闭式引流装置要求：密闭、通畅、无菌。其装置组成：水封瓶的橡皮盖上插有两根长短不一的玻璃管，长管插入瓶内，并没入水面下 2 ~ 3 cm，上端接引流管排液或排气；短管一端通大气另一端插入引流瓶内 4 ~ 5 cm，将引流的气体排出（图 8 - 6）。

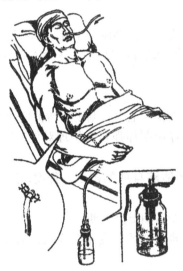

图 8 - 6 胸腔闭式引流水封瓶

目前临床上使用的一次性胸腔引流调压水封贮液瓶，由贮液仓、水封仓和调压仓三部分组成。该装置优点有：①密闭性能好，能有效防止脱管、倒吸，使用方便，可悬挂于床边，易于转运患者。②贮液仓容量大、标有刻度，便于护士临床观察和记录引流液量。③引流瓶只需每周更换一次，减少了感染机会，同时也大大减少了护理工作量。

（7）引流管一旦滑出或脱管，应立即用凡士林纱布封闭伤口，再做进一步处理。

（8）严格掌握拔管指征，术后 48 ~ 72 h，引流液 < 50 mL/d，且颜色变淡，无渗血倾向时，即可拔除。拔管时嘱患者深吸气并屏住呼吸后快速拔除胸管，用无菌凡士林纱布覆盖伤口；拔管后应注意观察患者呼吸情况，有无胸痛、呼吸困难等症状，观察局部伤口有无渗血、渗液和漏气，并定时更换敷料直至伤口愈合。

（9）严格各项无菌操作，遵医嘱合理使用抗生素。

（10）提供高蛋白、高热量、高维生素营养支持，提高机体抵抗力。

（七）潜在并发症：食管吻合口漏

1. 相关因素。与感染、营养不良、手术操作不当、过早进食有关。

2. 临床表现。①持续性的体温升高。②脉搏增快。③白细胞计数升高。④胸腔穿刺或胸腔引流液中可见浑浊、带臭味液体，混有食物残渣。⑤胸痛、胸闷、呼吸困难、频繁刺激性咳嗽。⑥听诊术侧肺呼吸音明显减弱或消失。⑦严重者出现黄疸、休克，甚至菌血症。

3. 护理措施。

（1）保持持续有效的胃肠减压，充分引流胃内液体及气体，降低吻合口张力，促进吻合口愈合。

（2）妥善固定胃管，并在胃管出鼻尖处做好标记，防止脱出。一旦脱出，不可盲目插入，以免损伤吻合口。

（3）指导并监督患者按规定正确饮食或禁食：胃肠减压期间禁食水，做好口腔护理。胃肠功能恢复后可少量饮水，次日起进半量流质 3 d，再改为全量流质 3 d，然后给予半流饮食，2 周后可进软食。护士应注意观察患者进食后有无腹胀、腹痛、恶心、呕吐等不适。

（4）有颈部吻合口的患者避免过早采取半坐卧位，并限制颈部过早、过多活动。

（5）遵医嘱给予静脉高营养或空肠营养治疗，增加机体抵抗力。空肠营养的应用：以往食管癌术后肠外营养应用比较广泛，但目前食管癌术后早期肠内营养越来越受到人们的重视。具体方法：将十二指肠营养管的顶端插入胃管的第一个侧孔，并用丝线做两处固定，术前留置胃管同时经鼻孔将双管送进胃内，术中切除食管后，分离胃管和营养管，用弯卵圆钳送入幽门以下。

（6）遵医嘱给予抗感染治疗。

（7）严密观察生命体征，胸腔闭式引流液的颜色、性质及量，认真听取患者主诉，如出现胸部剧痛及全身中毒症状时，应及时报告，加强护理。

（8）一旦确诊发生吻合口漏，应及早做闭式引流，应用大剂量抗生素控制感染及输血、输液等全身支持治疗。同时停止口服，改经胃管或做空肠造瘘供给营养。

（八）潜在并发症：胃动力障碍

1. 相关因素。①手术切除迷走神经引起胃动力减弱。②手术使胃提入胸腔，解剖位置发生变化。③手术创伤抑制胃液分泌。④电解质紊乱、营养不良。⑤不完全性机械性幽门梗阻。

2. 临床表现。①胸闷、气短。②上腹饱胀。③溢出性呕吐。④胃肠减压量 > 500 mL/d。⑤X 线检查示胃内有较高液平面。⑥透视胸胃无蠕动或蠕动微弱。

3. 护理措施。

（1）指导患者术后正确饮食，少量多餐，避免暴饮暴食，餐后保持半坐或站立位，并适当活动，借助重力加速胃排空。

（2）保持水、电解质平衡，避免电解质紊乱和营养不良等诱发因素；一旦出现胃动力障碍，应积极纠正水、电解质和酸碱紊乱。

（3）护士应注意观察患者进食后有无腹胀、腹痛、恶心、呕吐等不适，及时发现病情变化。

（4）及时禁食、水，留置胃管，充分胃肠减压，充分引流胃内液体及气体，解除胃潴留。

（5）加强营养，遵医嘱给予静脉高营养或空肠营养。

（6）遵医嘱给予胃动力药物的使用，如多潘立酮、甲氧氯普胺等以增强胃动力，促进胃排空。

（九）潜在并发症：胃食管反流

1. 相关因素。与胃食管接合部解剖位置的改变、去神经化影响与体位不当有关。

2. 临床表现。①胃灼热。②进食后胸痛。③反胃。④间歇性吞咽困难（炎症刺激所致）。⑤食管外症状（咽炎、声嘶、呛咳、吸入性肺炎）。

3. 护理措施。

（1）指导患者合理正确进食方法，少量多餐，忌食巧克力、咖啡等高脂、高糖饮食，戒烟，避免过量饮酒，餐后保持半坐或站立位，并适当活动，睡前 2～3 h 勿进食，尽量采用低坡卧位（30°角）睡眠。

（2）遵医嘱使用制酸和胃动力药如雷尼替丁、西咪替丁、奥美拉唑等。

（十）尿潴留

1. 相关因素。①全身麻醉的影响。②尿道损伤。③镇痛药物的使用。④排尿习惯的改变。⑤心理因素。

2. 临床表现。患者主诉下腹胀痛、排尿困难，体检见耻骨上膨隆，叩诊呈实音。

3. 护理措施。

（1）做好心理护理，做好解释和安慰工作，解除患者的焦虑和不安。

（2）妥善留置尿管，避免损伤尿道引起排尿困难。

（3）术前 3 d 进行床上排尿的训练，以免因排尿姿势不习惯而导致尿潴留。

（4）拔除尿管前，予夹闭尿管 4~6 h，待膀胱充盈患者有尿意后开放，以训练膀胱收缩功能。

（5）病情许可的情况下应尽早拔除尿管，防止泌尿系统感染的发生，对留置导尿者应注意观察患者有无尿道口红、肿、痛、分泌物增多等感染的症状，发现异常，应及时处理。

（6）鼓励患者尽早床上活动或下床活动，对于不能下床者应协助患者抬高上身或采取坐位尽量以习惯的姿势进行排尿。

（7）对于术后使用镇痛泵的患者可适当延长留置尿管时间。

（8）注意私密性保护措施，为患者创造适合的排尿环境，消除患者窘迫和紧张情绪。

（9）热敷、按摩下腹部以放松肌肉，促进排尿。

（10）利用条件反射诱导排尿，让患者听流水声、温水冲洗会阴部诱导排尿。

（11）如采取各种方法仍不能排尿，应再次行导尿术。

（十一）废用综合征

废用综合征是指机体感受到或可能感受到因不能活动造成的负面作用，个体处于或有可能处于身体系统发生退化或功能发生改变的状态。

1. 相关因素。手术使肋骨、胸骨、多处肌肉受损，手术创伤大，术后剧烈疼痛、疲乏无力，加上多根置管等因素造成患者体位和活动受限。

2. 临床表现。主要表现在术侧肩关节强直、手臂活动受限、压疮、肺不张、腹胀等。

3. 护理措施。

（1）鼓励患者术后尽早床上活动或离床活动：早期活动有助于增加肺活量，改善呼吸功能，防止术后肺部并发症，促进肠蠕动，促进胃肠功能恢复，同时下床活动有助于全身肢体功能的锻炼，增强患者自信心，促进早日康复。

患者麻醉清醒后，生命体征平稳后给予半卧位，定时协助患者翻身，调整体位等适当的床上活动，术后第 1 d 病情平稳即可指导患者进行抬臀、翻身或肩臂活动等床上运动；术后第 2 d 可鼓励和协助患者床边活动，活动时应注意观察患者病情变化，若出现头晕、心慌、气急、出冷汗、面色苍白等情况，应立即停止活动，卧床休息，监测生命体征，做好相关处理。

（2）术侧手臂及肩部的活动：防止肩关节强直，预防肺不张。术侧手臂及肩膀的运动操（图 8-7）：①手肘上举，将手肘靠近耳朵，固定肩关节将手臂伸直。②将手臂伸直由下往前向后伸展绕肩关节活动。③双手叉腰，将手肘尽量向肩关节靠拢。④将手臂高举到肩膀高度，将手肘弯成 90°，旋转肩膀将手臂在前后划弧。⑤将手臂伸直，掌心向上，由旁往上划至头顶，然后再回复原来的位置。⑥将手术侧的手肘弯曲，手掌放在腹部，再用健侧手抓住手术侧手腕，拉离腹部划弧，并上举超过头顶，再回复原来的位置。

（3）鼓励患者自行进行日常活动，如刷牙、洗脸、梳头等。

（十二）心理问题（焦虑、恐惧）

焦虑是指个体或群体对模糊的、不具体的威胁感到不安或忧虑及自主神经系统受到刺激的状态。

1. 相关因素。①预感到个体健康受到威胁，担心疼痛、担心疾病的预后。②创伤性的检查、手术对躯体的打击。③环境的改变。④基本生理需求得不到满足。⑤角色功能和角色转换不适应。

2. 临床表现。①生理方面，心率加快、血压增高、失眠、疲劳、虚弱、口干、肌肉紧张、疼痛、感觉异常、面色苍白或潮红。②心理方面，忧郁、恐惧、无助感、神经紧张、控制力差、易激动、没有耐心、哭泣、抱怨、不能面对现实。③认知方面，注意力不集中、缺乏对环境的认识。

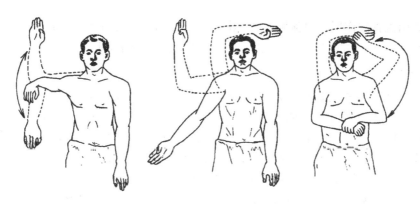

图 8 - 7　胸部手术后术侧上肢与肩部的运动

3. 护理措施。

（1）建立良好的护患关系，鼓励患者主动表达自己的内心感受或疑问，耐心解释，给予正确及时的心理疏导，减少和消除患者的不良情绪，以积极的心态接受治疗和护理。

（2）评估患者的焦虑程度，观察患者的言行举止、身心状态有无异常，如心率加快、血压增高、失眠、疲劳、面色苍白或潮红等，做好相应的护理措施。

（3）对于有焦虑的患者，鼓励其倾诉原因，对于有手术顾虑的患者，护士应详细介绍术前准备的内容、各项检查的目的、手术时间、麻醉的方式、术后恢复的进程及患者配合的注意事项等；请其他患者做现身说法教育，尽可能地消除患者的顾虑。

（4）组织患者进行适当的活动或采取松弛疗法，分散患者的注意力。

（5）为患者创造良好的休息治疗环境，向患者详细介绍病区环境、安排与积极乐观的病友同住，尊重患者，保持病室安静整洁，减少灯光、噪声、疼痛的刺激。

（6）告知家属产生焦虑的原因和表现，请患者家属共同参与，及时给予患者心理安慰和支持。

五、康复与健康教育

（一）精神卫生指导

良好的心理状态可增强机体的抵御能力，疾病的康复与精神状态密切相关，术后应给予患者及时心理安慰，精神疏导，稳定患者情绪，有利于疾病的康复。

（二）功能锻炼的指导

1. 呼吸功能的锻炼。让患者了解深呼吸及有效咳嗽的意义，指导患者进行有效咳嗽和咳痰，防止肺部并发症的发生。

2. 术后活动指导。使患者知晓早期活动的意义。术后第 1 d 指导患者进行抬臀、翻身或肩臂活动等床上运动；术后第 2 d 鼓励和协助患者床边活动，逐渐增加活动范围，指导患者做患侧上肢功能锻炼。

（三）各引流管的指导

告知患者和家属各引流管的作用及注意事项，妥善固定的重要性及方法，防止管道扭曲、阻塞、脱落或过度牵拉；防止引流液倒流，保持引流管通畅。

（1）胃肠减压管是食管癌手术后最重要的管道，保持胃肠减压持续负压吸引有利于吻合口愈合，防止吻合口漏、感染，于术后 5～7 d，胃肠蠕动恢复后拔除。

（2）十二指肠营养管可进行术后早期肠内营养的补充。早期肠内营养有助于维护肠黏膜结构和功能的完整性，防止肠源性感染的发生，迅速补充蛋白质及各种营养物质，可以部分或完全替代静脉输液和营养的补充，减少经济支出。营养管应妥善固定，避免打折，营养滴注液可选择无渣、低黏度液，以维持管道通畅。术后第 1 d 滴注糖盐水 500 mL；术后第 2 d 开始滴注营养液首次给予 500 mL，第 3 d 加量至 1 000～1 500 mL，第 4 d 改为 1 500～2 000 mL，滴注时要求由慢到快，嘱患者一旦有腹痛、腹胀、恶心呕吐等症状，应立即告知医护人员。

（3）胸腔闭式引流管的作用是引流胸腔内积液及积气，平衡胸膜腔内压力，有利于肺膨胀。保持胸腔引流管的密闭性，如发生脱管、引流瓶损坏等意外情况应及时报告医生。

（四）饮食指导

胃管减压期间须绝对禁食，拔管后第 1 d 可试饮水或糖水 50 mL，2 小时一次；第 2 d 予糖水或米汤 50 mL，2 小时一次；第 3 ~ 6 d 予糖水或米汤每天递增 50 mL 至每次 200 mL，每次间隔 2 h；第 7 d 进半量流质饮食；若无发热、腹痛等不适，次日进全量流质饮食；2 d 后改半流质，若无不适术后 2 周后可进软食。由于食管癌手术术中切断迷走神经，使得胃张力下降，易造成腹胀及胃肠功能紊乱等症状。患者进食高蛋白、高热量、高维生素、易消化饮食，如鸡蛋、牛奶、新鲜水果、蔬菜等，禁吃坚硬、油炸、辛辣等刺激性食物，少量多餐，防止胃过度膨胀。进食后不宜马上卧床休息，应适当散步或保持半卧位，减少食物反流。

（五）生活指导

生活规律，劳逸结合。注意饮食卫生，忌暴饮暴食。戒烟、酒，保持心情舒畅。

（六）复查

术后患者均需定期复查，一般 3 月至 6 个月复查 1 次，并确定是否需要进行放疗、化疗、免疫等综合治疗。

第二节　非霍奇金淋巴瘤

非霍奇金淋巴瘤（Non - Hodgkin's Lymphoma，NHL）是恶性淋巴瘤的一大类型，除来源于中枢神经淋巴组织的原始淋巴细胞淋巴瘤是来源于胸腺内前 T 细胞，以及组织细胞淋巴瘤以外，NHL 均来源于在接触抗原后处于不同转化或发育阶段，属于周围淋巴组织的 T 或 B 淋巴细胞的恶性淋巴瘤。

非霍奇金淋巴瘤男性比女性更多见，白人比其他种族也更多见，这种情况的原因不明或部分可能是因为遗传因素，种族差异在某些 NHL 亚型中非常明显，如网状组织淋巴瘤在西方国家占很大比例而在发展中国家很少见。新加坡于 1996 年对 1968—1992 年的 1 988 例 NHL 病例进行了分析：中国人和马来西亚人的 NHL 发病率都呈增长趋势，每年在美国，约有 5 万例 NHL 发病，在所有肿瘤中占 4%，而且每年在所有肿瘤引起的死亡的比例中 NHL 占 4%。在过去几十年中 NHL 的发病率呈持续稳定性升高，每年约增长 3%，比大部分肿瘤增长快，部分原因与 AIDS 流行有关，另外也可能与其他未知的原因有关。

一、病因

大多数情况下非霍奇金淋巴瘤为散发疾病，病因不明。但是，流行病学研究揭示非霍奇金淋巴瘤主要的风险因素与环境因素、化学物质、饮食因素、免疫状态、病毒感染和细菌感染有关。已知 EB 病毒与高发区 Burkitt 淋巴瘤和结外 T/NK 细胞淋巴瘤鼻型有关；成人 T 细胞淋巴瘤/白血病与人类亲 T 细胞病毒 Ⅰ 型（HTLV1）感染密切关联；胃黏膜相关淋巴组织淋巴瘤是由幽门螺旋杆菌感染的反应性病变起始而引起的恶性变；放射线接触如核爆炸及核反应堆意外的幸存者、接受放疗和化疗的肿瘤患者非霍奇金淋巴瘤发病危险增高；艾滋病等某些遗传性获得性免疫缺陷疾病或自家免疫性疾病如共济失调——毛细血管扩张症联合免疫缺损综合征、类风湿性关节炎、系统性红斑狼疮、低 γ 球蛋白血症以及长期接受免疫抑制药治疗（如器官移植等疾病）所致免疫功能异常均与非霍奇金淋巴瘤发病有关。

二、症状与诊断

（一）症状

（1）以淋巴结肿大为首发症状：多数见于浅表淋巴结，NHL 较霍奇金淋巴瘤（HL）少见。受累淋巴结以颈部最多见，其次是腋窝、腹股沟。一般多表现为无痛性、进行性淋巴结肿大，早期可活动，晚期多个肿大淋巴结，易发生粘连并融合成块。

部分 NHL 患者为深部淋巴结起病，以纵隔淋巴结肿大较常见，如纵隔大 B 细胞淋巴瘤。肿大的淋巴结可压迫上腔静脉，引起上腔静脉综合征；也可压迫气管、食管、喉返神经产生相应的症状，如呼吸困难、吞咽困难和声音嘶哑等，原发于腹膜后淋巴结的恶性淋巴瘤亦以 NHL 多见，可引起长期不明原因发热，临床诊断比较困难。

韦氏环也是发生结外淋巴瘤的常见部位，NHL 多见，发生部位最多在软腭、扁桃体，其次为鼻腔、鼻窦，鼻咽部和舌根较少见，常伴随膈下侵犯，患者可表现为咽痛、咽部异物感、呼吸不畅和声音嘶哑等。原发于脾和肝脏的 NHL 较少见，但 NHL 合并肝、脾浸润者较常见，尤以脾脏受累更为多见，临床表现为肝脾肿大、黄疸等，少数患者可发生门脉高压，需与肝硬化鉴别。

（2）器官受累的表现：除淋巴组织外，NHL 可发生于身体任何部位，其中以原发于胃肠道 NHL 最为常见，累及胃、十二指肠时患者可表现为上腹痛、呕吐等；发生于小肠、结肠等部位时患者常伴有慢性腹泻、脂肪泻、肠梗阻等表现；累及肾脏导致肾炎。

原发于皮肤的 NHL 并不常见（如蕈样真菌病），但 NHL 累及皮肤较常见，包括特异性和非特异性两种表现。特异性表现有皮肤肿块、结节、浸润斑块、溃疡、丘疹等；非特异性表现有饮酒痛、皮肤瘙痒、带状疱疹、获得性鱼鳞癣、干皮症、剥脱性红皮病、结节性红斑、皮肤异色病等。

（3）全身症状：淋巴瘤患者常有全身无力、消瘦、食欲减退、盗汗及不规则发热等全身症状。临床上也有少数患者仅表现为持续性发热，较难诊断。

（二）诊断

本病的确诊有赖于组织学活检（包括免疫组化检查及分子细胞遗传学检查）。这些组织学免疫学和细胞遗传学检查不仅可确诊，还可做出分型诊断，这对了解该病的恶性程度、估计预后及选择正确的治疗方案都至关重要。凡无明显原因淋巴结肿大，应考虑到本病，有的患者浅表淋巴结不大但较长期有发热盗汗体重下降等症状也应考虑到本病。

三、治疗

非霍奇金淋巴瘤的治疗目前崇尚个体化治疗。

四、护理

1. 患者的疾病的对症护理。非霍奇金淋巴瘤的日常护理，患者发热时按发热护理常规执行。呼吸困难时给予高流量氧气吸入，半卧位，适量镇静剂。骨骼浸润时要减少活动，防止外伤，发生病理性骨折时根据骨折部位作相应处理。

2. 患者的一些日常饮食护理。早期患者可适当活动，有发热、明显浸润症状时应卧床休息以减少消耗，保护机体。给予高热量、高蛋白、丰富维生素、易消化食物，多饮水。以增强机体对化疗、放疗承受力，促进毒素排泄，保持皮肤清洁，每日用温水擦洗，尤其要保护放疗照射区域皮肤，避免一切刺激因素，如日晒、冷热、各种消毒剂、肥皂、胶布等对皮肤的刺激，内衣选用吸水性强柔软棉织品，宜宽大。放疗、化疗时应观察治疗效果及不良反应。

3. 非霍奇金淋巴瘤患者的健康指导。注意个人清洁卫生，做好保暖，预防各种感染。加强营养，提高抵抗力。遵医嘱坚持治疗，定期复诊。

4. 非霍奇金淋巴瘤的病情观察。观察全身症状，如贫血、乏力、消瘦、盗汗、发热、皮肤瘙痒、肝脾肿大等。观察淋巴结肿大所累及范围、大小。严密观察有无深部淋巴结肿大引起的压迫症状，如纵隔淋巴结肿大引起咳嗽、呼吸困难、上腔静脉压迫症，腹膜后淋巴结肿大可压迫输尿管引起肾盂积水。观察有无骨骼浸润，警惕病理性骨折、脊髓压迫症发生。

第三节　霍奇金淋巴瘤

霍奇金淋巴瘤（Hodgkin Lymphoma，HL）是恶性淋巴瘤的一个独特类型。其特点为：临床上病变往往从一个或一组淋巴结开始，逐渐由邻近的淋巴结向远处扩散。原发于结外淋巴组织的少见；瘤组织成分多样，但都含有一种独特的瘤巨细胞即 Reed – Sternberg 细胞（R – S 细胞）；R – S 细胞来源于 B 淋巴细胞。

霍奇金淋巴瘤在欧美各国发病率高（1.6 ~ 3.4）/10 万；在我国发病率较低，男性（0 ~ 0.6）/10万，女性（0.1 ~ 0.4）/10 万。

一、病因

霍奇金淋巴瘤病因不明，可能与以下因素有关：EB 病毒的病因研究最受关注，约 50% 患者的 R – S 细胞中可检出 EB 病毒基因组片段，细菌因素，环境因素，遗传因素和免疫因素有关。

二、症状与诊断

霍奇金淋巴瘤（HL）主要侵犯淋巴系统，年轻人多见，早期临床进展缓慢，主要表现为浅表淋巴结肿大。与 NHL 病变跳跃性发展不同，HL 病变沿淋巴结引流方向扩散。由于病变侵犯部位不同，其临床表现各异。

（一）症状

（1）初发症状与淋巴结肿大：慢性、进行性、无痛性浅表淋巴结肿大为最常见的首发症状，中国医学科学院肿瘤医院 5 101 例 HL 统计表明，HL 原发于淋巴结内占 78.2%，原发于结外者占 20.2%。结内病变以颈部和膈上淋巴结肿大最为多见，其次见于腋下和腹股沟，其他部位较少受侵。有文献报道，首发于颈部淋巴结者可达 60% ~ 80%。淋巴结触诊质韧、饱满、边缘清楚，早期可活动，晚期相互融合，少数与皮肤粘连可出现破溃等表现；体积大小不等，大者直径可达数十厘米，有些患者淋巴结可随发热而增大，热退后缩小。根据病变累及的部位不同，可出现相应淋巴结区的局部症状和压迫症状；结外病变则可出现累及器官的相应症状。

（2）全身症状：主要为发热、盗汗和体重减轻，其次为皮肤瘙痒和乏力。发热可以表现为任何形式，包括持续低热、不规则间歇性发热或偶尔高热，抗感染治疗多无效。约 15% 的 HL 患者表现为周期性发热，也称为 Murchison – Pel – Ebstern 热。其特点为：体温逐渐上升，波动于 38 ~ 40℃ 数天，不经治疗可逐渐降至正常，经过 10 d 或更长时间的间歇期，体温再次上升，如此周而复始，并逐渐缩短间歇期。患者发热时周身不适、乏力和食欲减退，体温下降后立感轻快。盗汗、明显消瘦和皮肤瘙痒均为较常见的症状，瘙痒初见于局部，可渐发展至全身，开始轻度瘙痒，表皮脱落，皮肤增厚，严重时可因抓破皮肤引起感染和皮肤色素沉着。饮酒痛为另一特殊症状，即饮酒后出现肿瘤部位疼痛，常于饮酒后数分钟至几小时内发生，机制不清。

（3）压迫症状：深部淋巴结肿大早期无明显症状，晚期多表现为相应的压迫症状：如纵隔淋巴结肿大，可以压迫上腔静脉，引起上腔静脉压迫综合征；也可压迫食管和气管，引起吞咽受阻和呼吸困难；或压迫喉返神经引起麻痹声嘶等；病变也可侵犯肺和心包。腹腔淋巴结肿大，可挤压胃肠道引起肠梗阻；压迫输尿管可引起肾盂积水，导致尿毒症。韦氏环（包括扁桃体、鼻咽部和舌根部）肿大，可有破溃或疼痛，影响进食、呼吸或出现鼻塞，肿块触之有一定硬度，常累及颈部淋巴结，抗感染治疗多无效。

（4）淋巴结外受累：原发结外淋巴瘤（Primary Extranodal Lymphoma，PENL）由于受侵部位和器官不同临床表现多样，并缺乏特异性症状、体征，容易造成误诊或漏诊。有人曾报 PENL 误诊率高达 50% ~ 60%，直接影响正确诊断与治疗，应引起足够重视。原发于结外的 HL 是否存在一直有争议，HL

结外受累率明显低于 NHL，以脾脏、肺脏等略多见。

1）脾脏病变：脾原发性淋巴瘤占淋巴瘤发病率不到 1%，且多为 NHL，临床诊断脾脏原发 HL 应十分小心。HL 脾脏受累较多见，约占 1/3。临床上判断 HL 是否累及脾脏可依据查体及影像学检查，确诊往往要采用剖腹探查术和脾切除，但由于是有创操作，多数患者并不接受此方式，临床也较少采用。

2）肝脏病变：首发于肝的 HL 极罕见，随病程进展，晚期侵犯肝者较多见，可出现黄疸、腹水。因肝脏病变常呈弥漫性，CT 检查常不易诊断；有时呈占位性病变，经肝穿刺活检或剖腹探查可确诊。临床表现为肝脏弥漫性肿大，质地中等硬度，少数可扪及结节，肝功检查多正常，严重者可有肝功异常。

3）胃肠道病变：HL 仅占胃肠道原发性淋巴瘤（ML）的 1.5% 左右。其临床表现与胃肠道其他肿瘤无明显区别。病变多累及小肠和胃，其他如食管、结肠、直肠、胰腺等部位较少见。临床症状常为腹痛、腹部包块、呕吐、呕血、黑便等。胃 HL 可形成较大肿块，X 射线造影显示广泛的充盈缺损和巨大溃疡。与胃 HL 相比，小肠 HL 病程较短，症状也较明显，80% 表现为腹痛；晚期可有小肠梗阻表现，甚至可发生肠穿孔和肠套叠。

4）肺部病变：HL 累及肺部较 NHL 常见，以结节硬化型（NS）多见，女性和老年患者多见。病变多见于气管或主支气管周围淋巴结，原发 HL 累及肺实质或胸膜，病变压迫淋巴管或致静脉阻塞时可见胸腔积液。临床患者可表现呼吸道和全身症状，如刺激性干咳、黏液痰、气促和胸闷、呼吸困难、胸痛、咯血，少数可出现声音嘶哑或上腔静脉综合征；约一半患者出现体重减轻、发热、盗汗等症状。由于肺 HL 形态多变，应注意与放射治疗及化疗所致的肺损伤，以及肺部感染相区别。肺原发 HL 极少见，必须有病理学典型 HL 改变，病变局限于肺，无肺门淋巴结或仅有肺门小淋巴结以及排除其他部位受侵才可诊断。

5）心脏病变：心脏受侵极罕见，但心包积液可由邻近纵隔 HL 直接浸润所致。可出现胸闷、气促、上腔静脉压迫综合征、心律失常及非特异性心电图等表现。

6）皮肤损害：皮肤 HL 多继发于系统性疾病，原发者罕见。有报道 HL 合并皮肤侵犯的发生率为0.5%，而原发性皮肤霍奇金淋巴瘤（Primary Cutaneous HL，PCHL）约占霍奇金淋巴瘤的 0.06%。HL累及皮肤通常表明病变已进入第Ⅳ期，预后很差。而 PCHL 临床进展缓慢，一般不侵及内脏器官，预后相对较好。

7）骨骼、骨髓病变：骨的 HL 甚少见，占 0% ~ 5%。见于疾病进展期血源性播散，或由于局部淋巴结病变扩散到邻近骨骼。多见于胸椎、腰椎、骨盆，肋骨和颅骨次之，病变多为溶骨性改变。临床主要表现为骨骼疼痛，部分病例可有局部发热、肿胀或触及软组织肿块。HL 累及骨髓较 NHL 少见，文献报道为 9% ~ 14%，但在尸检中可达 30% ~ 50%。多部位穿刺可提高阳性率。

8）神经系统病变：多见于 NHL，HL 少见。HL 引起中枢神经系统损害多发生在晚期，其中以脊髓压迫症最常见，也可有脑内病变。临床可表现为头痛、颅内压增高、癫痫样发作、脑神经麻痹等。

9）泌尿系统病变：HL 较 NHL 少见。肾脏受侵多为双侧结节型浸润，可引起肾肿大、高血压及尿毒症。原发于膀胱病变也很少见。

10）其他部位损害：少见部位还有扁桃体、鼻咽部、胸腺、前列腺、肾上腺等器官，而生殖系统恶性淋巴瘤几乎皆为 NHL。类脂质肾病的肾脏综合征是一种霍奇金淋巴瘤的少见表现，并且偶尔伴有免疫复合物沉积于肾小球，临床上表现为血尿、蛋白尿、低蛋白血症、高脂血症、水肿。

（二）诊断

霍奇金淋巴瘤的诊断主要依靠淋巴结肿大的临床表现和组织活检结果。霍奇金淋巴瘤的诊断应包括病理诊断和临床分期诊断。

1. 结节性淋巴细胞为主型霍奇金淋巴瘤（NLPHL）病理诊断要点。

（1）满足 HL 的基本标准，即散在大细胞 + 反应性细胞背景。

（2）至少有一个典型的大结节。

（3）必须见到低分化或高分化细胞。

（4）背景中的细胞是小淋巴细胞和组织细胞，没有嗜中性和嗜酸粒细胞。

（5）低分化或高分化细胞总是呈 LCA$^+$、CD20$^+$、CD15$^-$、CD30$^-$，低分化或高分化细胞周围有大量 CD3$^+$和 CD57$^+$细胞围绕。

2. 经典型霍奇金淋巴瘤 CHL 病理诊断要点。

（1）散在大细胞＋反应性细胞背景。

（2）大细胞（HRS 细胞）：主要为典型 R－S 细胞、单核型和多核型 R－S 细胞。

（3）混合性反应性背景：中性粒细胞、嗜酸粒细胞、组织细胞和浆细胞等。

（4）弥漫性为主，可有结节样结构，但无硬化纤维带包绕和包膜增厚。

（5）HRS 细胞总是 CD30$^+$，多数呈 CD15$^+$，少数呈 CD20$^+$，极少出现 EMA$^+$。

（6）绝大多数有 EBV 感染，即 EBER$^+$和 LMPI$^+$。

三、治疗

目前 HL 的治疗主要是根据患者的病理分型、预后分组、分期来进行治疗选择，同时还要考虑患者的一般状况等综合因素，甚至还要考虑经济、社会方面的因素，最终选择最理想的方案。综合治疗是治疗 HL 的发展方向，对中晚期 HL 单纯放疗疗效不理想，常以化疗为主，辅以放疗。复发性、难治性霍奇金淋巴瘤的治疗已较多考虑造血干细胞移植。

1. 早期霍奇金淋巴瘤的治疗。早期霍奇金淋巴瘤的治疗近年来有较大进展，主要是综合治疗代替了放疗为主的经典治疗。早期霍奇金淋巴瘤是指 Ⅰ、Ⅱ期患者，其治疗方针以往以放疗为主，国内外的经验均证明了其有效性，可获得 70%～90% 的 5 年总生存率。近年来国外的大量研究表明，综合治疗（化疗加受累野照射）可以获得更好的无病生存率，大约提高 15%，但总生存率相似，预期可以明显减轻放疗的远期不良反应。因此，目前化疗结合受累野照射的方法是治疗早期霍奇金淋巴瘤的基本原则。但是国内尚没有大组病例的相关研究资料。

综合治疗的原则：先进行化疗，选用一线联合方案，然后行受累野照射。但要根据患者的预后情况确定化疗的周期数和放疗剂量。

2. 进展期、复发性难治性霍奇金淋巴瘤的治疗。

（1）进展期 HL 的治疗。

进展期患者成为复发性和难治性 HL 的风险因素：进展期（Ⅲ、Ⅳ期）HL 患者，疗效不如早期患者，更容易变为复发性和难治性的患者。

（2）复发性和难治性霍奇金淋巴瘤。

1990 年以后霍奇金淋巴瘤经一线治疗，80% 患者达到治愈，所以对于 HL 的临床研究主要集中在复发性和难治性 HL。有专家提出难治性 HL 的定义为：在初治时淋巴瘤进展，或者虽然治疗还在进行，但是通过活组织检查已经证实肿瘤的存在和进展。复发性 HL 的定义为：诱导治疗达到完全缓解（CR）至少 1 个月以后出现复发的 HL。经联合化疗达到 CR 后复发有 2 种情况：①经联合化疗达到 CR，但缓解期 <1 年，即早期复发；②联合化疗达到 CR 后缓解期 >1 年，即晚期复发。

复发性和难治性霍奇金淋巴瘤的挽救治疗：解救治疗的疗效与患者年龄、复发部位、复发时疾病严重程度、缓解持续时间和全身症状有关。

1）放疗缓解后复发病例的解救治疗：初治用放疗达到 CR 后，复发患者对解救化疗敏感，NCI 长期随访资料表明用放疗达 CR 后复发患者经解救化疗，90% 达到第二次 CR，70% 以上可长期无病存活，疗效与初治病例相似。所以放疗缓解后复发病例一般不首选大剂量化疗（HDCT）和自体干细胞移植（ASCT）。研究证实，用 ABVD 方案解救疗效优于 MOPP 方案。

2）解救放疗（SRT）：对于首程治疗未用放疗的复发患者，若无全身症状，或仅有单个孤立淋巴结区病变及照射野外复发的患者 SRT 治疗有效。SRT 对化疗失败后 HL 患者的局部病灶效果好，长期缓解率高；对于不适合大剂量化疗加自体干细胞移植的患者，SRT 仍是一个很好的选择。

3）复发性和难治性霍奇金淋巴瘤的解救方案：目前尚不能确定复发性和难治性 HL 的多种解救方

案中哪个解救方案更好。有报道 Mini - BEAM 方案（卡莫司汀、依托泊苷、阿糖胞苷、美法仑）反应率 84%，Dexa - BEAM 方案（地塞米松、卡莫司汀、依托泊苷、阿糖胞苷、美法仑）反应率 81%，DHAP 方案（顺铂、大剂量阿糖胞苷、地塞米松）反应率 89%。Mini - BEAM 方案的疗效肯定，但是此方案影响干细胞动员，一般在 HDC/HSCT 之前要进行最低限度的标准剂量化疗，其原因是安排干细胞采集和移植之前需要使淋巴瘤得到控制；促进有效外周血干细胞的采集。Koln 研究组认为在应用大剂量化疗前使用标准剂量的解救方案疗效最佳，如大剂量 BEAM 化疗前应用 3~4 个疗程 Dexa - BEAM。其他常用的药物包括足叶乙甙、铂化物和异环磷酰胺，这些药物既有抗 HL 疗效又具有较好的干细胞动员效果。

3. 大剂量化疗和放疗加造血干细胞移植（HDC/HSCT）在治疗霍奇金淋巴瘤中的应用。

（1）HDC/HSCT 的必要性、有效性和安全性：霍奇金淋巴瘤经标准的联合化疗、放疗可获良好疗效，5 年生存率已达 70%，50% 的中晚期患者也可获长期缓解。但仍有部分患者经标准治疗不能达完全缓解，或治疗缓解后很快复发，预后不佳。现代的观点认为霍奇金淋巴瘤首次缓解时间的长短至关重要。如 >12 个月，接受常规挽救性方案治疗常可再次获得缓解；如 <12 个月，则再次缓解的机会大大下降。经过几十年的努力，自体造血干细胞移植结合大剂量化疗、放疗治疗技术已经成熟，其安全性和有效性已经被临床医师接受，使得挽救这部分患者成为可能。目前主要希望通过这一疗法改善那些初治难以缓解和复发（特别是首次复发）患者的预后状况。大约 25% 的中晚期患者初治时不能达到缓解，强烈治疗结合造血干细胞移植的疗效优于常规挽救治疗。

（2）自体骨髓移植（ABMT）与自体外周血干细胞移植（APBSCT）：造血干细胞移植最初是从 ABMT 开始的，并取得了较好疗效。近年来 APBSCT 已逐渐代替 ABMT，因外周血干细胞的采集已变得较为容易；采集过程痛苦较轻，可避免全身麻醉；可以门诊进行干细胞的采集；造血重建和免疫重建较 ABMT 快；采集的费用降低，降低了住院移植的费用；适用于以前进行过盆腔照射和骨髓受侵的患者。

首次复发的 HL 是否应采用自体造血干细胞移植尚存争议，特别是仅未照射的淋巴结复发及初治达 CR 持续 1 年以上复发者。前者经扩大范围的照射治疗，加或不加用化疗，40%~50% 的患者仍可再次达到治愈；而后者应用非交叉方案再次进行化疗，可加或不加放疗，也有 20%~40% 患者治愈。很多研究表明，首次复发的 HL 患者采用 HDC/ASCT 疗法，长期生存率可以达到 90%。GHSG 的研究表明，HDC/ASCT 对 HL 复发患者疗效很好，可提高长期生存率。复发者包括：初次化疗达到 CR 状态，但 1 年以内复发者；复发时伴有 B 症状者；结外复发者；照射过的淋巴结复发者。

复发性和难治性 HL 患者进行自体干细胞移植时应注意如下情况：①经检查确认骨髓中无肿瘤细胞侵犯时才可采集干细胞；②化疗次数越多，患者采集干细胞成功的可能性越低，尤其是应用细胞毒性药物时，如应用 MiniBEAM 或 Dexa - BEAM 方案时；③新移植患者获得较完善的造血重建需要一个较长的过程，故移植后一段时间内不应该化疗，移植后可根据患者情况行放射治疗；④移植时肿块越小预后越好，CR 后再进行移植治疗的预后最好。

（3）异基因造血干细胞移植。

1）清髓性异基因造血干细胞移植在复发性和难治性 HL 治疗中的应用：异基因造血干细胞移植治疗难治性霍奇金淋巴瘤的疗效似乎优于自体造血干细胞移植，其优点是输入的造血干细胞不含肿瘤细胞，移植物抗淋巴瘤效应可减低复发率。Anderson 等报道的研究结果中，全组异体移植 53 例，自体移植 63 例，治疗后复发率分别为 43% 和 76%。但很多研究证明异基因移植的移植相关死亡率高，同胞间移植的移植相关死亡率为 20%~30%，主要死因为感染、肺毒性和移植物抗宿主反应（GVHD），抵消了异体移植低复发率的优点，而且治疗费用昂贵，配型困难，故一般霍奇金淋巴瘤治疗中采用者较少。

无关供者移植和单倍体移植的移植相关死亡率更高。最近一国际骨髓移植注册处（IBMTR）和欧洲外周血及骨髓移植组（EBMT）研究表明，进行异基因造血干细胞移植的 HL 患者，治疗相关死亡率高达 60%。T 细胞去除的异基因移植可以降低死亡率，但这样又会增加复发率和植入失败率。所以目前自体外周血干细胞移植是治疗 HL 的首选方法，而异基因造血干细胞移植仍然应用较少，主要用于如下情况：①患者因各种原因导致缺乏足够的干细胞进行自体移植；②患者具有较小病变，病情稳定但骨髓持续浸润；③ASCT 后复发的患者。

2）非清髓异基因外周血干细胞移植（Nonmyeloablative Allogeneic Stemcell Transplantation，NST）或小移植：NST 是对传统异基因造血干细胞移植的一个改良，但这方面报道例数少，随访时间短，患者条件、GVHD 的预防、患者与供者之间组织相容性的不同可导致不同的结果。NST 的预处理造成充分的免疫抑制和适当的骨髓抑制，以允许供者和受者造血细胞共存，形成嵌合体，但最终被供者细胞所代替。

（4）小结：造血干细胞移植疗法给复发难治性霍奇金淋巴瘤病例提供了重要方法，获得了明显的疗效，其中自体造血干细胞移植的应用更为成功。异基因造血干细胞移植虽然复发率略低于自体造血干细胞移植，但移植相关死亡率较高、供者困难、费用高等问题，抵消了其优点。非清髓异基因外周血干细胞移植还在研究之中。

4. 靶向治疗。靶向治疗是近些年来发展迅速的新型治疗方法，目前研究较多包括抗体治疗（单抗或多抗）、肿瘤疫苗（DNA 疫苗和细胞疫苗）、反义核酸、特异性配体携带治疗物（抗肿瘤药物、免疫毒素、放射性核素）等。现在较为成熟的治疗方法是单克隆抗体治疗，抗 CD20 单抗治疗 CD20 阳性的 B 细胞淋巴瘤取得较大成功，在惰性 NHL 中单药治疗可达到 50% 缓解率；对淋巴细胞为主型霍奇金淋巴瘤 CD20 单抗也有尝试，反应率可达到 50% 或更好。这种治疗方法毒性小，与其他方案联合使用可提高疗效。其原理可能是经典型 HL 损伤中浸润 B 淋巴细胞在体内促进 HRS 细胞生存并调节细胞因子和趋化因子的表达。CD20 在经典 HL 恶性细胞的表达占 25% ~30%，而在 LPHL 中 100% 表达，所以使用抗 CD20 单克隆抗体治疗这类患者应该有效。NLPHL 没有经典 HL 典型的 HRS 细胞，也不表达 CD30 和 CD15，但是却像 HL 那样具有明显的炎症背景，表达 CD20 标记，也有人尝试应用不良反应相对较好的抗 CD20 单抗治疗本病。

四、护理

1. 基础护理。积极预防口腔、皮肤、呼吸道及肠道感染的发生，加强口腔及皮肤的护理，保持病室环境清洁、舒适，经常通风，限制探视人数，严格无菌操作，保持皮肤清洁，定时测体温，预防感染的发生。

2. 饮食护理。嘱患者加强营养，进食高热量、高蛋白、丰富维生素、易消化饮食，多饮水，避免进食油炸、生冷、油腻及容易产气的食物。

3. 休息与活动。指导患者保持充足的睡眠与休息，早期患者可适当活动，有发热、明显浸润症状时应卧床休息以减少消耗，胸闷、气促者应遵医嘱给予抗生素、激素治疗及氧气吸入，并根据患者病情采取舒适体位。

4. 心理护理。做好家属和患者的心理护理，告知患者淋巴瘤是可以治愈的疾病，消除恐惧感，提高治愈信心，使患者积极主动配合治疗。

5. 放、化疗观察与护理。

（1）放疗期间应注意观察患者皮肤及黏膜的反应，若出现皮肤发红、瘙痒等不适应及时给予处理；

（2）化疗期间应注意保护患者的血管，防止化疗药物外渗损伤皮肤。化疗前要做好患者的心理疏导，化疗期间要注意观察化疗药物的不良反应，及时发现及时处理。

6. 淋巴结肿大的护理。

（1）纵隔淋巴结受累时，根据患者的情况采取舒适卧位，呼吸困难时取半卧位，并给予高流量氧气吸入。床旁备气管切开包。

（2）咽淋巴结病变时，鼓励患者进食流质饮食，对于严重吞咽困难的患者，给予鼻饲饮食。对于鼻塞的患者经口呼吸，应注意保护口腔黏膜。

第四节 椎管肿瘤

一、概述

椎管内肿瘤（Intraspinal Tumor）是指生长于脊柱和脊髓相邻组织如神经根、脊膜、血管、脂肪组织及胚胎残余组织等的原发或转移性肿瘤，占中枢神经系统肿瘤的10%～15%。原发性椎管内肿瘤人群发病率一般为每10万人口每年0.9～2.5人，也有达12.9人的报告。原发性椎管内肿瘤较原发性脑瘤发病率低3～12倍。椎管内肿瘤可发生在任何年龄，以20～40岁组最多见，儿童约占19%。在性别发生比例上，男性多于女性，约为1.6：1。肿瘤的特点：①根据肿瘤与脊柱水平部位的关系可分为颈段、胸段、腰段及马尾部肿瘤。②按肿瘤的性质与组织学来源可分为良性肿瘤与恶性肿瘤，前者有神经鞘瘤、脊膜瘤、血管瘤、皮样囊肿、表皮样囊肿、脂肪瘤及畸胎瘤等，后者有胶质瘤、侵入瘤及转移性肿瘤。③根据肿瘤与硬脊膜的关系可分为硬脊膜外肿瘤和硬脊膜内肿瘤，后者又分为髓内肿瘤和髓外肿瘤（图8-8）。

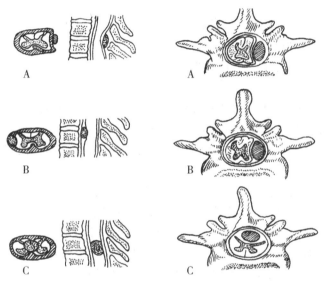

A. 硬膜外肿瘤；B. 髓外硬膜下肿瘤；C. 髓内肿瘤
图8-8 椎管内肿瘤

二、临床表现与诊断

（一）临床表现

椎管内肿瘤依据病程发展过程分为3个阶段：刺激期——神经根痛，脊髓部分受压期——脊髓半横断综合征和脊髓完全受压期——脊髓横贯性损害。

1. 刺激期。病变早期肿瘤较小时，主要构成对神经根和硬脊膜的刺激，表现为神经根痛或运动障碍。神经根痛常为髓外占位病变的首发定位症状。60%～70%的肿瘤位于脊髓后方或后侧方，少数位于前方或前侧方，故病变早期神经根易受刺激引发疼痛。

2. 脊髓部分受压期。随着病程的发展，肿瘤长大而直接压迫脊髓，出现脊髓传导束受压症状，表现为受压平面以下肢体运动和感觉障碍。由于运动神经纤维较感觉神经纤维粗，容易受压力的影响而较早地出现功能障碍。由于运动束和感觉束在脊髓内的排列是颈部、上肢、躯干和下肢顺序依次向外排列，所以髓内肿瘤引起的传导束症状是从上向下发展；而髓外肿瘤则相反，是由下向上发展，最后到达肿瘤压迫的节段。一般脊髓部分受压期比刺激期短，往往难与刺激期做出明显的时间分界。

3. 脊髓完全受压期。此期脊髓功能已因肿瘤的长期压迫而导致完全丧失，肉眼虽无脊髓横断表现，但病灶的压迫已传至受损节段横断面的全部，表现有压迫平面以下的运动、感觉和括约肌功能完全丧失。病损平面以下肢体瘫痪、反射消失、痛觉、温觉、触觉缺失或减退，自主神经功能障碍：尿潴留、尿失禁、大便潴留、大便失禁、便秘、皮肤干燥、无汗或大汗等。此期脊髓损害为不可逆性，即解除压迫，脊髓功能也难以恢复。因此，对椎管内肿瘤的早期诊断、早期治疗是至关重要的。

（二）诊断

1. 病史与体格检查。脊髓肿瘤起病缓慢，个别也有起病较急的。要注意首发症状以及病程发展的先后顺序。早期的神经根痛以及起至脚、趾远端的上行性感觉、运动障碍是髓外肿瘤的表现。

2. 肿瘤平面定位。当脊髓的某节段受到肿瘤压迫性损害时，该节段的定位依据是：①它所支配的区域出现神经根痛，或根性分布的感觉减退或感觉丧失现象。②它所支配的肌肉发生弛缓性瘫痪。③与这一节段有关的反射消失；自主神经功能障碍。

（1）高颈段（$C_{1\sim4}$）肿瘤：颈、肩或枕部痛。四肢呈不全性痉挛瘫痪，肿瘤平面以下深、浅感觉丧失，大小便障碍。颈4肿瘤时，可出现膈神经麻痹，出现呼吸困难或呃逆。

（2）颈膨大部（$C_5\sim T_1$）肿瘤：双上肢呈松弛性瘫痪（软瘫），双下肢痉挛性瘫痪（硬瘫）、手、臂肌肉萎缩、肱二、三头肌腱反射消失，或眼交感神经麻痹：同侧瞳孔及眼裂缩小，眼睑下垂，眼球轻度凹陷（霍纳综合征）；大、小便障碍。

（3）上胸段（$T_{2\sim8}$）肿瘤：胸、腹上部神经痛和束带感，双上肢正常，双下肢痉挛性瘫痪，腹壁及提睾反射消失。

（4）下胸段（$T_{9\sim12}$）肿瘤：下腹部及背部根痛和束带感，双上肢正常，双下肢痉挛性瘫痪。肿瘤平面以下深、浅感觉障碍，中、下腹反射消失，提睾反射消失。

（5）圆锥部肿瘤（$S_{2\sim4}$）：发病较急，会阴部及大腿部有对称疼痛，便秘及尿潴留，性功能障碍，跟腱反射消失。

（6）马尾部肿瘤（L_2以下）：先一侧发病，剧烈根痛症状以及会阴部、大腿及小腿背部明显，受累神经支配下的肢体瘫及肌肉萎缩，感觉丧失，膝、跟腱反射消失。大、小便障碍不明显。

3. 椎管CT及MRI扫描检查。根据临床症状和体征初步确定肿瘤的脊柱平面后，病变节段CT扫描对确定诊断有重要帮助。不但能观察到肿瘤的部位和大小，而且还能见到肿瘤突出椎管外破坏椎间孔的改变。最有诊断意义的为磁共振检查（MRI），MRI可显示椎管内解剖结构、肿瘤的部位、范围及其与脊髓神经根的关系，有助于定位、诊断及治疗。

三、治疗原则

（一）手术治疗

手术切除是椎管内肿瘤唯一有效的治疗方法，因椎管内良性肿瘤占多数，大多数患者手术切除肿瘤后可痊愈。

（二）放射治疗

凡属恶性肿瘤在术后均可进行放疗，多能提高治疗效果。放射剂量为 4 000 ~ 5 000 R 肿瘤量，疗程为 4~5 周。

（三）化学治疗

胶质细胞瘤用脂溶性烷化剂如卡莫司汀（BCNU）治疗有一定的疗效。转移癌（腺癌、上皮癌）应用环磷酰胺、甲氨蝶呤等。

四、常见护理问题

（一）恐惧

1. 相关因素。①四肢活动障碍，大小便失禁等。②死亡的威胁，如高颈段肿瘤、恶性肿瘤等。③害怕手术。

2. 临床表现。①主诉心神不安、恐慌、疼痛加重。②哭泣、躲避。③失眠、噩梦，拒绝配合治疗和护理。

3. 护理措施。

（1）鼓励患者表达并耐心倾听其恐惧的原因，评估其程度。

（2）对待患者态度要和蔼，语言要亲切，体贴患者，使患者感到温暖，增加患者对医护人员的信赖和安全感。

（3）向患者讲述治愈病例或请同类病情的患者现身说法，对于稳定患者的情绪、配合治疗，增强治愈信心有积极作用。

（4）减少和消除引起恐惧的医源性因素，如治疗、护理前耐心解释其目的，指导患者如何配合。

（5）鼓励患者面对现实，树立战胜疾病的信心。

（二）疼痛

1. 相关因素。①脊神经后根或脊髓后角细胞受刺激。②脊髓感觉传导束受刺激；硬脊膜受压。③体位改变牵拉脊髓引起疼痛。

2. 临床表现。①疼痛的首发部位固定且沿神经根分布区域扩散，于躯干呈带状分布、于四肢为线条状分布。疼痛性质多为电灼、针刺、刀切或牵拉感。初期发作为阵发性疼痛，每次持续数秒至数分钟。任何增加胸腹腔内压的动作，如咳嗽、喷嚏和用力大便等，均可使椎管内压力增高而诱发疼痛或使其加剧。发作间歇期可无任何不适，但也可有局部麻木、发痒或灼热感等异常感觉。②夜间痛或平卧痛是椎管内肿瘤较为特殊症状，患者常被迫"坐睡"。此种表现是由于平卧时容易使脊柱自然弯曲度减少，使脊柱纵轴变长，从而使神经根受牵拉而易被肿瘤压迫。③疼痛程度也与肿瘤的位置有关：髓外肿瘤尤其是硬脊膜外肿瘤以及脊髓背侧生长的肿瘤，由于其靠近神经根，疼痛较为多见。硬脊膜外转移癌的疼痛最严重，范围也广。髓内肿瘤的疼痛除与感觉传导束受损有关外，肿瘤可挤压后角间接将脊神经后根压于椎管引起疼痛。

3. 护理措施。

（1）与患者亲切交谈，了解疼痛的部位、性质、持续时间及伴随症状以及患者心理状态。仔细观察患者表情及行为，评估其语言性暗示的异常程度。

（2）评估是否存在加重患者痛苦的周围环境因素，如空气、噪声、设备，并设法改善，如空气清新、卧具或坐具舒适、环境清洁、光线柔和。

（3）分散患者注意力，如听收音机、聊天、看书报等，以降低机体对疼痛的感受性。

（4）适当向患者解释引起疼痛的原因，指导患者采取减轻疼痛的方法，如肢体疼痛者，可按摩患肢，协助患者采取舒适体位。

（5）应用长海痛尺评分，评估疼痛的程度，遵医嘱合理使用止痛药，并观察药物治疗效果。

（三）脊髓功能障碍

1. 相关因素。①肿瘤平面以下及其神经受压。②手术创伤。

2. 临床表现。①运动障碍：在肿瘤的平面，由于神经前根或脊髓前角受压而表现为支配区肌群下运动神经元瘫痪（松弛性瘫痪）及反射减弱或消失。在肿瘤压迫平面以下，由于椎体束向下传导受阻而表现为上运动神经元瘫痪（痉挛性瘫痪）及反射亢进。圆锥和马尾部肿瘤因只压迫神经根，故只表现为下运动神经元瘫痪。②感觉障碍：当感觉纤维受压而功能尚存时，主要表现为感觉不良和感觉错误，前者有麻木、束带或蚁行感等，后者有将冷误为热、抚摸误为刺痛等。当感觉纤维的功能完全被破坏后则产生感觉丧失。③呼吸费力、浅快：见于胸段以上肿瘤。④膀胱直肠功能障碍：膀胱反射中枢位于腰骶节脊髓内，故腰脊髓节段以上肿瘤压迫脊髓时，膀胱反射中枢仍存在，当膀胱充盈时可产生反射性排尿（自动性膀胱），腰骶节段肿瘤使反射中枢受损，从而失去排尿反射产生尿潴留，但当膀胱过度充盈后可产生尿失禁（自律性膀胱）。腰节以上脊髓受压时产生便秘，腰节以下脊髓受压产生大便失禁。⑤自主神经功能障碍：皮肤干燥，无汗或大汗淋漓。

3. 护理措施。

（1）完善术前准备，尽早手术，如患者在短时间内发生肢体活动障碍，应急诊手术，去除病因，可使肢体早期恢复。如遵医嘱皮试、备皮、备血等。密切观察呼吸、肢体活动情况，出现异常，及时报告医师。

（2）颈胸段肿瘤患者，床旁备呼吸机及气管切开包。

（3）搬运患者时需 3~4 人，动作要一致。保持脊柱水平位，头、颈、躯干在同一水平面，不可扭曲，术后卧硬板床。颈椎手术的患者应颈部制动，保持颈部功能位。

（4）观察感觉障碍平面及肢体活动情况，术后注意观察患者浅感觉。尤其是痛觉的改变，并与术前的感觉、运动相比较。若感觉障碍平面上升标志脊髓功能进一步受损，提示有脊髓水肿或血肿形成，立即报告医生，同时做好术前准备，以备再次手术。为此，应耐心地跟患者及家属解释其原因。只要术前症状不严重，手术又遵循了显微手术的原则，术后效果较好，甚至术后症状稍有加重，半年之内几乎都可恢复。使患者及家属树立信心，配合术后治疗护理。

（5）遵医嘱吸氧，密切观察生命体征变化，并详细记录。

（6）翻身每 2 h 一次，翻身时呈"卷席样"，使头、颈、躯干在同一直线上，防止脊髓扭转受压。

（7）鼓励进食含纤维素丰富的食物。

（8）尿潴留留置导尿管者，保持尿管通畅，每 4 h 放尿 1 次，以训练膀胱功能。

（9）保持大便通畅。

（10）保持肢体功能位置，预防关节畸形，协助肢体康复训练。

（11）由于手术后自主神经功能紊乱，四肢及躯干无汗液分泌，高热时皮肤散热不佳，要做好降温措施，四肢感觉异常需不断更换体位。严格掌握热水袋、冰袋使用指征，防止烫伤、冻伤。

（12）密切观察并记录肌力恢复情况。肌力测定标准：0 级，肌肉完全不能收缩；1 级，可见肌肉收缩，但无肢体移动；2 级，能沿床面移动，但不能抵抗地心吸力；3 级，在对抗地心吸力的方向能做随意运动；4 级，在一定外周阻力下能做随意运动，力弱；5 级，能抗拒外周阻力、正常肌力。

（四）呼吸形态改变

1. 相关因素。①高颈段肿瘤手术后可出现两侧膈肌麻痹、咳嗽无力加上麻醉剂的刺激，分泌物多不易咳出，而引起呼吸困难。②颈₄以上脊髓肿瘤患者腰穿后可致脊髓急性受压，出现呼吸麻痹。

2. 临床表现。①呼吸费力，胸式或腹式呼吸减弱或消失。②呼吸节律不齐，呼吸浅快、浅慢。③意识继发性改变，大汗，面色苍白或发绀。④呼吸机辅助呼吸，气管切开。⑤血气分析示：$PaO_2 <$ 10.6 kPa（80 mmHg）、$PaCO_2 > 6.0$ kPa（45 mmHg）。

3. 护理措施。

（1）高位颈段脊髓肿瘤手术患者常常伴有呼吸功能受损或呼吸肌麻痹。护士要密切观察患者呼吸道是否通畅和呼吸频率的变化。如呼吸每分钟少于 10 次，可行气管插管或气管切开呼吸机辅助呼吸。床边常规备气管切开包（或气管插管）、吸引器、氧气、人工呼吸机等抢救器械和药品，以备急救用。指导并鼓励患者有意识地深呼吸，保持呼吸次数 12/min，防止呼吸停止。密切观察患者面色、四肢末梢及口唇有无缺氧的症状，呼吸形态每小时监测 1 次 SaO_2，出现异常，及时报告医师。

（2）遵医嘱吸氧，保持呼吸道通畅。增加有效呼吸、减轻脑组织的缺氧。

（3）对颈₄以上脊髓肿瘤患者慎做腰穿，并注意呼吸情况。

（4）鼓励患者咳嗽排痰，气管切开患者及时清除呼吸道分泌物。

（五）便秘

1. 相关因素。①脊髓肿瘤术后由于自主神经功能紊乱，胃肠道蠕动减少，腹胀、便秘极常见。②卧床、进食不合理。③不适应床上排便。

2. 临床表现。①连续 3 d 以上未排便。②排便费力、疼痛、大汗，大便干、硬。③左下腹部触及包块。

3. 护理措施。

（1）合理进食，增加纤维素、水果摄入，补充足够水分。

（2）指导并教会患者顺肠蠕动方向按摩腹部。

（3）指导患者在病情允许时活动肢体，做收腹活动。

（4）督促患者养成定时排便的习惯。

（5）为患者创造排便环境：鼓励患者床上排便，并用屏风遮挡；开窗通风、换气；协助进行肛周清洁。

（6）必要时用润滑剂、缓泻剂、灌肠或抠除大便结石方法解除便秘。

（六）瘫痪

1. 相关因素。脊髓损伤。

2. 临床表现。损伤平面以下感觉、运动障碍，被动体位。

3. 护理措施。

（1）预防压疮发生：轴线翻身 2 小时 1 次，并按摩受压部位，保持床单清洁干燥。

（2）保持大小便通畅。

（3）鼓励和指导患者最大限度地自理部分生活，如穿、脱衣服、洗脸吃饭、使用便器和轮椅。

（4）指导功能锻炼，减轻瘫痪程度：肢体上举、屈伸运动；正确使用辅助运动器材：拐杖；鼓励诱导患者主动训练的积极性。

（5）行高压氧治疗的患者，指导其注意事项，如不穿化纤衣服入舱，防止感冒。

（七）潜在并发症——感染

1. 相关因素。①腰骶部肿瘤术后伤口污染，如大小便失禁。②气管切开。③留置导尿管、引流管。

2. 临床表现。①局部红肿、渗液，迁延不愈。②呼吸道分泌物增加，肺部有干湿啰音，呼吸困难。③引流液增加且性状浑浊。④尿液浑浊。⑤体温升高 > 37.5℃。

3. 护理措施。

（1）充分术前准备：术前晚、术晨分别灌肠 1 次，以防止术中排便污染术区。

（2）腰骶部手术患者，术后 3 d 内给予流质饮食，以减少术后大便污染的机会。

（3）保持伤口敷料干燥：大小便污染、渗湿后及时更换。圆锥、尾骶部肿瘤由于手术切口近肛门、会阴部，尿失禁的女患者极易污染伤口，因此将敷料外面用塑料薄膜盖住，另外排尿时采用俯卧位不让尿液弄湿敷料，如敷料污染要及时更换。

（4）保持呼吸道通畅：及时清除呼吸道分泌物，协助翻身、叩背、排痰。

（5）预防尿路感染：因为脊髓手术后排尿困难将有一个阶段，做好导管护理、防止并发症尤为重要。保持外阴及导尿管的清洁。定时夹、放导尿管，锻炼膀胱括约肌的收缩功能。鼓励患者多饮水以排除尿中尿酸盐类结晶物。自觉有排尿感觉要考虑拔管，但先要测量残余尿，若残余尿多于 50 mL 时，仍需插尿管。

（八）预感性悲哀

1. 相关因素。①便秘、尿潴留、尿失禁。②肢体瘫痪。③生活方式改变：卧床、轮椅等。

2. 临床表现。①悲伤、流泪、叹气、自责和责备他人，易怒，甚至有自伤或伤人行为。②丧失生活信心，不配合治疗护理。③生活方式改变。

3. 护理措施。

（1）术前反复讲述手术的必要性、术后可能出现的后遗症，使患者理解并有心理准备。

（2）鼓励患者正视现实，配合康复训练，以减轻后遗症。

（3）教会患者适应生活方式的变化。学会使用轮椅、拐杖；参与健康有益的活动，如残疾人联谊活动。

（4）指导家属关心患者出院后的生活，使患者享受人生的乐趣。

五、康复与健康教育

脊髓肿瘤切除是一种较复杂的手术，手术可能对呼吸中枢、肢体运动、感觉带来一定影响，患者术后出现暂时或永久的肢体运动和感觉功能障碍，需要进行长时间、正确有效的锻炼。因此帮助指导患者进行早期康复运动，对于功能恢复、自我形象重建具有十分重要的作用。

（一）心理指导

脊髓功能恢复是一个缓慢的过程，部分患者常常会因效果不明显而失去耐心，在情绪上常有伤感、易激动的表现。因此医护人员要进行心理治疗和心理护理：告诉患者脊髓恢复的程序，增强患者的自信心，积极主动参与康复目标制定的全过程。告知患者只有他们的配合才能使康复取得最佳效果。

瘫痪患者一般都要经过痛苦期、达观期、悲观期或奋发期。

（1）痛苦期：患者突然由健康变为瘫痪，预想不到，也不知何故，不知所措，心理打击沉重，悲痛万分。表现为激动，痛哭，不思茶饭，甚或有轻生的念头；情感脆弱，激惹性高；有的受挫折后，有攻击对抗行为，如拒绝治疗护理、拒绝见人、破坏物品等。

心理干预措施有：①对患者行为（除外危险与破坏性行为）要理解迁让。此期过多的安慰鼓励，过多的体贴关怀，会反遭患者拒绝与反感。绝不能强行制止患者感情的自然发展，先任其发泄与表现，然后适时适度地劝说与安慰。②关照患者生活是此期的首要任务。患者的痛苦固然首先是在精神上，但随之而来的是肉体上的痛苦以及随后的肉体–精神交错的痛苦，如排泄、沐浴、性生活等痛苦。护士要从帮助患者日常生活的困难着手，来表示关怀与体贴，并给患者心理上的启迪，解除或减轻其精神痛苦。给患者安排舒适与安全的体位。病房要温暖，被褥要保暖，避免患者受凉。对具有一定文化素养的患者，提供文学艺术作品的阅读与欣赏。聆听音乐，观赏电影电视，也会给患者一种精神寄托，以减轻痛苦。③动员患者的亲友来做安抚工作：应选择患者最信赖且对患者最具影响作用的人来陪伴。陪护者要同医护人员步调一致，谈论病情与预后要提法一致，说话应慎重，不具有暗示性。主要从细节的照顾上来体现同情、爱护与鼓励。

（2）达观期：经过一阶段后，患者也晓得瘫痪已成定局，残疾在所难免，对疾病已有了一定认识。对个人的一切安排也已有所准备与打算，生活上也逐渐有所适应。心理上也有了消极的适应，认为是好是坏皆如此，无可奈何。表现情感较为淡漠、消沉，强压内心苦痛，时而高兴，时而不乐；意志较为薄弱，遇事欲做不能；易受暗示性，久病乱求医。

心理干预措施有：①护士应加强"暗示"的心理引导。此期患者的基本心理活动仍是消极的，只是作了某些掩饰，有很大的可塑性，或可向积极转化，也可一直为消极。因此，通过暗示来引导心理状况的转化是重要的。有计划地同患者谈话，接受他们的要求，理解他们的苦衷，引导他们的发泄，了解他们的困难，借助语言的直接暗示来解除其思想苦闷，安抚其思想痛创；有步骤地安排患者的户外活动，接触大自然的阳光、新鲜空气、花草树木，以转移其注意，舒畅其胸怀，激励其对生活的向往。②有意识提供有积极意义的文艺作品给患者阅读，从美的形象中得以启发，从英雄形象中求得学习的目标；有组织地解决好患者与周围人之间的关系。消除某种歧视与情感的疏远，解决朋友之间的矛盾，消除夫妻之间的误解与隔阂，动员其亲友给予他热情与温暖，通过组织给予解决某些经济困难与家庭纠纷，这些都是促进心理积极转化所不可少的。加强基础护理与康复功能的锻炼，也是很重要的。如按摩、床上的被动运动、适当的下床活动锻炼等，都能体现医护人员的关怀，促进其向积极方面转化。

（3）悲观期或奋发期：达观期的转化所向取决于患者康复情况、文化教养、意志特征、人际关系与医护人员的态度等诸因素。

悲观期：表现自悲、自卑、焦虑、神经质、甚至产生轻生自杀的念头。护士对这类患者要特别注意，一方面要经常激励与安慰，促进其心理转化，另一方面要严密观察，防止意外事故发生。护士不应歧视患者，也不宜严厉地斥责患者，帮助教育患者正确对待残疾、生死等措施要寓于心理护理之中。应更多地考虑其心理变态，在护理工作中表现出粗疏与简单是错误的。

奋发期：表现有坚定顽强的信念，有强烈的生活欲望，有战胜残疾的信心，不仅能积极地适应残疾生活，而且以不拔的毅力贡献于社会（如写作、翻译、绘画、医疗等）。护士对这类患者主要应从照料其生活与帮助解决困难着手。

护士做好心理护理的措施是在生物护理的基础上完成的，其目的不但是照料躯体使之舒适，更重要的是唤醒心灵使之奋发。患者心理活动是会反复的，在积极主流的前提下，患者会触景生情，触发其苦衷，重又产生悲观之念，因此，护士在言行中要小心谨慎，要细致观察，防微杜渐，做好心理保护。

（二）饮食指导

营养是机体生长、组织修复和维持正常生理功能的物质基础，是患者康复不可缺少的条件。形成良好的饮食习惯，多进高蛋白、高维生素、高纤维素易消化食物，避免辛辣饮食，这将对功能的恢复和避免并发症的发生都有积极的意义。

（三）功能锻炼

1. 颈段椎管内肿瘤术后。由于椎板切除破坏了脊柱稳定性，因此术后应卧硬板床，6 h 内平卧以压迫切口减少出血，6 h 后协助轴线翻身，颈部术后患者肩下垫薄枕使颈部稍向后伸，颈部制动时两侧予以沙袋固定。4 周内绝对卧床休息，4 周后可予颈围固定后进行功能锻炼。对于瘫痪患者，将肢体放置功能位，做瘫痪肢体的被动活动及肌肉按摩，2~3 次/天，每次 30~60 min，防止关节僵硬、肌肉萎缩和下肢静脉血栓形成。运动应从轻到重，切忌粗暴。上肢锻炼包括屈、伸、展等活动（图 8-9），下肢可做直腿抬高训练，距小腿关节的背伸和跖屈等运动。患者长期卧床，一旦直立或坐起时会出现直立性低血压，因此练习应从仰卧→半卧→床上坐起→双腿下垂→直立行走进行。

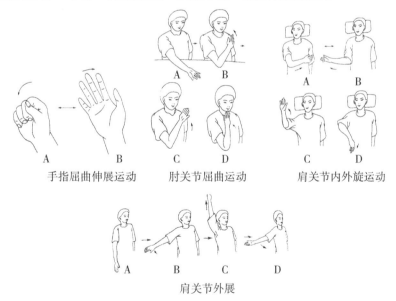

手指屈曲伸展运动　　肘关节屈曲运动　　肩关节内外旋运动

肩关节外展

图 8-9　上肢功能锻炼

2. 胸腰段椎管内肿瘤术后。6 h 内去枕平卧头偏向一侧，以压迫切口减少出血，6 h 后协助患者轴线翻身，整个躯体同时转动，避免脊柱扭曲，防止引发或加重脊髓损伤。术后次日，指导并协助患者双下肢直腿抬高，以防神经根粘连（图 8-10）；术后 10~14 d 拆线后，指导患者进行腰背肌锻炼，以提高腰背肌力，增强脊柱的稳定性；术后 3~4 周根据患者个人体质及病情恢复情况佩戴腰围下床行走，嘱患者出院后不做左右过度扭曲动作，少取坐位，减少胸腰椎间盘承受的压力，半年内避免腰部负重及过度弯腰，禁止剧烈活动及从事重体力劳动。

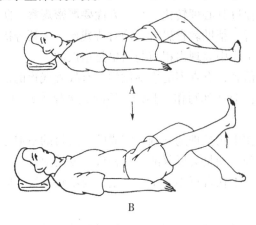

A

B

图 8 - 10　下肢伸展位时上抬

参考文献

［1］ 王建荣，周玉虹. 外科疾病护理指南［M］. 北京：人民军医出版社，2012.

［2］ 张志庸. 协和胸外科学［M］. 第2版. 北京：科学出版社，2016.

［3］ 陈韵岱，杨庭树. 介入心脏病学临床思路与病例实践［M］. 北京：人民军医出版社，2010.

［4］ 李乐之，路潜. 外科护理学［M］. 第5版. 北京：人民卫生出版社，2012.

［5］ 刘哲宁. 精神卫生服务［M］. 北京：人民卫生出版社，2015.

［6］ 姜平，姜丽华. 急诊护理学［M］. 北京：中国协和医科大学，2015.

［7］ 李红，李映兰. 临床护理实践手册［M］. 北京：化学工业出版社，2010.

［8］ 张玉侠. 实用新生儿护理学［M］. 北京：人民卫生出版社，2016.

［9］ 张铭光，杨小莉，唐承薇. 消化内科护理手册［M］. 第2版. 北京：科学出版社，2015.

［10］ 徐燕，周兰姝. 现代护理学［M］. 第2版. 北京：人民军医出版社，2015.

［11］ 钟华荪，李柳英. 静脉输液治疗护理学［M］. 第3版. 北京：人民军医出版社，2014.

［12］ 祝水英. 外科护理技术［M］. 武汉：华中科技大学出版社，2015.

［13］ 李秋萍. 内科护理学［M］. 第2版. 北京：人民卫生出版社，2010.

［14］ 尤黎明，吴瑛. 内科护理学［M］. 第5版. 北京：人民卫生出版社，2012.

［15］ 皮红英，朱秀勤. 内科疾病护理指南［M］. 北京：人民军医出版社，2013.

［16］ 尹安春，史铁英. 内科疾病临床护理路径［M］. 北京：人民卫生出版社，2014.

［17］ 朱建英，叶文琴. 创伤骨科护理学［M］. 北京：科学出版社，2017.

［18］ 周阳，彭伶丽. 骨科护理查房手册［M］. 北京：化学工业出版社，2014.

［19］ 魏革，马育璇. 手术室护理必备［M］. 北京：北京大学医学出版社，2011.

［20］ 吴欣娟，高娜. 北京协和医院骨科护理工作指南［M］. 北京：人民卫生出版社，2016.

［21］ 陈红. 风湿免疫科护理手册［M］. 北京：科学出版社，2015.